主编 周 静 王 淼 李晓苗 等

临床妇产科疾病诊断与综合治疗

LINCHUANG FUCHANKE JIBING
ZHENDUAN YU ZONGHE ZHILIAO

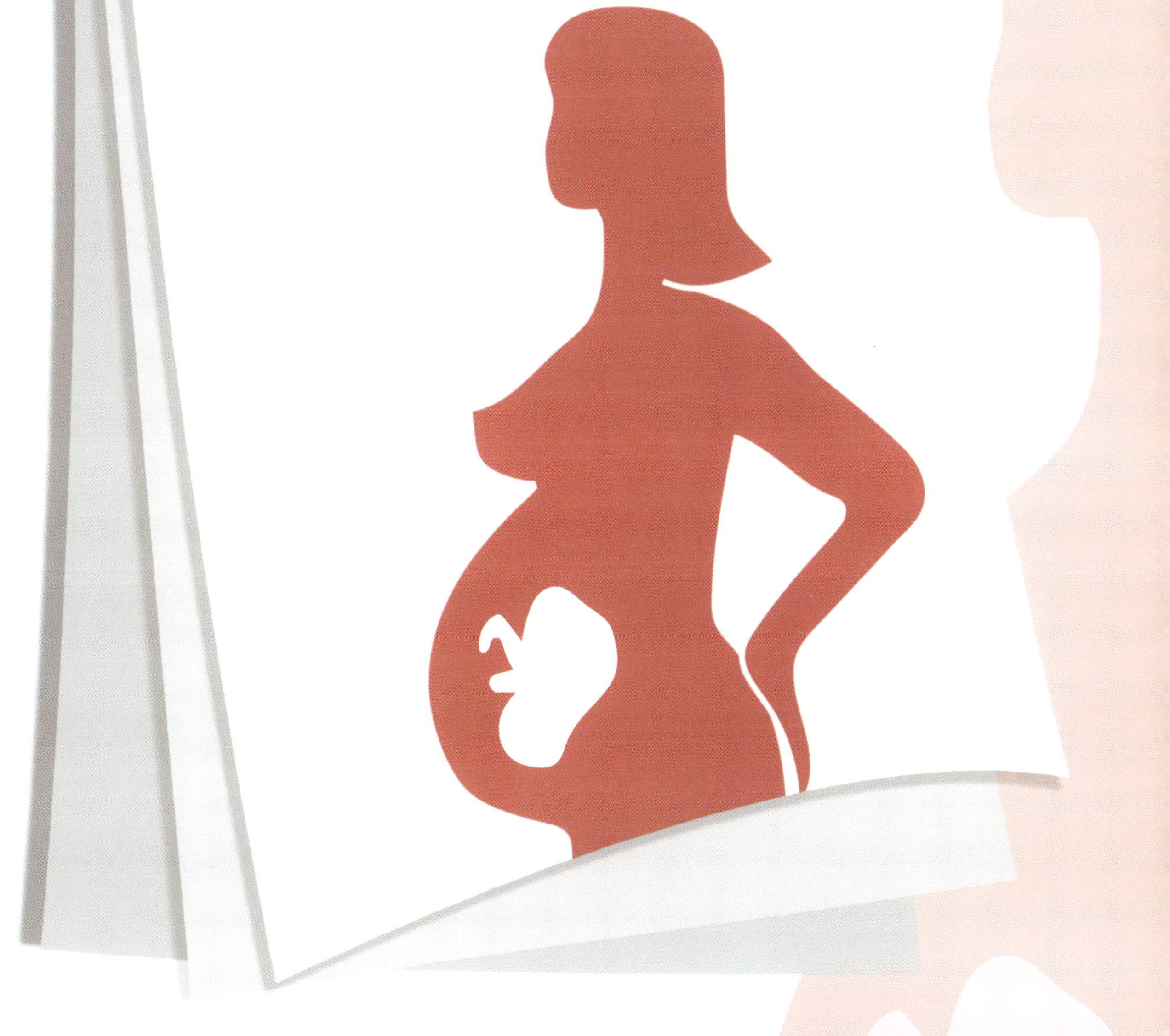

河南大学出版社
HENAN UNIVERSITY PRESS

·郑州·

图书在版编目（CIP）数据

临床妇产科疾病诊断与综合治疗 / 周静等主编. -- 郑州：河南大学出版社，2019.7
ISBN 978-7-5649-3827-7

Ⅰ.①临⋯　Ⅱ.①周⋯　Ⅲ.①妇产科病 - 诊疗　Ⅳ.① R71

中国版本图书馆 CIP 数据核字 (2019) 第 147515 号

责任编辑： 付会娟
责任校对： 张雪彩
封面设计： 卓弘文化

出版发行：	河南大学出版社
	地址：郑州市郑东新区商务外环中华大厦 2401 号
	邮编：450046
	电话：0371-86059750（高等教育与职业教育出版分社）
	0371-86059701（营销部）
	网址：www.hupress.com
印　刷：	北京虎彩文化传播有限公司
版　次：	2019 年 7 月第 1 版
印　次：	2019 年 7 月第 1 次印刷
开　本：	880 mm × 1230 mm　1/16
印　张：	12.25
字　数：	397 千字
定　价：	74.00 元

（本书如有质量问题，请与河南大学出版社营销部联系调换）

编委会

主　编　　周　静　王　淼　李晓苗　吴欣荣
　　　　　　陈永辉　杨小芳　程雪花

副主编　　王东红　陈　思　张茂祥　高翠玲

编　委　（按姓氏笔画排序）

　　　　　　王　淼　　　深圳市第三人民医院

　　　　　　王东红　　　南京中医药大学附属医院

　　　　　　李晓苗　　　长治医学院附属和济医院

　　　　　　杨小芳　　　邯郸市中心医院

　　　　　　吴欣荣　　　中山市人民医院

　　　　　　张茂祥　　　深圳市第二人民医院（深圳大学第一附属医院）

　　　　　　陈　思　　　中山市博爱医院

　　　　　　陈永辉　　　广州市番禺区中心医院

　　　　　　周　静　　　河南中医药大学

　　　　　　高翠玲　　　郑州市第七人民医院

　　　　　　程雪花　　　成都医学院第一附属医院

前 言

妇产科是临床医学学科的重要组成部分之一。女性在漫长的一生中，尤其是发育成熟后，因婚配、生育等特殊的人生事件，生殖生理以及生殖内分泌功能均有可能发生异常，同时因外界环境的影响也可能导致女性发生妇科感染、生殖器官肿瘤等疾病，能否及时诊断和正确的治疗这些疾病，对其预后有着重要的意义。为了提高妇产科疾病的诊疗水平，更好地保障我国妇女人群的生理健康，众学者参阅了国内大量文献，同时结合自己多年临床所得的经验，合力编著此书。

全书共分为十一章，第一章简单叙述了女性生殖生理，第二章至第七章分别介绍了生殖系统炎症、妇科内分泌疾病、妇科急腹症、子宫肿瘤、输卵管肿瘤、盆底功能性障碍性疾病等妇科常见疾病，第八章至第十一章，重点介绍了正常分娩、异常分娩、病理妊娠及分娩并发症等内容。本书内容简明扼要，内容新颖，实用性强。

本书主要面向妇产科专业人员和医学类相关专业人员，同时也可作为广大研究生、进修生、医学院校学生学习的工具书及辅助参考资料。

在本书编写的过程中，有幸得到多位业内知名专家的协助、指导和鼓励，他们在繁忙的医疗、教学和科研工作之余不辞劳苦，为本书做出了巨大的贡献，在此表示衷心的感谢。由于编者水平有限，书中难免会存在不足之处，殷切希望各位读者予以批评指正。

编 者
2019 年 7 月

目 录

第一章 女性生殖生理 ... 1
第一节 中枢神经系统下丘脑垂体卵巢轴的神经内分泌调节 ... 1
第二节 卵巢功能的旁分泌与自分泌调节 ... 20
第三节 子宫内膜血管内皮生长因子的自分泌调控 ... 28

第二章 生殖系统炎症 ... 31
第一节 外阴及阴道炎症 ... 31
第二节 宫颈炎症 ... 43
第三节 盆腔炎性疾病 ... 45

第三章 妇科内分泌疾病 ... 52
第一节 异常子宫出血与功能性子宫出血 ... 52
第二节 月经不调、闭经 ... 63
第三节 原发性痛经 ... 72
第四节 多囊卵巢综合征 ... 74
第五节 围绝经期及绝经期相关疾病 ... 82

第四章 妇科急腹症 ... 89
第一节 异位妊娠 ... 89
第二节 卵巢破裂 ... 100

第五章 子宫肿瘤 ... 104
第一节 子宫肌瘤 ... 104
第二节 子宫颈癌 ... 107
第三节 子宫内膜癌 ... 111

第六章 输卵管肿瘤 ... 115
第一节 输卵管良性肿瘤 ... 115
第二节 输卵管恶性肿瘤 ... 116

第七章 盆底功能障碍性疾病 ... 122
第一节 下泌尿道功能障碍 ... 122
第一节 盆腔脏器脱垂 ... 127

第八章 正常分娩 ... 136
第一节 分娩动因 ... 136
第二节 影响分娩的因素 ... 150

第九章 异常分娩 ... 156
第一节 产力异常 ... 156
第二节 产道异常 ... 158

  第三节　胎位异常 160
第十章　病理妊娠 167
  第一节　妊娠剧吐 167
  第二节　流产 169
  第三节　前置胎盘 172
  第四节　胎盘早剥 174
第十一章　分娩期并发症 178
  第一节　羊水栓塞 178
  第二节　子宫破裂 181
  第三节　脐带脱垂 185
参考文献 189

第一章 女性生殖生理

第一节 中枢神经系统下丘脑垂体卵巢轴的神经内分泌调节

一、卵巢生理

卵巢是女性的生殖腺，对人类后代的繁衍起着主要作用。育龄妇女卵巢的生理功能是：①每个月排出一个有受精能力的卵细胞；②分泌性激素及多种肽类物质，促使第二性征及生殖道的发育，为受精及孕卵着床作准备，支持早期胚胎的发育。

（一）卵巢的胚胎发育与卵细胞的储备

胚胎 4 周时，胎儿中肾内侧形成原始生殖嵴，并逐渐发育为原始性腺索。自胚胎尾端卵黄囊内胚层衍生的原始生殖细胞，移行至原始性腺索内，并在胚胎 5~7 周时形成未分化性腺。引起原始生殖细胞移行的机制未明。若个体无 Y 染色体或 Y 基因性决定区（sex determining region of Y，SRY 基因），并有 2 个完整的 X 染色体，则未分化性腺逐渐分化为正常卵巢。

胚胎 5 周起至 7 个月时止，原始生殖细胞不断地有丝分裂，细胞数增多，体积增大，称为卵原细胞（oogonia）。原始生殖细胞的增殖与卵巢内表皮生长因子（EGF）、转化生长因子 α（TGF-α）的作用有关。同时部分卵原细胞陆续退化。可能由于卵巢门网状组织分泌"减数分裂诱导物质（meiosis inducing substance，MIS）"的作用，自胚胎 2 个月起至 7 个月止，卵原细胞先后进入第一次减数分裂，并到前期双线期时中止，改称为初级卵母细胞（primary oocyte）。抑制减数分裂的物质可能来自外围的颗粒细胞，如卵母细胞成熟抑制物（oocyte maturation inhibitor，OMI）、环磷酸腺苷（cAMP）等。直至育龄期后每次排卵前夕，第一次减数分裂才分次恢复。因此，初级卵母细胞的寿命可长达近 50 年。

妇女一生卵巢内卵细胞的储备在胎儿期已成定局。卵原细胞的有丝分裂、减数分裂及退化三种过程决定了卵巢内卵细胞的数目。胎龄 8 周时约有卵细胞 60 万个，20 周时约 700 万个。出生时约剩 200 万个，月经初潮时约 30 万~40 万个。妇女一生中约排出 400 个成熟卵子。因此，99.9% 卵细胞皆退化。多数妇女 37 岁后卵细胞数目的减少加速，绝经时卵母细胞已基本耗竭。

（二）卵泡的生长发育与闭锁

胚胎 4 个月至生后 6 个月时，卵巢皮质内陆续形成许多始基卵泡（primordial follicle）。其直径约 30~60μm，由一个初级卵母细胞（直径 9~25μm），一层来自表面上皮或卵巢网、梭形的前颗粒细胞及一层基底膜组成。这是妇女的基本生殖单位，亦是卵细胞储备的唯一形式。控制始基卵泡组成的机制不明。

1. 卵泡的生长发育　始基卵泡开始发育的时间远在月经周期起点之前，至形成窦前卵泡（preantral follicle）阶段约需 9 个月以上。人类窦前卵泡发育为成熟卵泡又需约 85 天。究竟从哪个阶段起卵泡发育依赖于 Gn 的调控，未能准确肯定。

（1）卵泡的窦前生长期（preantral growth phase）：由于卵巢局部因素（如激活素等）的影响，自胎儿 5~6 个月时起，始基卵泡即分期分批脱离了静止状态的始基卵泡库，进入"生长发育轨道"，至形成窦前卵泡约需9个月。启动卵泡生长的速率随卵泡数目的减少而加快。这种现象在妇女的一生中不断地进行着，直到绝经时止。

卵泡的早期发育以前颗粒细胞转变为立方形为标志，改称为初级卵泡（直径 > 60μm）。颗粒细胞缓慢增殖呈2～8层，颗粒细胞数 < 600个。颗粒细胞内出现促卵泡激素（FSH）、雌激素（E）、孕激素（P）、雄激素（A）受体。颗粒细胞之间、颗粒细胞与卵母细胞之间出现由connexin-37、connexin-43蛋白组成的缝隙连接（gap junction），成为细胞间交换小分子营养物质、传递信息的通道。

初级卵母细胞基因激活，开始生长分化，胞核（即生发小泡，germinal vesicle，GV）增大至直径约26μm，胞质积累，卵母细胞的直径逐渐增至75～80μm，细胞内有许多生化及超微结构的变化，如细胞器的重新组合。周围有一层黏多糖蛋白包绕，称为透明带（zona pellucida）。

卵泡基底膜外有自卵巢基质（stroma）间充质细胞衍生而来的泡膜间质细胞（theca interstitial cell）包绕；内泡膜细胞（theca interna）的细胞膜出现LH受体。外泡膜细胞（theca externa）是一层结缔组织样细胞。卵泡逐渐移入卵巢髓质区，外有毛细血管网及淋巴管网包绕。此时的卵泡被称为窦前卵泡（preantral follicle）或次级卵泡，直径约120μm。

（2）卵泡的窦周生长期（tonic or periantral growth phase）：窦前卵泡的继续生长发育主要受FSH调控，但这个阶段FSH水平可能较低，卵泡发育较慢，约需70天。在这个阶段中，FSH促使颗粒细胞增殖，数目约增加600倍。颗粒细胞分泌卵泡液；卵泡增大约150倍。卵母细胞及周围的2～3层颗粒细胞（即卵丘细胞）被挤到卵泡的一侧。此时的卵泡被称为窦状卵泡（antral follicle）或三级卵泡，直径约2mm。

（3）依赖于促性腺激素（Gn）或指数生长期（gonado tropin-dependent or exponential growth phase）：窦状卵泡继续发育成为排卵前卵泡，约需15天，即本次月经周期的卵泡期。必须有Gn的刺激，因此，本周期中发育的卵泡群已经过前面3个月生长发育的准备。

2. 卵泡的闭锁（follicular atresia） 自胎儿期5～6个月起，在卵泡生长发育的同时，卵泡闭锁亦一直进行着。其机制尚未阐明，早期发育阶段卵泡的闭锁与Gn无关，但以后卵泡的闭锁与卵泡微环境内FSH不足、雄激素过多、生长因子等自分泌、旁分泌因素异常、卵母细胞与颗粒细胞的凋亡（apoptosis）有关。闭锁卵泡直径一般 < 10mm，闭锁后的卵泡被纤维组织代替，但基底膜外的卵泡内膜细胞却肥大，衍变为次级间质细胞（secondary interstitial cell），仍具有内分泌功能。

（三）卵巢周期

卵巢内有多种结构相互作用，维持妇女的生殖周期。因此具有"盆腔钟（pelvic clock）"之称。根据卵巢结构功能的变化，分为卵泡期、排卵期、黄体期3个时期，现分别介绍如下。

1. 卵泡期 具体如下。

（1）卵泡的继续发育：在FSH的刺激下，卵泡颗粒细胞继续增殖，分泌更多的卵泡液，FSH激活颗粒细胞的细胞色素P450芳香化酶；从而促进雌二醇（E_2）的合成。FSH、E_2又提高颗粒细胞对FSH的敏感性，进一步促进卵泡的发育及成熟。卵泡直径从2～5mm日益增大至18mm。卵泡液内含有自血管内渗入及卵巢局部生成的蛋白质、黏多糖、电解质及性激素；还有Gn、催乳素（PRL）等。与此同时，血清E_2水平逐渐升高，最终达到1 100pmol/L（300pg/mL）左右。不仅如此，在FSH刺激下，颗粒细胞内又出现了LH受体及PRL受体。此时便形成了排卵前卵泡（preovulatory follicle）。

（2）卵泡群的募集与优势卵泡的选择：前一周期晚黄体期及本周期早卵泡期，血清FSH水平及其生物活性升高，超过一定的阈值后，使卵巢内一组窦状卵泡群脱离了静止的卵泡库，进入"生长发育轨道"，这个现象称为募集（recruitment）。约在周期第7天，在上述发育的卵泡群中，有1个卵泡优先发育成为优势卵泡（dominant follicle）；其余卵泡皆逐渐退化闭锁。这个现象称为选择（selection）。

优势卵泡生成和分泌较多的E_2，E_2与FSH协同，加速了颗粒细胞的增殖及E_2水平的升高。E_2又反馈抑制垂体FSH的分泌，使其他卵泡闭锁。从此时起，优势卵泡在双侧卵巢中占主宰地位，它决定了该周期卵泡期的期限；血清及卵泡液E_2水平与优势卵泡的体积呈正相关关系。正是募集与选择机制精确地控制了人类卵巢自然周期排出卵子的数目。

早卵泡期优势卵泡与非优势卵泡在形态上并无差别。但卵泡液激素微环境的研究显示：优势卵泡的颗粒细胞分裂指数高，卵泡液 FSH、E_2 浓度高，A_2 浓度低，E_2/A_2 比值高。因此，对 FSH 敏感性高。不仅如此，优势卵泡基底膜外泡膜细胞血运较丰富，可以向该卵泡输送较多的 FSH、LH、LDL-C。生成较多的 E_2、P。

卵巢局部旁分泌自分泌调控机制，能提高或降低某个卵泡颗粒细胞对 FSH 的敏感性，使优势卵泡与非优势卵泡在相近水平的血 FSH 供给下，有截然不同的命运。动物实验提示卵巢内能提高颗粒细胞对 FSH 敏感性的物质有：胰岛素样生长因子（IGF）、转化生长因子 β（TGF-β）、激活素（activin）等。抑制颗粒细胞敏感性的物质有：表皮生长因子（EGF）、转化生长因子 α（TGF-α）、抑制素（inhibin）等。

2. 排卵期　具体如下。

（1）血 LH/FSH 峰：是卵巢排卵必不可少的前提条件。研究显示血清 LH 峰约持续（48.7±9.3）小时。上升支及高峰各历时 14 小时，下降支则约 20 小时。血清 FSH 有一较小的峰。引起垂体大量释放 LH 及 FSH 的机制是：①优势卵泡分泌 E_2，使外周血 E_2 水平达 733～1 100 pmol/L，并持续 2～3 天后，对垂体下丘脑有正反馈调节作用。②促性腺激素释放激素（gonadotropin releasing hormone，GnRH）的自启效应（self priming effect）：见 Gn 分泌调控段。③孕酮的作用：血清 LH/FSH 峰出现前约 12 小时，孕酮（P）水平略上升，对 LH/FSH 峰的形成起协同作用。

在 LH/FSH 峰的刺激下，在预定的时间内卵巢以特定的顺序相继发生了一系列变化，其最终结果为释放一个有受精能力的卵子。

（2）成熟卵泡壁破口形成：血 LH/FSH 峰后，成熟卵泡迅速增大，突出于卵巢皮质表面，形成滤斑（follicular stigma）；约 34～35 小时卵母细胞及周围的卵丘细胞，即卵冠丘复合物（oocytes-corona-cumulus complex，OCCC）自成熟卵泡壁的破口释放。卵泡壁破口的形成与以下机制有关：纤溶酶激活：FSH 峰能刺激大鼠成熟卵泡壁颗粒细胞生成纤溶酶原激活物（plasminogen activator，PA）。在 PA 催化下，存在于卵巢组织及卵泡液的纤溶酶原转变为纤溶酶（plasmin）。该酶又激活了卵泡的胶原酶，使卵泡壁基底膜与基质的胶原裂解，形成薄弱区，易于形成破口。

前列腺素及组胺的作用：LH 峰促使颗粒细胞生成的前列腺素环素、PGE_2 增多；亦使卵巢门及卵巢血管周围的肥大细胞生成更多的组胺。此两种物质使卵泡壁血管扩张，毛细血管通透性增高，引起急性炎性反应而导致破口形成。

平滑肌纤维收缩：卵泡外泡膜层内有平滑肌纤维。在前列腺素、正肾上腺能、胆碱能神经的刺激下收缩，可促使卵泡破裂及卵丘的排出。

（3）卵母细胞的最终成熟：卵母细胞的最终成熟与卵泡破裂、排卵是两个独立的过程。但在 Gn 适当刺激下它们之间又紧密同步，相互协调。卵母细胞并无 Gn 受体。因此 Gn 可能通过旁分泌机制间接调节卵母细胞的成熟。

1）初级卵母细胞核成熟：首先是核染色质浓缩，生发小泡破裂（germinal vesicle breakdown，GVBD），进入了第一次减数分裂中期；然后排出第一极体，改称为次级卵母细胞（secondary oocyte）；随即开始第二次减数分裂，并终止于中期（metaphase Ⅱ，MⅡ），此时才具备了受精能力。受精前完成第二次减数分裂，染色体减半，排出第二极体，形成卵子。

卵母细胞核成熟的机制可能是：LH 峰促使卵丘细胞扩散，解除了 OMI 等减数分裂抑制物对卵母细胞的影响。FSH 峰刺激卵丘细胞生成大量糖蛋白黏液物进入细胞外间隙（卵丘黏液化，mucification），或卵母细胞胞浆内成熟促进因子（maturation-promoting factor，MPF）激活，诱导了卵母细胞的核成熟。动物研究显示有一种来自胞质的细胞静止因子（cytostatic factor，CSF），使第二次减数分裂中止于中期；受精后，MⅡ期卵细胞受到精子的激活，才完成第二次减数分裂。卵精原核相互融合，染色体重组，形成新的个体。若未受精，排卵后 12～24 小时后卵子即开始退化。卵泡期若过早出现过多的 LH 分泌，将导致卵母细胞过早恢复减数分裂，排出过熟的卵母细胞，其受精及妊娠率低，流产率高。

2）卵母细胞胞浆成熟：这对卵母细胞受精能力及早期胚胎发育有重要意义。卵母细胞胞浆成熟的变化包括亚细胞器（线粒体、囊泡、皮质颗粒）的重新组排；特异蛋白质合成及磷酸化速率的改变等。

动物研究发现如果细胞膜下皮质颗粒排列及其出胞（exocytosis）功能异常，就不能防止多精受精。与此同时，卵细胞体积进一步增大至直径120μm。

研究证明人卵母细胞有雌激素受体。健康卵细胞所在的卵泡液中雄激素（A）/雌激素（E）比值最低；含退化卵的卵泡液A/E比值居中，含已坏死卵的卵泡液A/E比值最高。提示E可能调节卵细胞胞浆的成熟。体外灌注兔卵巢的研究显示：体外受精后12小时，加氯米芬组孕卵退化率与对照组无差异；但受精后60小时，氯米芬组孕卵发育达桑椹胚阶段的百分率明显少于对照组。提示氯米芬的抗雌激素作用不利于早期胚胎的发育。另一方面，超生理及过高的雌激素刺激也不利于卵母细胞的成熟。

3. 黄体期 具体如下。

（1）黄体的形成：排卵后优势卵泡壁细胞结构重组。颗粒细胞与内泡膜细胞在LH刺激下黄素化，各形成颗粒黄体细胞与泡膜黄体细胞。另一个重要改变是在卵泡血管内皮生长因子（VEGF）、碱性成纤维细胞生长因子（b-FGF）等的作用下，基底膜外的毛细血管、成纤维细胞迅速增殖，并穿入基底膜内，血流速度在各腺体中居首位。约在排卵后5天内先后形成血体及黄体。近代研究认为黄体内还含有大量成纤维细胞、免疫系统细胞（T淋巴细胞、嗜酸性粒细胞）及血管内皮细胞。

（2）黄体功能的维持与退化：黄体的功能主要是在LH的作用下，利用来自血运的低密度脂蛋白胆固醇（LDL-C），生成与分泌P及E_2，使子宫内膜转变为分泌期，为接纳孕卵着床及维持早期胚胎发育作准备。

颗粒黄体细胞（直径>20μm）分泌P量多，具有前列腺素$F_{2\alpha}$受体及芳香化酶活性，还能分泌松弛素、缩宫素及E_2。泡膜黄体细胞直径8～20μm，对LH敏感性高，能分泌雄激素。近代研究证明黄体还能分泌抑制素A、生长因子等多种物质，其生理意义及调控机制尚不清楚。

排卵后5～9天黄体功能最旺盛，正是胚胎着床的窗口期。第一，LH的刺激对黄体功能的维持至关重要。第二，两种黄体细胞膜LH受体的数目与其功能，即晚卵泡期卵泡发育是否充分、LH受体的生成情况，与排卵后黄体功能密切相关。第三，黄体内毛细血管增殖状况亦能影响黄体功能。因为黄体细胞生成P的原料主要来自血内LDL-C。

若卵子未受精，则黄体的寿命为（14±2）天。黄体退化使血内E_2、P、抑制素A水平下降，FSH水平又升高，抑制素B也随之而升高，遂开始了一个新卵巢周期的募集。人类黄体退化的机制可能与E_2或$PGF_{2\alpha}$的溶黄体作用、细胞凋亡等有关。退化后的黄体在至少5个周期后，逐渐转变为纤维组织，即白体。若卵子已受精，则黄体在胚胎滋养细胞分泌的绒毛膜促性腺激素（HCG）作用下增大，转变为妊娠黄体，至妊娠3个月末才退化。

（四）卵巢性激素

1. 性激素的生物合成与分泌 具体如下。

（1）生物合成：卵巢能利用来自血液循环的LDL合成性激素。LDL与细胞膜上特异受体结合，通过胞饮（endocytosis）作用进入细胞，在溶酶体内水解为游离胆固醇，或以胆固醇酯的形式储存于脂滴中。游离胆固醇可由甾体激素合成灵敏调节蛋白（steroidogenic acute regulatory protein，StAR）的作用，转移到线粒体内，成为合成性激素的原料。近年报道，卵巢有SR-BI受体，也能摄取HDL-胆固醇合成性激素。

卵巢甾体激素的生物合成需要多种羟化酶及芳香化酶的作用，它们都属于细胞色素P450超基因家族细胞色素P450超基因家族，标记为CYP。首先，胆固醇在LH的刺激下，经线粒体内细胞色素P450侧链裂解酶（CYPIIA，P450SCC）催化，形成孕烯醇酮（pregnenolone）；这是性激素生物合成的限速步骤；以后经过两条途径：

1）δ5 3羟途径：在P450 17α-羟化酶及17-20碳链酶（CYP17，P45017α）的催化下，先后生成17α羟孕烯醇酮及去氢表雄酮（dehydroepiandrosterone，DHEA）。

2）δ4 3酮途径：孕烯醇酮在胞浆3β羟甾脱氢酶（3βHSD）及84-5异构酶的催化下，转变为孕酮；然后在P450 17α的作用下，生成17α-羟孕酮及雄烯二酮（androstenedione）。雄烯二酮经17β

羟甾脱氢酶（17βHSD）的催化，生成睾酮（testosterone）；雄烯二酮及睾酮在P450芳香化酶（CYP19，P450arom）的作用下，各转变为雌酮（estrone，E_1）及雌二醇。睾酮在皮肤、毛囊、皮脂腺内经5α还原酶（5αRed）催化可转换为双氢睾酮（DHT）。

非孕妇女体内还有肾上腺能分泌性激素。血内雌、雄激素还可在脂肪、肝脏、皮肤、肌肉、脑、骨髓、成纤维细胞等外周组织由前身激素转换而来。因此某种性激素的生成速率应为腺体分泌速率与外周转换速率之和。

（2）分泌。

1）雌激素：卵巢内优势卵泡分泌的E_2占育龄妇女体内E_2总生成量的95%，其生成率为90～250μg/d。分泌的雌酮（E_1）生物效能为雌二醇的1/3，占育龄妇女体内E_1总生成量的60%，其生成率为110～260μg/d；它们是以在LH刺激下，泡膜层合成的雄烯二酮为底物，在FSH激活颗粒细胞芳香化酶催化下转变而成；这就是"两细胞两种促性腺激素理论"（图1-1）。颗粒细胞黄素化后也能分泌E_1与E_2。绝经后妇女体内雌激素的主要来源是来自外周转换而来的E_1。

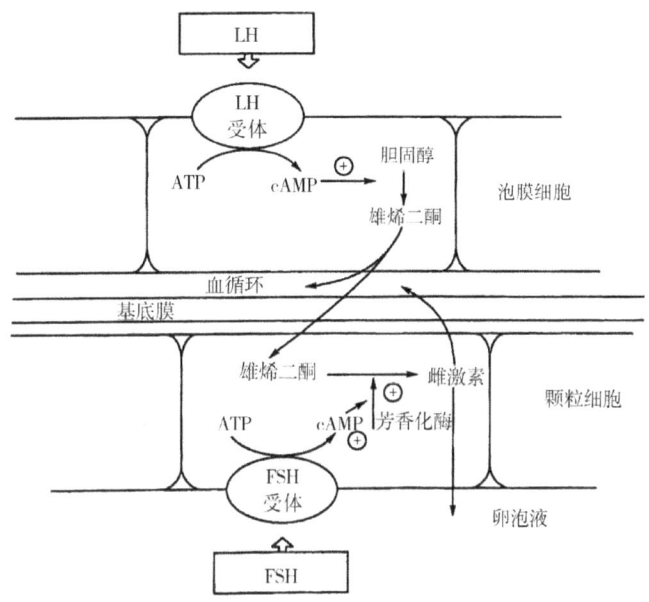

图1-1 卵泡雌激素合成的两细胞两种促性腺激素理论示意图

FSH：促卵泡激素；LH：促黄体激素；ATP：三磷酸腺苷；cAMP：环磷酸腺苷

2）孕激素：颗粒黄体细胞及泡膜黄体细胞主要生成与分泌孕酮、17α-羟孕酮。由于卵泡内无血管供应，颗粒细胞缺乏合成大量孕酮——LDL，只有在黄素化后，有直接的血液供应，才能合成、分泌孕激素。育龄妇女体内孕酮的生成率在卵泡期为2mg/d，黄体期达25mg/d。17α-羟孕酮的生成量为1～2mg/d。

3）雄激素：卵巢内泡膜层是合成与分泌雄激素（主要是雄烯二酮）的主要部位，其生成量约占育龄妇女体内雄烯二酮总生成量的50%。卵巢间质细胞和门细胞（hilar cell）主要合成与分泌睾酮（T），其分泌量约占育龄妇女体内睾酮总生成量的25%。正常妇女体内主要雄激素的来源、生成率、生物效能及血内浓度见表1-1。

表1-1 正常育龄妇女体内主要雄激素的来源、生成率、生物效能及血内浓度

雄激素名称	生物效能	生成率(mg/d)	来源（%）			血内浓度	
			卵巢	肾上腺	外周转换	(mg/mL)	(mmol/L)
睾酮	1.0	0.19～0.25	25	25	50	0.26～0.84	0.9～2.9
双氢睾酮*	2～3	0.06			100	0.05～0.3	0.17～1.03
雄烯二酮	0.2	2.4～3.2	45～50	40～5	10	0.5～2.5	1.72～1.03
去氢表雄酮	0.03	8.0	10	90		1.5～9.8	1.72～8.6
去氢表雄酮硫	0.03	17.0	<5	>95		400～3 200	4.5～34

雄激素名称	生物效能	生成率 (mg/d)	来源（%）			血内浓度	
			卵巢	肾上腺	外周转换	(mg/mL)	(mmol/L)
酸盐 (DS)							790~6 318

注：双氢睾酮（DHT）全部由睾酮在皮肤、毛囊、皮脂腺内经5α还原酶催化可转换而来。

2. 转运、代谢、血内浓度 具体如下。

（1）转运及代谢：在妇女血液中，40%的 E_2、78%的T与性激素结合蛋白（sex hormone-bindingglobulin, SHBG）结合，58%的 E_2、20%的T与白蛋白结合，游离部分仅占1%~3%，孕激素则80%与白蛋白结合，还有部分与皮质醇结合蛋白（corticosteroid-binding globulin, CBG）结合，只有游离及与白蛋白结合的部分能发挥生物效能。与SHBG或CBC结合的部分则起着储存库的作用。雌激素及甲状腺素促进SHBG的合成，雄激素、肥胖则起相反的作用。

女性体内性激素主要在肝内代谢，与SHBG、CBG的结合抑制其代谢，故其代谢速率与SHBG、CBG结合容量成反比。例如体内雄激素水平过高时，SHBC合成被抑制、T代谢加速，以维持血游离T水平恒定。

雌二醇的代谢产物为雌酮及其硫酸盐（E_1S）、雌三醇（estriol E_3）、2-羟雌酮（$20HE_1$）等。前两者仍有一小部分可转变为雌二醇，$20HE_1$ 则为不可逆的代谢产物。主要经肾排出，有一部分经胆汁排入肠内可再吸收入肝，即肠肝循环。孕激素则代谢为孕二醇（pregnanediol）；经肾排出体外。

睾酮代谢为雄酮、原胆烷醇酮，主要以葡萄糖醛酸盐的形式经尿排出。DHT在细胞内转换为3α、3β雄烷二醇及其葡萄糖醛酸盐（3α-androstanediol glucuronide, 3α-diol G），再经肾排出体外。

（2）血内浓度：卵巢来源的雌二醇与孕酮量随月经周期而波动，肾上腺分泌的去氢表雄酮、雄烯二酮则有与皮质醇一致的昼夜波动（表1-2）。

表1-2 正常妇女血清生殖激素浓度正常值

	育龄期				绝经后
	卵泡期		排卵期	黄体期	
	早	晚			
LH (IU/L)	3~12	3~25	34~78	2.4~28	
FSH (IU/L)	2~6.6	2~7	6~17	1.5~6	>40
PRL (mIU/L)		170~750	260~1 000	150~810	
E_2 (nmol/L)	0.18~0.22	0.92~1.5		0.55~0.7	0.02~0.08
E_1 (nmol/L)	0.18	0.55~1.1		0.41	0.11
P (nmol/L)	<3		3~6	32~64	0.54
T (nmol/L)		0.9~2.9			0.9

3. 作用机制 性激素都属于甾体激素，为小分子物质。主要通过扩散进入细胞，与核内特异受体结合，发挥生物作用。性激素受体蛋白在核糖体内形成后，与一些分子量为56、70、90的热休克蛋白（HSPs）结合，并无活性；一旦激素与受体结合形成激素受体复合物，HSPs便脱离受体，受体构型改变而活化；随后，活化后的激素受体复合物形成二聚体，与核内靶基因上特异的DNA，即甾体反应元件（steroid response element, SRE）结合，与转录因子相互作用，启动RNA聚合物酶转录基因中的遗传信息，生成特异的mRNA；然后，进入胞浆内，在核糖体内翻译，生成基因编码的蛋白质，然后再剪切加工，形成有生物效应的蛋白质。

（1）甾体激素受体基因的结构与功能（图1-2）。

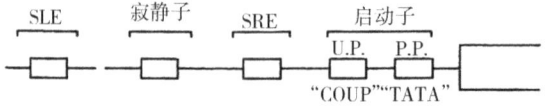

图1-2 调节基因转录的顺式元件示意图

受体基因DNA序列含有调节基因转录的元件。它们位于基因DNA的上游，即5'端，被称为"顺式元件"。分为以下4组：

1）启动子（promoters）：位于基因起始点100个碱基内，通常只需1个。它决定转录的速率，控制转录起点的准确性，为转录所必需。通常由TATA盒与上游启动子组成。TATA盒为一含7个碱基对（bp）的富有腺苷、胸苷的序列，为基因表达所必需。

2）甾体反应增强子（steroid responsive enhancers，SRE）：即甾体反应元件，含15个bp，为活化的甾体激素复合物与基因结合的特异DNA序列，有较强的促转录的作用。不同的甾体激素SRE的序列仅略有不同。SRE由2个半位点组成，1个受体分子结合1个半位点。受体分子的二聚化加强了受体分子与SRE结合的紧密性和稳定性，还有一些其他的机制加强受体与启动子的结合，如TATA盒必须有TATA结合蛋白（即转录因子ⅡD）占据，才能使RNA聚合酶启动转录。大多数基因有普遍转录因子（general transcription factor，GTF）复合物促进转录的起始。

3）寂静子（silencers）：在无激素状态下保持无基因转录。

4）非激素依赖性增强子（hormone independent enhancers）：加强SRE的功能，进一步提高基因表达的最大速率。

受体基因的表达还受激素的调控，如雌激素促进孕激素受体（PR）基因的表达，孕激素对自身受体基因的表达有反馈抑制。受体基因经过转录、翻译后，还可能有磷酸化等修饰步骤，才生成有活性的受体蛋白。

已证明雌激素受体ERα、ERβ来自两个不同的基因，PR-A、PR-B来自同一个基因，因转录部位不同而翻译为两种受体蛋白。PR-A的N端较PR-B少163个氨基酸，PR基因长度为>4 000bp，含8个外显子。研究发现有许多编码受体的基因尚无特异的配体，被称为"孤儿受体"。

（2）甾体激素受体的结构与功能（图1-3）。

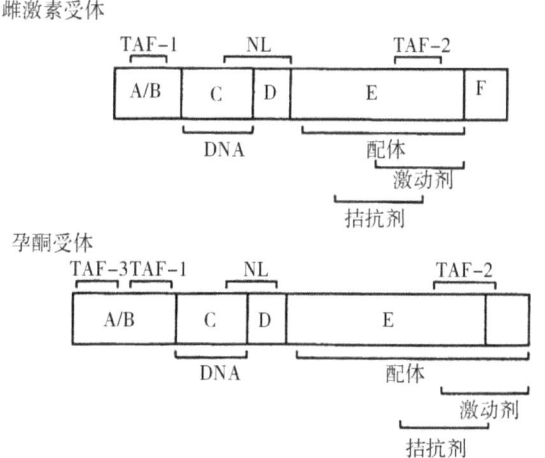

图1-3 雌、孕激素受体的结构功能区

甾体激素的游离受体位于细胞核内，属于甾体激素受体超家族。分子内有A/B、C、D、E/F六个功能区。

1）A/B区：位于受体分子的氨基端，与受体特异性激活不同配体对靶基因的转录激活有关。1个或多个转录激活功能区（transcriptional activation function AF-1）位于此区，对靶基因启动子的特异性及转录的激活水平产生影响，也是与受体抗体结合部位。

2）C区：为DNA结合区（DNA binding domain，DBD），位于受体分子的中部，为最保守的区域，各种甾体激素的DNA结合区氨基酸序列有45%～50%的同源性，能识别并结合特异的靶基因DNA序列（激素反应元件）。DNA结合区由2个锌指结构（zinc finger）组成，每个锌指结构由2个锌原子和4个半胱氨酸络合而成，它们之间相隔15～17个氨基酸。这种结构为激素受体复合物与DNA结合所必需，也是类固醇激素受体超家族的特性。

3）D区：可与热休克蛋白结合，阻止受体二聚体形成；并具有核定位信号（nuclear localization

signal，NLS），有稳定 DNA 结合的功能，使受体在配体缺如的情况下，仍定位于核内。

4）E/F 区：位于受体分子的羧基端。E 区为配体结合区（ligand binding domain，LBD），对识别特异的配体十分重要。各种甾体激素的激素结合区氨基酸序列只有 22% 的同源性。转录激活功能区（transcriptional activation function AF-2）横跨此区。

（3）雌激素受体及作用机制：ER 有多种异构体，主要包括 ERα 和 ERβ。1986 年确定的 ER 被称为 ERα，由 595 个氨基酸组成，分子量为 66kD，其编码的基因位于 6 号染色体的 6q25.1 区；1996 年从人睾丸组织克隆出第 2 种 ER，被称为 ERβ，由 530 个氨基酸组成，分子量为 59.2kD，其编码的基因位于第 14 染色体 14q22.24 区；1998 年发现大鼠 ERβ 的异构体——ERβ$_2$，其结构中插入了 54 个核苷酸，其中 18 个预计在配体结合区，编码 503 个氨基酸的蛋白，其与 E$_2$ 的亲和力低于 ERα 或 ERβ。20 世纪 90 年代末，G 蛋白偶联受体 30（G-protein-coupled receptor 30，GPR30）被发现，其作用模式和效应与 ERα、β 均有不同，且与两者没有同源性，因此被视为又一种具有独立作用的新型 ER。

ERα 和 ERβ 结构的比较如图 1-4 所示。两种受体 A/B 区都有 1 个转录激活功能区。其 DNA 结合区各有 83、80 个氨基酸，序列具有 96% 的同源性；而配体结合区各有 250、243 个氨基酸，只有 53% 的同源性。ER 还存在多种变异体，其生理和病理功能尚不清楚。

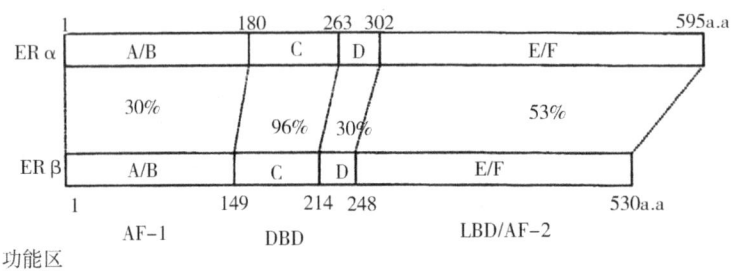

图 1-4　人 ERα 和 ERβ 结构的比较

AF-1、2：转录激活功能区 1、2；DBD：DNA 结合区；LBD：配体结合区

ERα 和 ERβ 广泛分布于全身，除生殖系统、乳腺外，心、脑、骨、消化道、肝、肺、肾等组织中也有表达。不同组织中，其分布有所不同。ERα 主要分布在一些通常认为有雌激素效应的组织，如子宫、乳腺、胎盘、肝脏、中枢神经系统、心血管系统和骨组织；而 ERβ 则主要分布在前列腺、睾丸、卵巢、松果体、甲状腺、甲状旁腺、胰腺、胆囊、皮肤、尿道、淋巴组织和红细胞中。在同一种组织中两种受体可以同时表达，但是可能具有细胞特异性，而且表达水平也存在差异。①生殖系统：在女性，卵巢间质主要表达 ERα，而颗粒细胞和黄体细胞主要表达 ERβ。输卵管、子宫、阴道上皮主要表达 ERα，ERβ 表达微弱。男性睾丸、前列腺主要表达 ERβ。敲除 ERα 基因的小鼠，子宫、乳腺不发育，卵巢囊性变、不育。敲除 ERβ 基因的小鼠，子宫形态正常、生育力低下。②乳腺：正常乳腺组织 ERα 的表达远高于 ERβ。③心血管系统：血管平滑肌主要表达 ERβ，而且女性高于男性。ERα 表达微弱。女性心肌 ERα 的表达活性高于男性，ERβ 表达无性别差异。④脑：大脑皮质、小脑、海马回主要表达 ERβ。在下丘脑中，弓状核和腹正中核主要表达 ERα，室旁核和视上核主要表达 ERβ，而视前区和终纹两者都有表达。⑤骨：青少年软骨细胞、活跃的成骨细胞和干骺端主要表达 ERα mRNA。成年人骨皮质的成骨细胞和骨膜表面的骨细胞中主要表达 ERα，骨松质的成骨细胞和骨细胞主要表达 ERβ。

雌激素作用的主要途径是基因途径。经典的作用模式已在前面介绍过。但这一模式不能解释近年的一些发现：① ER 可不依赖激素而被激活。②对组织选择性雌激素（tissue select estrogen，TSE）或选择性雌激素受体调节剂（selective estrogen receptor modulators，SERMs）的研究发现：雌激素配体在不同组织产生作用的性质不同。例如：目前确认的雌激素配体有 3 类：纯雌激素激动剂，如雌二醇、雌三醇等；纯雌激素拮抗剂，如 ICI 182.780、ICI 164.384 等；混合激动剂（mixed agonist），如他莫昔芬、雷洛昔芬等。他莫昔芬在乳腺有抗雌激素作用，在骨骼和子宫却有雌激素样作用。雷洛昔芬在乳腺、子宫均无雌激素样作用，但对骨骼、血脂却有雌激素样作用。SERMs的激动或拮抗作用与SERMs自身特性、细胞内ER两种亚型的表达情况、共激活因子和共抑制因子的相对表达水平、靶基因启动子结构及细胞内信号通路等均有密切联系，这些因素是SERMs在不同组织中发挥不同作用的分子基础。

雌激素通过基因途径的信号转导新模式为：雌激素与受体结合，受体构型改变而被激活；形成同型或异型二聚体；首先与细胞内辅助调节因子（结合器）形成复合物；此复合物再与ERE或与其他转录因子结合，启动或抑制转录，从而产生效应。这一过程一般需数小时或数天。现分别介绍如下。

1）受体的激活：配体依赖性激活为经典的作用途径。配体通过与受体的配体结合区（LBD）结合，使受体构型变化而被活化。ERα和ERβ都有2个转录激活功能区AF1和AF2，可通过AF1和AF2协同或独立调控雌激素应答基因的转录。不同组织ER的AF1、AF2活性不同，对转录过程的影响也可不同。不同配体可选择性地刺激或抑制两种受体的AF1和AF2，各展示出不同的活性。如他莫昔芬抑制两种受体的AF2及ERβ的AF1，但刺激ERα的AF1，所以只在表达ERα的靶器官内才显示雌激素作用。

非配体依赖性激活：近年研究表明，ER也可以不依赖特异配体而被其他不同的信号激活。1993年Ignar-Trow-bridge等首次报道表皮生长因子（EGF）的细胞信号转导系统可激活ER。现已知还有胰岛素生长因子-1（IGF-1）、转化生长因子α（TGF-α）等均可激活ER。

Smith CL等发现AF1缺失的人ER变异体可被E_2激活，但不被EGF或ICF-1激活；相反，缺失配体结合区的ER则可被EGF和IGF-1激活，而不被E_2激活，提示EGF、TNF-α、IGF-1等生长因子必须通过AF1通路激活ER。有报道EGF通过使ER磷酸化而激活，用氨基酸直接测序法和间接定向突变法已鉴定出人ER有5个磷酸化位点，即Tyr537、Ser104、Ser106、Ser118和Ser167。ER磷酸化影响受体功能的许多方面，包括转录激活功能、二聚化、ER与DNA和配体的结合能力及ER的再循环利用。具体的调节机制尚需进一步研究。Kato等发现ER的A/B区的Ser118是ER对EGF反应的重要"靶点"，EGF是通过诱导酪氨酸激酶（有丝分裂激活蛋白激酶，MAPK）级联反应使Ser118磷酸化，从而活化AF1，导致ER激活。另有学者发现：EGF或IGF-1与雌二醇（E_2）共同作用比单独一种因子引起ER靶基因表达更强，提示有协同作用。而且E_2存在时，EGF或IGF-1可不通过AF1激活ER，说明生长因子信号通路可与ER不同的功能区作用。

2）激素受体复合物的二聚体化：被激活的ERα和ERβ可形成同型或异型二聚体。受体的二聚体化可能涉及DNA结构的改变从而增加复合物的稳定性，也可能两个ER分子相互作用可获得与ERE更高亲和的结合。

有研究表明：ER可能包含2个二聚化作用的接触面，1个位于LBD的N端，另1个位于DBD第2个"锌指"结构的N端。但仅这种界面还不足以诱导DBD单体发生二聚体化，因为即使在很高的浓度下，溶液中重组ER-DBD仍以单体形式存在。当ER-DBD单体分别结合到靶基因ERE的两个半臂（half-site）上时，二聚化界面就会稳定ER-DBD单体同ERE的结合，这种现象称为依赖于ERE的DBD二聚化作用。对此最可能的解释是：结合在ERE两个半臂上的两个ER-DBD单体通过蛋白质-蛋白质相互作用而稳定地结合在ERE上。

Pettersson K等报道在体外，异型二聚体的形成先于同型二聚体。异型二聚体与DNA的亲和力与ERα同型二聚体相近，但大于ERβ同型二聚体。推测ERα的功能丧失也将导致ERβ活性的降低。在ERα和ERβ共存的细胞中，两者之间存在交叉对话（cross-talk），可以共同调控雌激素应答基因的表达。ERα和ERβ这种交叉信号（cross-signaling）作用，使雌激素可在更多层次上调控雌激素应答基因的表达。

3）细胞内辅助调节因子（coregulator）：又称为转录中介因子（transcription intermediary factors，TIFs），或接合器（adaptor）。

所有的细胞内都具有辅助调节因子，分为辅助激活因子（coactivator）和辅助阻遏因子（corepressor）两类。不同细胞中其浓度可不同。受体未被激素活化时，辅助阻遏因子多，反之，受体经激素活化后，辅助激活因子增多。它们具有加强或压制受体与促进子、SRE的结合的作用。

受体激活二聚化后，构型发生改变，形成含有一个两亲性 α-螺旋的 AF2，成为辅助调节因子的停泊位点。有学者认为激素受体通过这种中介因子搭桥，同结合在 TATA 框的转录起始复合体相互作用，共同调节转录水平。这些因子一般存在多个受体作用部位。可能有助于 ER 发挥不同的调控作用。已确认的能与 ER 的 AF2 相互作用的辅助激活因子有 SRC-1（steroid receptor coactivator 1）、CBP（cAMP response element-binding protein）等；已确认的辅助阻遏因子有 N-CoR（nuclear eceptor corepressor）、SMRT（silencing mediator for retinoid and thyroid hormone receptor）。

SRC 属于 160kD 核辅助激活基因家族，SRC-1 有两种异构体 SRC-1a 和 STRC-1e，该家族成员均有相同的高保守序列 LXXLL（L：亮氨酸，X：任意氨基酸），有报告人 ER-LBD 的 4 个螺旋区的氨基酸形成的疏水结构，为辅助激活因子的结合位点。已发现配体结合 ER 后与 SRC-1 结合，可促进 AF1 和 AF2 的协同作用。在无配体时，SRC 可与其他激活因子协同作用，加强或减弱 ER 的转录激活功能。

4）受体介导的转录激活位点。ERE 位点：经典的雌激素反应元件（ERE）由两个反向的 6 个核苷酸重复序列组成。Paech 等研究了 ERα 和 ERβ 在经典 ERE 部位对 17β-雌二醇、已烯雌酚、他莫昔芬、雷洛昔芬和雌激素拮抗剂 ICI 164.384 诱导的转录激活特性。结果显示：不同的配体通过 ERα 或 ERβ 与经典的 ERE 结合，激活靶基因转录的效能相同，并符合配体原有的特性。

AP-1 位点：除经典的 ERE 外，还有 AP-1 反应元件也间接调节转录。Paech 等研究了 ERα 和 ERβ 在 AP-1 位点对 17β-雌二醇、已烯雌酚、他莫昔芬、雷洛昔芬和 ICI164.384 诱导的转录激活特性。结果显示：不同的配体通过 ERα 与 AP-1 反应元件结合，如 17β-雌二醇及他莫昔芬能充分激活靶基因的转录，而雷洛昔芬只能部分激活靶基因的转录；相反，不同的配体通过 ERβ 与 AP-1 反应元件结合，如 17β-雌二醇能抑制靶基因的转录，ICI 164.384 却能激活靶基因的转录。

近年发现雌激素还可通过非基因途径产生某些生理作用。因为雌激素对某些血管、神经的作用在数秒钟内出现，难以用基因途径解释；而且在有些无 ER 的细胞或使用 ER 抗体后，雌激素仍能起作用。不少对甾体激素的非基因机制信号转导过程的研究报道不尽一致。至今，人们提出的可能性有：改变细胞膜的流动性；调节质膜上其他神经递质受体；作用于细胞膜的特异受体或多个受体等。对参与类固醇非基因机制的第二信使物质研究基本上有以下可能：cAMP 和 cGMP、磷脂酰肌醇酯三磷酸盐（IP3）和二磷酸甘油（DG）、细胞膜的钙离子通道等。

综上所述，可以认为雌激素作用的组织/细胞特异性可由于以下情况解释：①不同组织中 ERα 和 ERβ 的分布不同；②不同组织中两种受体所含 AF1、AF2 分布不同；③激活的受体二聚化的组成及立体构型不同；④参与结合的辅助调节因子或结合器不同；⑤激素与受体复合物作用于转录激活的位点不同（ERE 或 AP-1）；⑥雌激素受体可被非特异配体激活；⑦可以通过非基因途径快速发挥效应。由此显示雌激素作用机制的高度复杂性。

（4）孕激素受体与作用机制：孕激素受体（PR）存在于核内，是单一多肽链，其结构、转录活化的调节机制与雌激素受体相似，在此不再重复。不同的是 PR 的 A/B 区有 2 个转录激活功能区。孕激素受体主要分两个蛋白亚型，PR-A 和 PR-B。两型受体来源于同一编码基因，由于不同的启动子和不同转录起始位点所致，PR-B 是全长形式，由 934 个氨基酸残基组成，分子量 116kD；PR-A 由 771 个氨基酸残基组成，分子量 94kD。PR-B 与 PR-A 相比有一氨基端延长区，此区内有一个 AF 区，这决定了 PR-B 活化的特异性。PR-A 与 PR-B 与孕酮结合后形成二聚体，参与基因的表达。当细胞内 A 和 B 两型受体呈等摩尔数表达时，A 和 B 型受体可形成三种二聚体：A:A、A:B、B:B。特殊条件下靶细胞内 A 和 B 两型受表达的差别会导致二聚体组成的变化，从而使细胞对孕酮的反应有所不同。此外尚存在一种 PR-C 亚型，是 PR-B 的 N-末端截短的形式，分子量 60kD。PR-C 与孕酮的解离系数比 PR-A 及 PR-B 高约 5 倍，可与 PR-B 形成异二聚体，干扰同二聚体的形成。

PR 在卵巢、子宫、乳腺、神经系统和胸腺中表达。大量证据表明 PR-A、PR-B 有不同的功能。在体外培养的细胞中，依细胞类型和靶基因启动子的不同而表现不同的转录激活特性。在孕激素受体依赖的启动子中 B 亚型表现强的转录激活作用，在多种细胞类型中 A 亚型是非活化的；当体外培养的细胞共表达两型受体时，随细胞类型和启动子的不同，在激动剂与 A 亚型结合后受体成为非活化形式，此受的作用是抑制 B 亚型的活化作用，A 亚型可能是通过与不同类固醇受体竞争结合通用共活化物而抑制雌激素、糖皮质激素、盐皮质激素受体依赖的基因活化；A、B 亚型对孕激素拮抗剂的反应不同，当拮抗剂 –PR–A 是失活形式时，拮抗剂结合的 PR–B 通过胞内磷酸化途径的改变而变为活化的形式；结合拮抗剂的两型受体都有抑制雌激素受体的作用。

对 PR 基因敲除小鼠的实验研究为了解两种 PR 的功能提供了线索，两型 PR 基因均敲除的小鼠模型（PRKO）有多种生殖障碍，表现为不排卵、子宫内膜增生、种植障碍、乳腺形态障碍、对孕酮的性行为反应缺失、妊娠所致的胸腺免疫调节下降，说明孕酮在小鼠妊娠的准备和维持中发挥重要作用。单纯敲除 PR–A 基因或 PR–B 基因的小鼠证明 PR–A、PR–B 分别发挥的作用。现介绍如下。

卵泡破裂：予 PRKO 小鼠大剂量促性腺激素，仍不能排卵，卵巢组织学分析证明有正常的卵泡发育，卵母细胞发育成熟，有体外受精分裂能力，颗粒细胞分化完全，能有效地黄素化，表达 P450 侧链裂解酶，只是卵泡破裂发生障碍。进一步采用单纯 PR–A 敲除的小鼠，亦表现为不孕，有严重的排卵障碍，充分说明 PR–A 在卵巢卵泡破裂中的重要作用。

子宫内膜：PR 在子宫内膜上皮、基质、内皮细胞、肌层平滑肌细胞中都有表达，在雌激素控制下其表达有周期性变化。雌激素刺激上皮细胞增殖，而孕酮抑制增殖。PRKO 小鼠经雌、孕激素处理后上皮细胞明显增生，基质细胞数极少，内膜基质水肿，中性粒细胞和巨噬细胞浸润。PRAKO 小鼠没有拮抗雌激素诱导上皮细胞增殖作用，反而促进雌激素对子宫内膜的增殖反应，说明 PR–A 在拮抗雌激素子宫内膜增殖作用中的重要性。

胚胎种植：雌激素是一较强的促炎症剂，而孕激素通过 PR 发挥强烈的抗炎作用。PR 的抗炎作用在胚胎的成功植入、避免免疫排斥中有重要的作用。给 PRAKO 假孕鼠子宫内植入野生型鼠胚胎，导致植入障碍，其内膜的蜕膜化反应缺失，说明 PR–A 在胚胎种植过程中起重要作用。

乳腺：孕激素促使乳腺上皮增殖和分化。PRKO 小鼠导管上皮发育及分支明显减少，外源性雌孕激素刺激后无腺管—腺泡发育，终末端出芽极度减少。PR 在乳腺上皮的确切作用现在不明确，可能是多种受体和细胞信号转导途径共同作用的结果。PRAKO 小鼠的乳腺形态发生正常，说明 PR–B 能充分引发乳腺上皮对孕酮的正常增殖和分化反应，无须 PR–A 参与。对 PRBKO 的研究显示，只有 PR–A 存在时，卵巢、子宫及胸腺对孕酮的反应没有改变，但导致乳腺导管形态发生障碍。

性行为：小鼠组织化学研究表明，PR 存在于下丘脑腹侧正中核和杏仁核，此区与性行为的脊柱前凸反应有关，雌孕激素参与脊柱前凸的反应调节。cAMP 和多巴胺能激动剂等模拟孕酮引发的性反应，孕激素拮抗剂 RU486 和反义 PR 寡核苷酸能抑制此作用，说明在此部位的 PR 活化作用涉及 PR 的配体依赖和非依赖的两种途径，PRKO 小鼠及 PRAKO 小鼠均表现为性反应缺失。

此外，孕激素受体还能够通过配体非依赖的途径被活化。生长因子类和多巴胺等可提高胞内激酶活性，可激活胞内的磷酸化途径，从而使 PR 磷酸化而激活。现已用大鼠证明了在 PR 介导的性反应中，PR 通过此方式被激活。

4. 生理功能 具体如下。

（1）雌激素。生殖系统：雌激素对自副中肾管衍变而来的组织皆有促进发育的作用。这是通过促进生长因子（IGF-1、TGF-α、TGF-β、EGF 等）生成而实现；还与抑制间质细胞分泌白介素 6（IL-6）有关。雌激素增加子宫的血供；使肌层增厚，提高肌层对缩宫素的敏感性；促进子宫内膜修复、增殖，甚至增生。使宫颈管腺体分泌增多，内含的水分、盐类及糖蛋白增加，有利于精子的存活及穿透。雌激素促进输卵管肌层发育及收缩，使管腔上皮细胞分泌增加及纤毛生长。促进阴道黏膜增厚及成熟，角化细胞增多，细胞内糖原储存，在乳酸杆菌的作用下使 pH 呈酸性，促使大、小阴唇色素沉着及脂肪沉积。雌激素可能调节卵母细胞胞浆的成熟，促进颗粒细胞的增殖与分化。雌激素对下丘脑垂体有正、负反馈的双重调节作用。

乳腺：雌激素促使乳腺基质及腺管生长发育。通过刺激垂体催乳素分泌，促进乳汁生成。

代谢：雌激素促进肝内多种蛋白质（SHBG、CBG、肾素底物等）的合成，促使体内脂肪呈女性分布，并通过刺激肝脏胆固醇代谢酶的合成，改善血脂成分。

骨骼：雌激素能促进儿童期长骨生长，加速骨骺闭合。直接促进成骨细胞功能，抑制破骨细胞分化及功能，抑制骨吸收及骨转换。此外，还能通过促进1，25（OH）$_2$维生素D$_3$的合成而增加肠钙吸收，促进降钙素的合成，对抗甲状旁腺激素的作用。其综合后果是保持骨量。

心血管：雌激素能改善血脂成分，抑制动脉壁粥样硬化斑块的形成，扩张血管，改善血供，维持血管张力，保持血流稳定。临床试验证明在绝经早期，心血管尚未发生明显异常改变时期开始补充雌激素，具有减少心血管病事件的效果。脑：雌激素促进神经细胞的生长、分化、存活与再生；促进神经胶质细胞发育及突触的形成，促进乙酰胆碱、多巴胺、5-羟色胺等神经递质的合成。皮肤：雌激素使真皮增厚，结缔组织内胶原分解减慢；使表皮增殖，弹性及血供改善。

（2）孕激素：孕激素能抑制雌激素受体的补充，促进雌二醇代谢，因此，有抗雌激素的作用。孕激素也能抑制其自身受体的生成。

生殖系统：孕激素抑制子宫肌层收缩，降低对缩宫素的敏感性；对抗雌激素的内膜增殖作用，使腺体分泌，间质蜕膜样变，有利于孕卵的着床及发育。抑制宫颈腺体分泌，不利于精子穿透。抑制输卵管收缩及上皮纤毛生长，调节孕卵的运行。使阴道上皮角化减少，中层细胞增多。在雌激素的准备后，孕激素对垂体有正负反馈调节作用。在卵泡内孕激素抑制EGF诱导的颗粒细胞的增殖。

乳腺：在雌激素作用的基础上，孕激素与催乳素一起促使腺泡发育；大量孕激素抑制乳汁分泌。

其他：孕激素促使蛋白分解；竞争结合醛固酮受体，促进水钠排出；刺激下丘脑体温调节中枢，使基础体温升高。

（3）雄激素。雄激素可能有两种受体：①睾酮受体：存在于中肾管系、肌肉、脑、骨髓、睾丸生精上皮等。在性分化时，睾酮促进男胎内生殖器的形成，青春发育期睾酮调节男性促性腺激素的分泌及睾丸生精功能。②双氢睾酮受体：位于皮肤毛囊、皮脂腺、阴蒂、男性外生殖器及前列腺。在性分化期双氢睾酮促进男胎外生殖器及前列腺的发育；青春发育期与性毛生长、皮脂腺分泌、男性外生殖器的发育有关。女性体内雄激素的功能有：为雌激素合成提供底物；刺激腋毛、阴毛的生长；促进蛋白合成及骨髓造血；可能与性欲有关。卵泡内雄激素过多与卵泡闭锁有关。

二、腺垂体对卵巢周期的调控

人类垂体的体积约10mm×13mm×6mm，重约0.5～1g。位于蝶鞍内，经垂体柄穿过鞍隔与下丘脑相连。腺垂体约占全垂体重量的3/4，由远部及结节部组成。参与生殖调节的细胞普通染色呈嗜碱性，免疫组化染色为Gn分泌细胞。腺垂体的血运来自垂体上动脉所形成的毛细血管丛及长短门静脉。成为下丘脑神经内分泌物质输送到腺垂体的主要通道。

1. 促性腺激素（Gn）的化学结构　LH与FSH，与HCG、TSH同属于糖蛋白激素，皆由蛋白及寡糖链组成。LH、FSH的分子量各为28kD及33kD，皆由α与β两个亚单位肽链以非共价键结合而成。α亚单位含92个氨基酸，分子量14kD，其结构无激素差异，但有种属差异。β-LH与β-FSH各含121、117个氨基酸，顺序只有30%～40%相似，是决定糖蛋白激素特异抗原性及生理功能的部分，但必须与α亚单位结合成整分子激素才具有生物活性。β-LH与β-HCG之间有89个氨基酸顺序相同，因此其抗原性及生理活性皆有相似之处。

寡糖部分各占LH、FSH分子量的6%及25%，其中涎酸成分的比重与激素稳定性密切相关。LH、FSH分子中各有1～2、5个涎酸分子，其半衰期各为30分钟及3小时。HCG分子中有20个涎酸分子，半衰期在24小时以上。若除去寡糖部分，则激素可与相应受体结合，但不激活受体后步骤，可视为一种拮抗剂。

2. Gn的生物合成、降解及分泌调控　具体如下。

（1）生物合成与分泌：LH与FSH的α亚单位基因位于第6染色体短臂21.1～23处，含8～16.5bp，4个外显子、3个内含子。β-LH/HCG基因位于第19染色体长臂13.3处，含1.1bp，3个外显子、2个内含子。B-FSH基因位于第11染色体短臂13，含3个外显子、2个内含子。在促性腺激素释放激素（GnRH）的刺激下，按基因编码转录为mRNA，并在核糖体内合成大分子前激素；然后再进行切割、糖基化、α、β亚单位结合，形成有生物活性的激素。β亚单位的合成是Gn合成的限速步骤。新合成的激素可立即被释放入血液循环，亦可储存于细胞内。糖基化是分泌的限速步骤。基因重组的FSH、LH制剂已经成功。

妇女一生中垂体Gn分泌经历着多次变化。胎龄4~6个月时血Gn水平相当于绝经后妇女的水平。胎龄6~9个月时胎儿垂体对来自胎儿性腺及胎盘性激素的负反馈调节日益敏感，血Gn的水平逐渐下降，出生时几乎测不出。出生后血清FSH、LH水平因年龄而不同。青春发育前及绝经后，血FSH水平高于LH。生育年龄妇女则相反，而且呈明显的周期性变化，每个月经中期出现LH/FSH高峰。LH与FSH皆在肝内降解，经肾排泄。尿内排出量约为分泌量的10%。LH的代谢较FSH快，血内LH浓度呈明显的脉冲波动。

（2）合成分泌的调控：垂体Gn分泌主要接受下丘脑GnRH及卵巢雌、孕激素，抑制素的综合调控。垂体内激活素系统也有局部调节作用。

1）下丘脑GnRH促使垂体合成与分泌LH、FSH：适当频率的GnRH脉冲刺激，在雌激素的协同作用下，能诱导GnRH受体的生成（升调节），从而提高垂体对GnRH的敏感性（自启效应）。

2）卵巢的正、负反馈调节：Yen以"双池理论"解释了雌激素对垂体的双重调节机制：正常妇女用小剂量GnRH（0.2μg/min）静脉滴注，30分钟后血LH、FSH水平达高峰，反映储存于Gn分泌细胞内激素的释放，代表垂体对GnRH的敏感性，称为"第一池"。继续滴注90分钟后，血LH、FSH水平再次上升并维持在高水平。这反映Gn分泌细胞内新合成LH、FSH的释放，代表垂体对GnRH反应的储备，称为"第二池"。卵巢功能减低者体内雌激素水平低落，GnRH及LH、FSH水平皆高，垂体敏感性高，但储备较低；若补充雌激素后，GnRH及LH、FSH释放皆受抑制，体现了雌激素的负反馈调节。正常育龄妇女早卵泡期垂体Gn双池皆低。至晚卵泡期在GnRH及雌激素的刺激下，两池容量皆增加，但以储备池的增加更显著，这是由于LH、FSH合成速度超过了释放速度。排卵前夕，两池容量更进一步增加，但以第一池增加更突出。这是由于下丘脑GnRH分泌高峰或GnRH自启效应引起。垂体敏感性达高峰，使晚卵泡期垂体储存的LH、FSH突然大量释放，形成血清LH/FSH高峰，这便是雌激素的正反馈调节。

孕激素亦抑制LH、FSH的释放，小量的孕酮对雌激素的正反馈调节有放大作用。卵巢分泌的抑制素能抑制垂体FSH的合成与分泌。

下丘脑GnRH神经元也有E、P受体，因此，正反馈机制也可能有下丘脑参与。但GnRH脉冲治疗下丘脑性无排卵不育患者时，在排卵前不必增加GnRH的剂量；说明GnRH对正反馈机制并不是必不可少的。

3）垂体激活素（ACT）、抑制素（INH）、卵泡抑素（FS）的旁分泌/自分泌调控：ACT促进β-FSH基因表达，FS及INH则抑制β-FSH基因表达，但FS的效能只及INH的1/3。垂体Gn分泌细胞能生成ACT/INH的α、β亚单位及FS。并含有生物活性的ACT-B。体外试验显示去势大鼠的垂体此3种激素的表达皆增加，补充雌激素后INH表达减低、FS表达增加。GnRH也刺激FS的表达，因此ACT活性降低，FSH分泌也降低。因此E选择性地抑制FSH的分泌。GnRH刺激FSH分泌的幅度小于LH。

3. 生理功能　具体如下。

（1）FSH：是刺激卵泡发育最首要的激素。①促使窦前卵泡及窦状卵泡颗粒细胞增殖与分化，缝隙连接形成、分泌卵泡液，使卵泡生长发育。②前一周期晚黄体期及早卵泡期FSH的上升，促使卵巢内窦状卵泡群的募集。③激活颗粒细胞芳香化酶，促使E_2的合成与分泌。④促使颗粒细胞合成分泌IGF及其受体，抑制素A、激活素等自分泌、旁分泌物质。与这些物质协同作用，调节优势卵泡的选择与非优势卵泡的闭锁退化。⑤晚卵泡期与E_2协同，诱导颗粒细胞生成LH受体，为排卵及黄素化作准备。

（2）LH：卵泡期血LH的作用是通过激活P45017a酶活性，为E_2的合成提供底物——雄烯二酮。排卵前血LH峰能促使卵母细胞最终成熟及排卵。LH峰值及持续时间皆同样重要。黄体期低水平LH能增加LDL受体及黄体细胞对LDL的摄取，促使P、抑制素A及E_2的合成分泌，支持黄体功能。

4. Gn 受体及作用机制 具体如下。

（1）Gn 受体：卵巢泡膜细胞、成熟卵泡的颗粒细胞、黄体细胞、间质细胞皆有 LH 受体；FSH 受体仅位于颗粒细胞。FSH 对其自身受体有升调节作用，E 对此有协同作用。

人类 LH/HCG 受体基因位于第 2 染色体短臂 21 区。长 70kb，含 10 个内含子、11 个外显子。FSH 受体基因亦位于 LH 受体基因附近，长 85kb，10 个外显子，9 个内含子。LH 与 FSH 膜受体属于鸟核苷酸结合蛋白（G 蛋白）偶联基因家族的 7 跨膜受体，由 700～800 个氨基酸残基组成的单链多肽。结构包括 3 个部分：①氨基端位于细胞外，为 340～390 个氨基酸残基的亲水区，为辨认激素及结合激素所必需的；②7 个跨膜区及 3 个细胞内环的疏水区；③羧基端位于细胞内，为信息传递所必需的。

（2）作用机制：LH、FSH 与其特异受体结合后，受体磷酸化，构型改变。由 cAMP-蛋白激酶 A 途径介导信号传递。有刺激作用的 G 蛋白（Gs 蛋白）由 α、β 和 γ 亚单位组成。Gsα 亚单位基因位于第 20 染色体长臂。激素与受体结合后，Gsα 发生改变，使无活性的 Gsαβγ-二磷酸鸟苷（GDP）复合物转变为有活性的 Gsα-三磷酸鸟苷（GTP）复合物，β、γ 亚单位与 α 脱离。Gsα-GTP 复合物再激活腺苷酸环化酶（AC），使三磷腺苷（ATP）在 AC 催化下转变为环磷酸腺苷（cAMP）。cAMP 再激活蛋白激酶 A，促进细胞内蛋白丝氨酸、苏氨酸残基磷酸化，以实现其生理效应。

高剂量 LH 还通过激活蛋白激酶 C 途径介导信号传递。LH 受体与另一种 G 蛋白-Gq 偶联，Gq 与 LH 结合，引起磷脂酶 C 的活化，它使细胞膜上的磷脂酰肌醇-4,5 二磷酸（P1P2）分裂为肌醇三磷酸（inositol triphosphate IP3）和二酰基甘油（diacylglycerol，DAG）。IP3 激活磷脂酰肌醇和钙信号通路，使细胞内钙离子浓度增加，DAG 激活蛋白激酶 C，催化底物蛋白分子中的丝氨酸/苏氨酸磷酸化，从而实现生理效应。

三、下丘脑的神经内分泌调控

下丘脑起源于胚胎期间脑，在胎龄 2～3 个月时形成。位于第三脑室的底部及侧壁。头侧以终板为界，尾侧与乳头体相邻，两侧为联系内侧丘脑核与其他脑区的前脑内侧束。下丘脑的传出神经有到达神经垂体的大细胞性神经分泌系统及前叶小细胞性神经分泌系统。

（一）GnRH 的化学结构

1947 年，Green 和 Harris 首先提出垂体 Gn 的分泌受到下丘脑化学递质的调控。直至 1971 年 Schally 和 Guillemin 才分别从猪和羊下丘脑组织中成功地分离纯化了 GnRH。现已了解 GnRH 为一 10 肽物质，一级结构为：焦谷-组-色-丝-酪-甘-亮-精-脯-甘酰胺。第 2～3 位氨基酸残基是生物活性中心，第 4～10 位氨基酸残基参与和受体的结合。若第 2～3 位氨基酸缺失或被替代，生物活性明显减弱。

若第 6 位甘氨酸被 D 型氨基酸替代，第 10 位甘酰胺代以乙基胺，则可提高与受体结合的亲和力及耐酶解能力，成为高效长效 GnRH（GnRH 增效剂）。

（二）GnRH 的合成与运送

免疫组化研究显示灵长类合成分泌 GnRH 的神经元大部集中在下丘脑内侧基底区（medial basal hypothalamus，即结节漏斗区）的弓状核及下丘脑前部内侧视前区（图 1-5）。

研究证明 GnRH 神经元并非起源于中枢神经系内，而起源于脑外嗅基板（olfactory placode）。人胚胎发育早期 GnRH 神经元与嗅神经元一起移行至中枢神经系的弓状核区，到胎龄 20～23 周已建立了 GnRH-垂体的功能单位。嗅基板的神经元发育异常，或 GnRH 神经元移行异常，是 Kallmann 综合征患者发病原因之一。France 报道 X 染色体 P22.3 位的 Kall 基因，编码为细胞粘连分子，与嗅神经元 GnRH 神经元移行有关。家族性的 Kallmann 综合征患者有 Kall 基因的缺失及突变。

GnRH 神经元在核内先合成 GnRH 的前身物 pre-pro-GnRH，它包括一个含 23 个氨基酸的起始信号序列，GnRH 及含 56 个氨基酸的 GnRH 相关蛋白（GnRH associated protein，GAP）。经转录、加工后在胞浆内经酶作用，裂解为 GnRH，储存于囊泡内，由轴突纤维（结节漏斗束）运送到正中隆起处。当受到刺激后释放，经垂体门脉血流输送到腺垂体。也投射到边缘系统、杏仁、海马、室周器官，起神经递质或神经调节物的作用。GnRH 亦可由终板血管器（organum vasculosum of lamina terminalis，OVLT）等处释放入第三脑室脑脊液内，然后被特殊的室管膜细胞 Tanacyte 摄取而进入门脉血流，再达腺垂体。GAP 有抑制 PRL 及促进 LH、FSH 释放的作用，其生理意义未明。

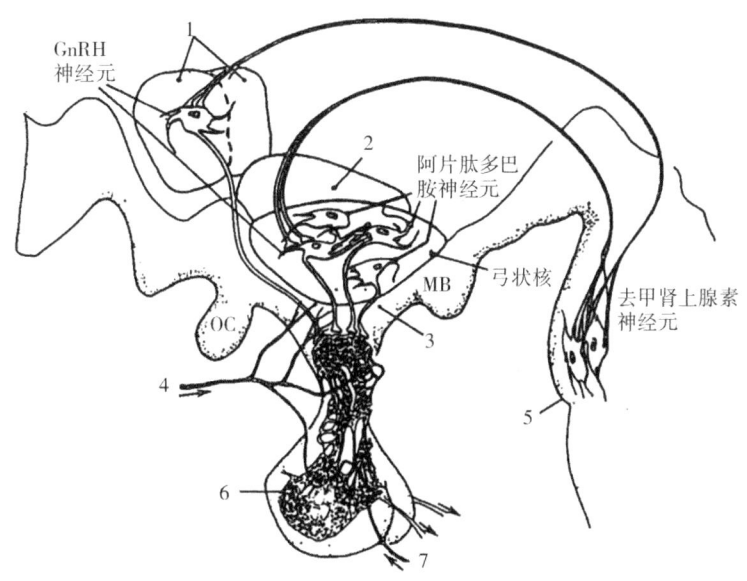

图 1-5 弓状核 - 正中隆起区和下丘脑视前区内去甲肾上腺素、多巴胺、阿片肽神经元与 GnRH 神经元之间的神经解剖关系
1. 下丘脑视前区；2. 腹内侧核；3. 正中隆起（ME）；4. 垂体上动脉；5. 脑干（蓝斑）；6. 垂体门脉襻；7. 垂体下动脉。
OC: 视交叉；MB: 乳头体

GnRH 及 CAP 基因位于第 8 对染色体短臂处，有 4 个外显子。曾发现小鼠遗传性性功能低减由 GnRH 基因缺失引起（hpg 小鼠），给予完整的基因治疗可使生殖功能恢复正常。人类家族性低 Gn 性性功能低减患者尚未发现 GnRH 基因的异常，但有 GnRH 受体基因突变的报道。

（三）GnRH 分泌特点及其生理意义

将动物实验测定垂体门脉血 GnRH 浓度的动态变化，与外周血 LH 浓度的变化对比，现已肯定下丘脑 GnRH 分泌具有脉冲样节律。分泌 GnRH 的 GT-1 细胞株的研究已证明该节律由弓状核内部固有的节律决定，被称为"GnRH 脉冲发生器"。外周血 LH 水平的脉冲波动频率与 GnRH 浓度的脉冲频率同步。在人类无法测定垂体门脉血 GnRH 浓度，但妊娠 20～23 周胚胎及成人下丘脑内侧基底区在体外灌注系统的研究中，证明了 GnRH 分泌有 60～100 分钟 1 次的脉冲波动。GnRH 缺乏所致闭经的患者接受脉冲式 GnRH 治疗，可恢复月经及排卵。GnRH 在体内极易降解，经周身血液循环稀释后浓度很低，故测定欠可靠；而且体内其他器官亦能分泌 GnRH 样物质，外周血 GnRH 浓度不代表下丘脑 GnRH 分泌功能。故只能频繁取血测定 LH 浓度，分析 LH 脉冲频幅，间接反映 GnRH 脉冲分泌节律。FSH 半衰期较长，血内浓度低，因此无明显脉冲波动。

Knobil 等对弓状核损伤雌猴的经典研究显示：只有按生理节律（90 分钟 1 次）间断滴注 GnRH，才能引起垂体 LH 与 FSH 生理性分泌，并有效促进了卵泡的发育及 E_2 的分泌。反之，若将 GnRH 持续滴注，或每小时 3 个以上脉冲刺激，尽管剂量相仿，却出现了垂体 Gn 分泌及卵泡发育的抑制。这是由于 GnRH 持续刺激引起垂体 Gn 分泌细胞 GnRH 受体的降调节，垂体对 GnRH 失去敏感性。这便是 GnRH 对垂体卵巢功能的双向调节。GnRH 分泌脉冲频率的改变也影响垂体 FSH、LH 亚单位的基因表达及其二聚体的糖基化。若以每 30～60 分钟的频率滴注 GnRH，则出现 LH 分泌增加，FSH 则不变。若频率为每 2～3 小时 1 次，则 FSH 分泌增高，LH 不改变。

去势或绝经后妇女 GnRH-LH 脉冲频率为高频（每 60 分钟 1 次）高幅型。早卵泡期 GnRH-LH 脉冲频率为 80～90 分钟 1 次。晚卵泡期的雌激素抑制 GnRH-LH 脉冲幅度，呈低幅高频型，每 50～70 分钟 1 次。排卵期又呈高频高幅型。孕激素则抑制 GnRH-LH 脉冲分泌频率，黄体期 LH 脉冲分泌每 3～4

小时 1 次。

GnRH 在体内易被酶降解失活，裂解部位常在第 6 位甘氨酸、第 7 位亮氨酸及第 10 位甘氨酸。半衰期为 2～4 分钟。将放射性核素标记的 GnRH 注入人体内，发现垂体、松果体、肝、肾皆能摄取 GnRH。肝肾可能是 GnRH 的主要的降解及廓清部位。

（四）GnRH 分泌的调控

尚未完全阐明。目前已了解的有：

1. 神经调控 下丘脑接受来自脑干的上行神经联系，包括正肾上腺能、血清素能、多巴胺能神经纤维；来自基底前脑、嗅结节、海马、视网膜的下行神经联系。体内外的各种刺激可通过神经通路影响下丘脑的 GnRH 脉冲分泌。

2. 脑内神经递质的调控 GnRH 神经元有 GnRH、多巴胺 1、β_1 肾上腺能、E、P、生长因子的受体。脑内多种神经递质能抑制 GnRH 脉冲分泌。如弓状核附近有阿片肽神经元与多巴胺能神经元。阿片肽能递质可持续抑制下丘脑 GnRH 脉冲分泌。正常育龄妇女静脉滴注阿片类拮抗剂——纳洛酮后显示：晚卵泡期及黄体中期血 LH 水平有上升，脉冲波动增加，早卵泡期及绝经后妇女血 LH 水平不上升。提示在高雌、孕激素环境下，阿片肽有抑制影响。雌、孕激素对下丘脑的负反馈调节可能部分是通过增强对内源性阿片肽的抑制而实现的。

人类多巴胺能递质对 GnRH 脉冲分泌有双相作用，多巴胺能递质能促进阿片肽能递质的活性，从而抑制 GnRH 脉冲分泌。α_1 肾上腺能在大鼠、其他灵长类动物促进 GnRH 脉冲分泌，但在人类未明。神经肽 Y 有刺激 GnRH 脉冲分泌的作用。

促肾上腺皮质激素释放激素（CRF）神经元位于下丘脑室旁核，其轴突止于正中隆起、脑干、脊髓自主神经系等。CRF 有促进 ACTH、β-内啡肽、α-促黑色素激素分泌的作用。CRF 通过增加 β-内啡肽的分泌，对猴 GnRH 脉冲分泌起抑制作用，但在人类未显示。

3. 卵巢性激素的反馈调节 GnRH 神经元有 E 及 P 受体。ERα 位于弓状核，ERβ 位于室旁核。PR 位于正中隆起。另外，多巴胺、β-内啡肽神经元也有 E 及 P 受体。它们与 GnRH 神经元之间有轴-轴突触联系。E 及 P 也可能通过多巴胺，β-内啡肽神经元影响 GnRH 神经元的功能。

雌激素抑制 GnRH-LH 脉冲幅度，孕激素在有雌激素的准备后，则抑制 GnRH-LH 脉冲分泌频率。

4. GnRH 对自身受体表达的升调节（自启效应） 小剂量 GnRH，每 30 分钟 1 次，4 小时后，血 LH、FSH 的脉冲分泌幅度增大，说明 GnRH 对自身受体表达的升调节作用，垂体反应的敏感性增高，E_2 对此有协同作用。

（五）GnRH 的作用机制

GnRH 受体亦为 G 蛋白偶联的膜受体，分子量 60kD，为含 320 个氨基酸的糖蛋白。其基因位于人染色体 4 长臂 13.2～21.1 区，含 20～25kb，3 个外显子。GnRH 脉冲分泌频率为每 30 分钟 1 次时，靶细胞膜 GnRH 受体数目最多。持续 GnRH 刺激引起 GnRH 受体降调节，靶细胞失去敏感性。GnRH 拮抗剂占据受体，但不能产生生理效应。GnRH 受体不仅位于垂体 Gn 分泌细胞，还见于胎盘、乳腺、前列腺、下丘脑、海马等处。

GnRH 与垂体 Gn 分泌细胞膜特异受体结合后，形成激素受体复合物。多个激素受体复合物在细胞膜表面移动，聚集成片状或帽状，并内在化。在溶酶体内 GnRH 受体分离，返回细胞膜上。GnRH 受体复合物通过 Gs 蛋白的介导，激活磷脂酶 C；在该酶作用下使磷脂酰肌醇酯二磷酸盐（phosphotidylinositol biphosphate）转变为磷脂酰肌醇酯三磷酸盐（phosphotidylinositol triphosphate，IP3）及二乙酰甘油（DAG）。IP3 能引起细胞膜钙离子通道打开，使细胞外钙离子内流，细胞内钙离子浓度升高，并激活钙调素（calmodulin），促使 Gn 释放。在钙离子及 DAG 的作用下激活蛋白激酶 C，从而促进 Gn 的基因表达、α、β 亚单位的生物合成及其糖基化、GnRH 受体的升调节。

综上所述，卵巢的功能接受中枢神经系统-下丘脑-垂体自上而下的神经与体液的调控，卵巢分泌的性激素与肽类物质又反馈影响中枢神经系统-下丘脑-垂体的功能；从而形成一个中枢神经系统-下丘脑-垂体-卵巢轴的闭式反馈系统，以确保女性生殖功能的正常运行。任何一个环节功能失调或交流异常将引起各种疾病及不育症的发生。

四、周经周期

月经周期是育龄妇女下丘脑-垂体-卵巢轴功能的反复表现及其生殖道靶器官——子宫内膜结构功能周期性变化的结果，目的是为接纳胚胎着床作准备。虽然月经时子宫出血是前一个周期子宫内膜从增殖、分泌、退化脱落的结果，但为便于确认，一般皆认定月经来潮的第1天为本次月经周期的第1天，以后顺序类推，至下次月经来潮的前1天，便是本周期的最末1日。正常月经周期具有明显的规律性。周期时限平均为31天，范围21~35天。卵泡期时限变异较大，黄体期则较恒定。经期平均为5天，范围为3~7天。以碱性正铁血红蛋白法客观地测定每次经期失血量，平均约35mL，范围为20~80mL。一般在经期第2~3天失血量最多，经血色鲜红或稍暗，黏稠而不凝固。还可含有子宫内膜碎片及宫颈黏液等成分。月经是妇女的一种生理现象，一般不影响正常的生活与工作。由于经期盆腔器官充血，可产生下腹坠胀、腰骶部酸胀感觉。

（一）子宫内膜组织学的周期性变化

子宫内膜在卵巢分泌的雌、孕激素影响下出现周期性变化，据其组织学的变化将月经周期分为增殖期、分泌期、月经期3个阶段。

1. 增殖期　月经出血的第5天，雌激素使子宫内膜表皮修复，内膜腺体稀疏分布，腺管狭而直，腺上皮呈低柱状；间质增殖，核较致密；其中有较直而壁薄的小动脉向内膜表层生长。周期第10~14天时，内膜已增厚，腺体与间质明显增殖，核分裂象明显，腺体迂曲，腺上皮呈高柱状，并有假复层，有纤毛的上皮细胞增多；间质内小动脉增生卷曲呈螺旋状。

2. 分泌期　排卵后1~5天，内膜继续增厚，腺体更增长弯曲，腺上皮细胞底部出现内含糖原的核下空泡，间质水肿，核分裂象减少，螺旋小动脉生长更迅速，盘曲扩张更明显。周期19~24天（排卵后5~10天），腺体扩张弯曲达最高程度，腺腔内有糖原等分泌物。间质水肿更甚，细胞肥大呈蜕膜样变；螺旋小动脉继续生长，盘曲扩张更明显。此时正为着床窗口期。若卵细胞未受精，排卵后12~14天，黄体退化，雌、孕激素水平下降，内膜厚度下降，腺体分泌耗竭，间质内有白细胞浸润；螺旋动脉受压缩，血管内血流不畅。

3. 月经期　经前24小时，内膜螺旋动脉有节段性阵发性痉挛及扩张，导致远端血管壁及组织缺血坏死，剥脱而出血。月经期脱落的子宫内膜只限于功能层，基底层不脱落，因此，从月经周期的第3~4天起，基底层内膜上皮又开始再生，修复创面，流血即停止。

（二）月经周期中生殖激素的变化

前一个周期晚黄体期（即经前2天），血E_2、P、INH-A水平的下降，引起血FSH浓度的升高；同时GnRH-LH脉冲分泌频率增快，使卵巢中一组窦状卵泡群在本周期早卵泡期被募集。INH-B水平随之而升高。到中卵泡期，FSH、LH各调节卵泡颗粒细胞、泡膜细胞的酶系统，合成E_2；与局部生成的生长因子协同，实现了优势卵泡的选择。优势卵泡合成分泌的E_2迅速增长，反馈抑制FSH的分泌，但LH水平仍略有缓慢升高。晚卵泡期，血E_2、INH先快速增高达到峰值；经过2~3天后对垂体产生正反馈调节，加上GnRH对垂体的自启效应，使垂体大量释放LH、FSH；又由于高LH降调了垂体GnRH受体，及FSH诱导卵巢产生Gn峰减弱因子（gonadotropin surge inhibiting factor）的影响，血LH迅速下降，形成血LH/FSH高峰，促发了排卵。在LH峰出现后血P浓度也略上升，而E_2、INH-B水平迅速降低；排卵后，E_2、INH-A再次升高，P也迅速达到高峰，直到黄体退化时才又下降。GnRH脉冲分泌频率因P的影响而变慢，直到黄体退化后又再增快。

（三）子宫内膜的局部调控

子宫内膜的生长、分化、容受、脱落接受雌、孕激素的调控。雌、孕激素的作用须通过各自的受体介导，影响内膜各种细胞中存在的众多生长因子、细胞因子、酶、细胞黏附分子及其受体整合素等的功能而实现。

(1)促进内膜细胞增殖、分化的物质。

1)胰岛素样生长因子(IGF):IGF-I介导E_2的作用,以晚增殖期到早泌期表达最高,IGF-II则于中泌期、妊早期较高。胰岛素样生长因子结合蛋白-1(ICFBP-1)在分泌期及蜕膜中表达。

2)表皮生长因子(EGF)/转化生长因子TGF-α:增殖期EGF的表达主要在间质细胞,早中分泌期主要位于腺体及表面上皮,晚泌期则在螺旋动脉周围的间质细胞。TGF-α表达在内膜上皮,以增殖期最高。EGF-R则在排卵期的上皮、间质、早孕的蜕膜表达最高,经前期表达最少。

3)血小板衍生生长因子(PDGF):来自间质细胞及血小板,增殖期最丰富。

4)成纤维细胞生长因子(FGF):促进内膜间质细胞和平滑肌增殖。FGF促进角质上皮细胞增殖,在晚泌期的间质最多,其受体在晚增殖期腺上皮最丰富,并依赖于孕酮。

5)转化生长因子β(TGF-β):IGF-β及其受体的表达在晚增殖期到中泌期的上皮和间质细胞。为促进增殖的内膜转变为分泌内膜的物质。

(2)促进血管新生的有$TGF-β_1$、bFGF(依赖于孕酮)、血管内皮生长因子(VEGF,经期腺上皮最丰富,能提高血管通透性)。参与血管舒缩功能调节的物质有内皮素(ET)、一氧化氮(NO)、前列腺素(PG)、巨噬细胞集落生长因子(M-CSF)。

(3)促进滋养细胞增殖的有IGF-I、IGF-III。调节滋养细胞分化、黏附和浸润的有:TGF-β、EGF/TGF-α、IGFBP-1(即妊娠相关α蛋白,由蜕膜细胞生成)、肿瘤坏死因子(TNF)α、白血病抑制因子(LIF)、M-CSF。

(4)参与免疫抑制的物质有孕酮相关内膜蛋白(progesterone associated endometrium protein, PEP, glycodelin)、TGF-β。

(5)各种酶:①类固醇代谢酶:17β羟甾脱氢酶、硫基转移酶,为E_2的代谢酶。正常内膜无芳香化酶。②溶酶体酶:经前期磷脂酶A2表达增加,促进前列腺素的合成。蛋白水解酶促使内膜的崩解。③基质金属蛋白酶(MMP)/组织基质金属蛋白酶抑制物(TIMP)系统、组织型纤溶酶原激活物(tPA)/纤溶酶原激活抑制物(PAI)系统。

(6)细胞黏附分子及其受体整合素:月经期子宫内膜的再生及胚胎着床皆涉及细胞之间、细胞与基质之间多种黏附分子的相互作用。整合素为细胞外基质的受体,为由α、β跨膜糖蛋白以共价键组成的异二聚体分子。子宫内膜上皮及间质细胞能表达多种α、β亚单位,其强度受到雌、孕激素的调控,在月经周期中各有不同的表达特点。不同组合的α、β亚单位各结合不同的细胞外基质分子。研究显示$α_v β_3$在中泌期才有表达$α_4 β_1$,在周期24天表达消失,可能与着床窗口有关。

五、卵巢功能的检查方法

1. 病史及查体　详细的生长发育及月经婚育史,仔细的全身与妇科检查是评估卵巢功能的可靠生物学指标。尤其要注意身高、体重、泌乳、体毛分布、第二性征发育、有无畸形等。

2. 功能试验　具体如下。

(1)孕激素试验:适用于闭经患者。方法为肌内注射黄体酮20mg/d,至少连续3天,停药后有阴道流血者为阳性;提示下生殖道正常,内膜已经雌激素准备,为Ⅰ度闭经。若无阴道流血者为阴性;在排除妊娠后,提示下生殖道子宫内膜不正常或体内雌激素水平低落。关于停药后须观察多久才能定论,有不同的意见;由于在少数情况下,黄体酮可能诱发排卵,因此最好观察到停药后2周时作结论。

(2)雌、孕激素试验:适用于孕激素试验阴性的闭经患者。方法为口服戊酸雌二醇3~4mg/d,连续21天,继以肌内注射黄体酮20mg/d,连续3天,停药后2周内有阴道流血者为阳性;提示子宫内膜反应正常,为Ⅱ度闭经。若无阴道流血者为阴性,提示子宫或其内膜不正常。关于用结合雌激素(premarin)行本试验时的用量尚无公论,可能需2.5mg/d。

(3)GnRH兴奋试验:适用于血Gn水平正常或低下的闭经患者。目的是了解垂体分泌LH、FSH的功能。常用静脉注射人工合成的GnRH 100μg(国产制剂戈那瑞林为25μg),观察给药前后血LH、FSH浓度的变化。垂体性闭经者反应低减或消失,下丘脑闭经者反应正常或高亢。

北京协和医院曾报道正常育龄妇女早卵泡期GnRH兴奋试验后，LH反应峰值为基值的2～9倍，净增值为5.3～22U/L；FSH反应峰值为基值的1.5～5倍，净增值为4.4～10U/L。65例血Gn水平正常或低下的闭经患者中，垂体性闭经者75%反应低减；下丘脑闭经者66.7%反应正常或高亢，两组有交叉重叠；这是由于垂体异常者可因病损程度不同而出现不同的反应；正常垂体若初次接受GnRH刺激可因惰性而出现反应低下或消失。因此，必须结合临床表现、垂体及靶腺激素测定、颅脑影像学检查全面分析才能鉴别。必要时需用GnRH多次刺激克服惰性后再重复本试验。GnRH兴奋试验还可有助于诊断多囊卵巢综合征、鉴别性早熟症的类型。

3. 靶器官反应检查　具体如下。

（1）基础体温测定（BBT）：基础体温指睡眠6～8小时后醒来，未作任何活动前，立即以口表测量所得的舌下体温。正常育龄妇女经期后的BBT都在36.5℃以下，排卵日可能更低或不低。排卵后，由于孕激素作用于下丘脑体温调节中枢，BBT可升高0.3～0.5℃，直至下次月经来潮前日或当日BBT又复下降，故为双相型。如果BBT曲线只有微小的波动，即呈单相型，即提示该患者缺乏孕激素影响及黄体功能，无排卵现象。

本法简便易行、无创伤、代价低、可由患者自己长期进行，为了解有无排卵的常用方法。BBT曲线还能指导愿生育妇女选择性交日期。根据BBT曲线高温期长度可诊断早早孕。促排卵治疗时用以观察疗效。但BBT的高低可受感冒、饮酒、迟睡、失眠等许多情况的影响。BBT不能检出未破裂卵泡黄素化综合征（LUFS）。

（2）阴道脱落细胞涂片检查：用消毒棉签蘸取阴道侧壁上1/3的分泌物作涂片，以95%酒精固定后在显微镜下观察，计算表层、中层、底层细胞所占的百分率，即成熟指数（maturation index，MI）便可反映2～3天前体内雌激素水平，间接估计卵泡的发育程度。表层角化细胞愈多，则雌激素水平愈高。反之，雌激素水平低落时，底层细胞增多。还可按公式换算为"成熟值"表示：成熟值=[底层细胞数×0＋中层细胞数×0.5＋表层细胞数×1]÷10。本法受孕、雄激素的混杂影响，受性生活、阴道上药及灌洗、阴道炎症、子宫出血等情况的影响。一般不能反映排卵功能。

（3）宫颈黏液评分：根据宫颈黏液的量、拉丝长度、涂片结晶形态及宫口开张程度，反映体内雌激素水平愈高，卵泡发育愈成熟。排卵后黏液评分降低，涂片镜下可见椭圆体。

本法简便、易行、无创伤，当时出结果；但宫颈腺体对雌激素的反应有个体差异，血E_2达一定水平后宫颈黏液的变化即不明显，有宫颈糜烂及炎症时，或做过宫颈电烙、激光治疗后亦会影响准确性。宫颈黏液检查在反映有无排卵方面准确性较差。

（4）子宫内膜活体检查：多在月经来潮12小时内进行。若为晚分泌期及间质蜕膜样变，代表有孕激素影响，黄体功能正常；若组织相较月经周期日延迟2天以上，提示黄体功能不足；若无分泌相，即可推断无排卵。还可发现子宫内膜炎症、结核、肿瘤等病变。子宫内膜刮取有一定的痛苦，掌握不当亦可能引起盆腔感染。因此必须掌握适应证，并无阴道炎、盆腔炎等禁忌情况时，才能进行。

4. 盆腔B型超声检查　有经腹部及经阴道两种。经阴道检查时探头距离子宫及卵巢较腹部探头近（尤其是肥胖患者），因此成像较清晰易认。在超声下可精确测量子宫大小、内膜厚度、卵巢大小、卵泡个数及直径。若在排卵前行连续观察，可观察到卵巢内卵泡逐渐增大，直径达18mm左右，且有一定的张力，即认为已达成熟阶段；约20%可见到卵丘回声。成熟卵泡突然消失或缩小，约40%盆腔可见到4～6mm液平，提示已排卵，由此可精确断定排卵时间。盆腔超声检查费用较高，但无创伤及痛苦，当时即有结果。

5. 生殖激素浓度测定（放射免疫或酶联免疫法）　具体如下。

（1）血清浓度测定：血清LH、FSH、PRL浓度测定有助于闭经患者病因的定位定性诊断。测定前应至少1个月无激素应用史。取血时机因目的而异，如为了解卵泡的储备，应于周期第3天取血；为了解卵泡发育的程度应晚卵泡期取血；为了解有无排卵，应经前5～9天取血。血E_2、P测定结果须根据取血时间解释。血孕酮浓度>3ng/mL或9.5nmol/L提示黄素化，可能已排卵，但不能与LUFS区分。血睾酮浓度测定有助于鉴别多毛及男性化的原因。

（2）尿LH峰检查：通过检出尿液LH峰日来确定排卵时机，若尿液LH浓度 > 30IU/L时即为阳性，表明血LH峰已出现，约12小时后将排卵，可掌握时机性交争取妊娠。根据以往BBT记录，在估计排卵日前3～4天起开始留晨尿测定，连续数日直到得到阳性结果时止。对不育患者是一种简便的助孕方法。

第二节 卵巢功能的旁分泌与自分泌调节

卵巢的功能主要是排卵和分泌性甾体激素。卵泡和卵母细胞的生长发育受内分泌、旁分泌和自分泌的作用，除促性腺激素和甾体激素等内分泌激素外，卵巢局部的旁分泌和自分泌的微环境参与了卵泡发育的整个过程。卵巢的自分泌、旁分泌调节因子的紊乱，还可能与多囊卵巢综合征（polycystic ovary syndrome，PCOS）及卵巢肿瘤的发生有关。

一、卵泡分化、排卵和黄体发生的分子基础

（一）原始卵泡的启动生长和分化

卵巢是由数以万计的卵泡组成。构成卵巢95%以上的卵泡是原始卵泡（primordial follicle）。原始卵泡是贮存卵子的主要场所。卵泡是卵巢的基本功能单位，是卵子分化、成熟和排放的场所。卵泡中除卵子外，主要由两类细胞组成，即颗粒细胞（GC）和膜－间质细胞（TC），它们合成和分泌雌激素和孕激素，维持雌性性征。

原始卵泡由一层扁平的原始GC和一个未分化的卵细胞组成，其寿命在人类可长达50余年。出生前的女婴卵巢中大约有几百万个原始卵泡，到青春前期通过闭锁只剩下大约几十万个卵泡。人类一生中大约排出400个左右成熟卵子，其余99%以上的卵泡伴随月经周期不同阶段闭锁。到目前为止，原始卵泡"启动"和"选择"生长的机制仍然不清楚。

美国Eppig实验室发现小鼠和牛原始卵泡中的卵细胞在离体条件下可以生长，为进一步研究原始卵泡生长启动的基因调控提供了重要思路。在原始卵泡生长启动中GC的分化和生长可能是关键。首先观察到它由扁平变为立方形并开始增殖，围绕其内的卵母细胞也开始生长。而在人类最后一组原始卵泡的启动迟到50年后，有趣的是为什么一些原始卵泡能够启动生长，而其邻近的其他卵泡却保持静止，这种启动信号和选择机制是什么，至今还不清楚。近来研究认为，启动卵泡生长的因子来自卵巢本身，与卵巢外因子无关。垂体分泌的FSH在调节卵泡生长和GC分化中起重要作用，它可能是通过调节卵巢内在因子起作用。多种生长因子在离体下能直接刺激GC增殖。Eppig等人证实，EGF能刺激卵丘－卵母细胞复合体生长。以PCNA为细胞增殖指标，我们比较研究了EGF和干细胞因子SCF对新生大鼠原始卵泡生长启动的影响，发现两者对GC分化的影响远早于FSH，提示EGF和SCF受体在GC上的分化可能早于FSH受体（FSHR）。通过原位杂交分析证实，FSHR mRNA在大鼠出生后第六天的某些卵泡GC中才有表达，随后表达量逐渐增加，这也说明为什么FSH迟于EGF和SCF的作用，FSH只有到大鼠出生后第七天才对某些卵泡GC增殖有显著刺激作用。

原始卵泡细胞的分化可能还与激活素、孤儿受体（orphan receptor）等密切相关。这一作用可能是通过卵泡体细胞自分泌/旁分泌调控机制，与抑制素一起经双向调控FSHR和FSH基因表达实现的。FSHR和抑制素－α在初级卵泡GC开始表达，随卵泡发育而增高，提示初级卵泡GC表达的FSHR和抑制素－α对其分化的早期调控起重要作用。我们对大鼠的实验也证明，抑制素－α从生后第五天的卵泡GC中开始表达，随后逐渐增加，在窦状卵泡期达到高峰。健康卵泡GC中抑制素－α mRNA表达强，而卵细胞tPA活性弱；相反，闭锁卵泡卵细胞tPA活性高，而其GC表达的抑制素－α mRNA弱，说明GC表达的抑制素－α与卵细胞tPA活性有密切关系。孤儿受体是一类目前还未发现其配体的类固醇/甲状腺素受体超家族成员，TR3是一种"早期即刻表达基因"的产物，已发现在大鼠、小鼠和恒河猴生精细胞中表达，参与体内多种转录调控过程。TR3 mRNA也在大鼠卵巢GC中表达，主要在发育早期增殖的GC中表达，在已分化GC中表达量很低，给新生幼鼠注射EGF可上调TR3 mRNA表达。上述结果提

示，EGF 诱导 TR3 mRNA 高水平表达可能与 GC 的生长与分化有关。我们最新研究发现，雄激素和其受体可能在调控原始卵泡启动生长过程中起关键性作用。在刚出生两天的小鼠卵巢中雄激素受体（AR）在原始卵细胞中强烈表达。在离体培养的两天小鼠卵巢中加入外源雄激素培养十天，可观察到大量原始卵泡启动生长，成为初级卵泡。进一步实验发现，雄激素受体与配体的结合，可通过激活卵细胞 P13-K/Akt/Foxo3a 通路启动原始卵泡的生长。如在培养液中加入 AR 的阻断剂，其作用完全消失。但难以断定，在正常在体卵巢中，雄激素与其受体的相互作用是否是原始卵泡启动生长的真正原因，到目前为止，原始卵泡的启动生长和分化的资料仍然很少，对其分子机制的了解十分肤浅，还有待于进一步研究。

（二）优势卵泡与闭锁卵泡

在每个月经（性）周期，在垂体分泌的 FSH 和卵巢中一些未知因子的作用下，卵巢中有一组原始卵泡开始启动生长，但其他绝大部分原始卵泡仍处于静止状态。在灵长类启动生长的这组原始卵泡只有一个卵泡最终成熟、排卵，称作优势卵泡。而一起启动生长的其他卵泡都在不同的发育阶段萎缩，这些卵泡称作闭锁卵泡。卵泡闭锁是通过一种特殊的细胞死亡方式，即细胞凋亡实现的。细胞凋亡是在生理状态发生的细胞自杀现象。从形态看，卵泡闭锁有两种类型，一种起始于 GC，一种起始于卵细胞。在前一种闭锁中可观察到 GC 的 DNA 被激活的核内切酶切割成 185～200bp 不同倍数的 DNA 裂解片段，而在后一种闭锁中首先观察到卵细胞瓦解。促性腺激素和卵巢自分泌/旁分泌因子对卵泡的正常生长和分化起决定性作用。有报道指出，GC 表达的原癌基因 bcl-2 家族与抑癌基因家族相互作用对决定卵泡命运起重要作用。GC 表达的抑制素、激活素以及卵泡抑素等局部因子通过 FSH 调节卵泡的分化命运。抑制素和卵泡抑素主要抑制垂体 FSH 分泌，而激活素可促进 FSH 分泌。抑制素和激活素属于 TGF-β 超家族成员，抑制素有两种：即抑制素 A（α-βA）和抑制素 B（α-βB）。激活素有 3 种，即激活素 A（βA-βA），激活素 B（βB-βB）和激活素 AB（βA-βB）。卵泡抑素是由单个基因编码的富含半胱氨酸的单链糖蛋白，不属于 TGF-β 超家族成员，卵泡抑素通过与激活素的 β 亚基相连阻断其与受体的作用，从而抑制了激活素的生理作用；卵泡抑素虽然也与抑制素结合，但其亲和系数较低，起不到抑制抑制素的作用。离体实验证明，激活素有可促进 GC 增殖和分化。敲除小鼠激活素 II 型 β 受体，卵泡发育受阻于早期阶段；有报道指出，激活素促进小卵泡 GC 的 FSH 受体形成和 P450 芳香化酶活性，从而增加 GC 雌激素的产生。同时激活素能增强 FSH 诱导抑制素形成，抑制素 α、βA 的高量表达是健康卵泡的特征。一般认为，GC 分泌的抑制素可通过血液循环长弧负反馈作用于垂体抑制 FSH 分泌；我们的最新研究表明，抑制素可通过自分泌机制直接抑制 GC 中 FSHR 表达，通过短弧调控机制抑制 FSH 对 GC 的功能。

在闭锁卵泡中，抑制素的表达水平明显下降。在卵泡发育早期，GC 表达高量抑制素，而在卵母细胞中表达组织型纤溶酶原激活因子（tPA）mRNA，其 mRNA 因受抑制素的抑制，受到禁锢而不能翻译成 tPA 蛋白。可以设想，当排卵前垂体 LH/FSH 分泌峰出现后，GC 表达的激活素有下降，此时抑制素分泌也显著降低，卵细胞的 tPA mRNA 解除禁锢而翻译成 tPA，后者对于排卵前卵丘细胞扩散和使卵丘-卵母细胞与 GC 层的分离起决定性作用。此时表达的卵细胞 tPA 活性对卵细胞成熟和排卵可能起重要作用；同时也可推测，在非正常情况下，发育不同阶段的卵泡当卵泡内正常信息传递受阻，导致卵泡 GC 表达的抑制素下降，卵细胞中的 tPA mRNA 提前解除禁锢而翻译成 tPA，产生蛋白水解作用，导致卵细胞瓦解，引发卵泡闭锁。这一过程可能在分化的卵泡各个时期都有发生，这可能是源于卵母细胞的卵泡闭锁发生的分子机制。实验证明，雌激素在决定优势卵泡的形成过程中起决定性作用。雌激素与 FSH 协同，一方面增加 GC 中 LH 受体分化，同时它又促进 CC 芳香化酶的合成，后者又进一步促进 GC 雌激素的合成，形成良性循环。可以设想，如果同时启动的一组原始卵泡其中有一个卵泡分泌比其他卵泡较多的雌激素，这个卵泡将进入良性循环状态，也只有这个卵泡的 GC 能表达出足够的 LH 受体，应答垂体 LH 分泌峰的作用而排卵；而与其一同生长的其他卵泡由于分泌较少的雌激素，在卵泡发育不同阶段走向闭锁。异卵双胎的发生机制从中可找到答案。在一起启动生长的原始卵泡在发育过程中设想有 2 个或多个卵泡产生完全相同量的雌激素，彼此难以相互抑制，并都能充分分化出 LH 受体，彼此不分上下都能接受 LH 刺激，并产生多排卵和多卵受精现象，因而出现多胞胎。多胞胎现象自然发生率是很低的。

(三)两种细胞两种促性腺激素学说

哺乳动物卵巢主要含有两类体细胞,即 GC 和构成卵泡壁的膜间质细胞(TC)。GC 含有 FSH 受体,在发育后期在 FSH 和雌激素作用下也能分化出 LH 受体,而 TC 只含有 LH 受体。卵巢在 FSH 和 LH 作用下可合成雌激素、孕激素和雄激素。进一步研究发现,GC 缺乏甾体激素合成通路中由孕激素转化为雄激素所必需的转化酶,不能由孕酮转化为雄激素,因而 GC 的积累产物是孕酮;而 TC 虽然能由孕酮进一步转化为雄激素,但它缺少芳香化酶,不能进一步芳香化转化为雌激素。Armstrong 和 Forturce 证实,TC 在 LH 作用下所产生的雄激素可被 GC 利用,并在芳香化酶作用下转化为雌激素。刘以训等进一步证实 GC 产生的孕激素可被膜细胞利用转化为雄激素,GC 和 TC 分别在 FSH 和 LH 作用下相互作用,作用产物的相互转换是卵巢雌激素形成的前提,这就是卵巢两种细胞两种促性腺激素学说。

(四)排卵

排卵有两个前提条件,在排卵前卵丘-卵母细胞复合体脱离 GC 层,游离于卵泡腔;卵泡壁特定部位的有限局部破裂。近百年来,已有许多假说试图解释卵泡的破裂机制。影响较大的假说有神经支配假说、卵泡内压学说、卵泡表面蛋白水解学说和炎症反应学说。前三种假说先后都被科学实验否定。炎症学说依据的事实是在排卵前卵泡要产生某些类似于"炎症"的现象,炎症反应是一个极其复杂的生理过程,可由许多与组织重建和改组相关的因素诱发,因果关系难以分清。排卵前后总伴随剧烈的组织重建和改组,伴随蛋白水解和血管发生,难以断定在这些"炎症"现象中,什么因子是卵泡破裂的真正因子。

Schochet 远在 20 世纪初就提出纤溶与卵泡破裂相关的见解,可直到 70 年代,Beer 等才通过实验证实纤溶酶可直接降解牛卵泡壁并可能与卵泡壁破裂相关。纤溶酶系统属丝氨酸蛋白水解酶,具有组氨酸(His)、门冬氨酸(Asp)和丝氨酸(Ser)组成的催化活性中心,具有广泛水解酶活性。其前体纤溶酶原可在纤溶酶激活因子(tPA, uPA)作用下,在其 Arg560-Va1561 处断裂形成由二硫键连接的双链分子纤溶酶。纤溶酶主要是能过打开纤维蛋白分子的 Arg-x 和 Lys-x 键而降解细胞外基质(extracellular-matrix, ECM)纤溶酶原激活因子(PA),PA 有两种,即组织型 PA(tPA)和尿激酶型 PA(uPA)。tPA、uPA 和它们的抑制因子 PAI-1 和 PAI-2 参与许多生理和病理过程,如肿瘤发生、细胞迁移、组织重建和改组、伤口愈合、乳腺增生、子宫内膜周期性变化、胚胎植入和精子发生等。激活因子和抑制因子基因在某种特定细胞中的特异作用,是由在细胞上控制它们转录和表达的激素特异受体或因子决定的。PA 和 PA 抑制因子表达产物(蛋白)分泌出来后,立即与其细胞表面受体或细胞间质或细胞表面结合蛋白结合。这种结合一方面局限作用时间,延长半衰期,而且可使它们的作用强度提高 200~300 倍。PA 在细胞间或细胞表面上的局部蛋白水解作用受到它们的特异抑制因子的调控和制约,以便保证

在非常特异和定向地完成局部细胞外基质(ECM)降解时,不危害邻近的细胞和组织,而且能迅速恢复其功能。ECM 是构成卵泡骨架的基本成分,它在细胞间形成了一个复杂的动态变化网络系统。ECM 不仅是组织结构上的支持要素,而且在连接细胞与细胞、组织与组织,介导细胞间的信息传导,调节细胞增殖、发育、迁移和代谢过程中起重要作用。因此,由 PA 系统所调控的 ECM 降解的改变将会广泛影响机体的各种生理和病理过程。

卵泡壁破裂伴随着卵巢各类细胞一系列在生理、生化和形态上的协同变化,给猴和大鼠注射 PMSG 刺激卵泡生长,再注射 HCG 诱发排卵。在激素处理的不同时间,取出卵巢,分离 GC、TC,并测定 tPA、uPA 和抑制因子 PAI-1 表达的变化。GC 中的 tPA 而不是 uPA,在排卵前达到高峰,在排卵后即刻下降,说明 GC 中 tPA 与排卵密切相关,泡膜细胞(TC)主要产生 PAI-1,同样受促性腺激素调控。在促性腺激素作用下,GC 中的 tPA 和 TC 中的 PAI-1 基因在时间和空间上的协同表达,导致 GC 中的 tPA 活性在排卵前达到高峰,在 tPA 峰值前和排卵后、TC 中的 PAI-1 活性出现两次高峰,以局限和阻止排卵前后高量的 tPA 对邻近卵泡可能发生的伤害作用。tPA 和 PAI-1 的协同表达和相互作用使排卵卵泡形成局部蛋白水解流"窗口域",对卵泡的局限定向破裂起重要调控作用。卵丘-卵细胞复合体脱离 GC 细胞层,取决于卵丘细胞扩散。我们的实验发现卵细胞也表达 tPA,它也受促性腺激素同步调节,并证明与卵细胞成熟和卵丘细胞扩散有关。上述事实说明,tPA 和 PAI-1 在卵巢不同细胞中的协同表达可诱

发排卵。人们可能要问：①能引发 GC tPA 基因表达的激素或物质能否诱发排卵？②抑制 GC tPA 或促进卵泡 PAI-1 表达的化合物能否抑制排卵？③ tPA 和 PAI-1 是否在有排卵现象的哺乳动物卵巢中普遍存在？我们的系列实验证实了 GnRH 在离体下也像 HCG 一样，刺激大鼠 GC 和卵细胞 tPA 表达，并在排卵前达到前峰。FSH 也能诱发 GC 和卵细胞 tPA 基因表达 VIP 也能刺激离体 GC，卵丘和卵细胞 tPA 的表达。注射吲哚美辛可完全抑制 HCG 和 GnRH 诱发的排卵；抑制排卵前 GC 所分泌的 tPA 峰，而对 uPA 无影响；向卵巢内局部注射 tPA 抗体或纤溶酶抗体，可显著抑制 HCG 诱发的排卵。但 PA 系统可能有种族差异性。根据上述资料，提出了排卵机制的新学说。

（五）黄体发生和萎缩

黄体（CL）是在排卵后，由残留的颗粒细胞和泡膜-间质细胞分化形成的一个暂时性内分泌腺器官，主要分泌孕酮，维持妊娠。黄体发生和萎缩调控机制是生殖研究的一个重要方面，但至今未取得明显进展。大鼠和恒河猴 GC 和 TC 都能表达 tPA、uPA 和 PAI-1。了解黄体细胞是否也能表达这些分子以及它们在黄体形成和萎缩过程中所起的作用是一个十分有趣的问题。将恒河猴黄体抽提液与蛋白 A-琼脂糖 4B 小株温育，在小株上预先包被正常兔血清或抗 tPA 或 uPA 抗体，免疫沉淀后检测上清中 PA 的活性。在包被正常兔血清的实验组上清中发现有 tPA、uPA 活性，经 tPA 抗体沉淀后上清中仅存在有 uPA 活性，而经 uPA 抗体沉淀后上清中只有 uPA 活性。恒河猴黄体的两种 PA，分子量分别与人的 tPA 和 uPA 相同，同时也发现 PAI-1 的存在。在妊娠和假孕大鼠的 CL 中也鉴出 tPA、uPA 和 PAI-1。实验证明，恒河猴和大鼠早期发育的 CL 主要分泌 uPA，而 tPA 活性很低；当 CL 开始萎缩时，孕酮突然下降，并伴同 tPA 急剧上升，而 uPA 却降至最低水平。在 tPA 峰前还出现一个 PAI-1 分泌高峰。tPA、uPA 和 PAI-1mRNA 在 CL 中的定位和含量的变化，与其蛋白活性的变化完全一致。实验证实，uPA 可能与黄体发生，而 tPA 与黄体萎缩有重要关系。

为肯定 tPA 对黄体萎缩的直接作用，在离体下观察了 tPA 和 uPA 抗体对大鼠和恒河猴 CL 分泌孕酮的影响。培养液中加 tPA，可使 CL 细胞孕酮下降 54%；相反，加入 tPA 单抗以中和内源产生的 tPA，CL 孕酮的分泌增加 100%。这种影响在恒河猴的实验中也得到证实。与此相反，uPA 对 CL 细胞合成孕酮的能力无任何影响，提示 uPA 可能在黄体形成初仅对血管的发生起重要作用。已证明 PRL 和 LH 对大鼠黄体功能的维持有协同作用，在培养的恒河猴 CL 细胞中，LH 似乎有抑制 tPA 而刺激孕酮产生的作用。两种激素协同可进一步增加孕酮产生并完全抑制 tPA 的合成，而对 uPA 无明显影响。黄体除分泌孕酮外，还分泌其他甾体激素和各种肽类促黄体因子。它们可作为旁分泌或自分泌因子调节黄体的功能。进一步实验证明，干扰素-γ 和肿瘤坏死因子 TNF-α 除抑制黄体孕酮分泌外，可明显刺激 tPA 的产生。但其作用机制还不清楚，最新研究证明，甾体合成敏感调节蛋白（StAR）是黄体重要的功能指标，IFN-γ 和 TNF-α 也明显抑制 StAR 的表达。热休克蛋白-70（HSP-70）表达在黄体萎缩过程中突然增加，并能抑制 StAR 的表达和 CL 孕酮产生；除 PA-PAI-1 系统外，细胞因子、$PGF_{2\alpha}$、PDF-70、抑制素和激活素，通过自分泌或旁分泌作用影响 StAR 的表达，是调节黄体萎缩的重要机制。

二、卵巢自分泌、旁分泌调节因子

（一）TGF-β 超家族生长因子

TGF-β 广泛分布于各种不同组织和不同物种中，这个超家族成员包括：抑制素、激活素、卵泡抑素、转化生长因子 β（transforming growth factor-β，TGF-β）、AMH、BMPs、GDFs 等。

1. **抑制素、激活素和卵泡抑素** 抑制素由组成因子的亚单位不同，在女性生殖系统中主要有抑制素 A（αβA）和抑制素 B（αβB），由卵巢颗粒细胞和泡膜细胞分泌，对卵泡的发育起自分泌和旁分泌的作用，在卵泡发育中，窦前卵泡颗粒细胞即开始分泌抑制素 B，在卵泡早中期占优势，FSH 降低前达高峰。窦前卵泡不分泌抑制素 A，到窦卵泡的卵泡颗粒细胞同时分泌抑制素 A 和 B，但是，血抑制素 A 在卵泡晚期才上升并与 LH 同时达到高峰，排卵后迅速下降，黄体中期再上升达最高峰，后逐渐下降至基础水平，提示抑制素 A 可能与优势卵泡的生长有关。抑制素可抑制垂体分泌 FSH 的作用，并能增强卵泡细胞对 LH 的反应性，刺激雄激素合成的关键酶细胞色素 P450c17 的表达及活性，促进雄激素的产生。

激活素在卵泡液中主要有激活素 A（βAβA）、激活素 AB（βAβB）、激活素 B（βBβB）。激活素 βA mRNA 在优势卵泡的颗粒细胞、膜细胞及黄体细胞均有表达，在小闭锁卵泡颗粒层弱表达。而激活素 βB mRNA 在小闭锁卵泡的颗粒细胞中大量存在，但在优势卵泡中不存在。激活素通过与其特异受体结合而发挥生理效应，激活素受体分为 Ⅰ 型和 Ⅱ 型，Ⅱ 型受体包括 ActR Ⅰ 和 ActR Ⅰ B，Ⅱ 型受体包括 ActR Ⅱ 和 ActR Ⅱ B。激活素通过增加颗粒细胞对 FSH 的反应促进卵泡发育，降低雄激素合成并促进卵母细胞成熟。

卵泡抑制素（follistatin，FS）主要由卵巢颗粒细胞，是激活素和抑制素结合蛋白，卵泡抑素与激活素 β 亚单位结合，阻止激活素与其受体结合，从而拮抗激活素诱导的 FSH 受体和 E_2 生物合成，FS 过表达使卵泡发育暂停并降低了卵母细胞发育。抑制素、激活素和卵泡抑素三种多肽通过反馈调节促性腺激素的分泌及以自分泌/旁分泌方式，调节卵巢产生甾体激素并促进卵泡的发育、卵母细胞的成熟，控制优势卵泡和闭锁卵泡的形成。

2. 抗米勒管激素　抗米勒管激素（anti-mullerian hormone，AMH）是目前发现的唯一一个对原始卵泡向初级卵泡的转化进行负调节的因子，AMH 的表达仅限于性腺，由生育年龄女性的颗粒细胞表达，随着年龄的增长血 AMH 的浓度逐渐下降，绝经后测不出。始基卵泡的前颗粒细胞不表达 AMH，当始基卵泡募集进入生长池，颗粒细胞开始表达 AMH。AMH 表达的最高水平在大的窦前卵泡和小的窦状卵泡（直径 ≤ 4mm）中，在闭锁卵泡的膜细胞、卵母细胞和卵巢间质细胞中不表达 AMH，随着卵泡发育增大 AMH 的表达逐渐消失，在直径 ≥ 8 mm 的卵泡中几乎不表达，仅限于卵丘颗粒细胞的极微弱的表达。

AMH 可通过抑制 FSH 对卵泡发育的募集起调节作用，FSH 激活颗粒细胞增生和激素的合成，诱导颗粒细胞中的芳香化酶活性，促进雌二醇（E_2）的合成与分泌，并诱导和维持颗粒细胞的黄体生成素（LH）受体的表达。而 AMH 可抑制颗粒细胞的芳香化酶 mRNA 的表达，降低 LH 受体的数目从而控制卵泡的优势选择。AMH 具有调节卵细胞的减数分裂，抑制颗粒细胞增殖和卵细胞的成熟，抑制始基卵泡发育的起始，即抑制生长卵泡募集的起始。

与排卵正常女性相比，PCOS 患者血清及卵泡液 AMH 水平均较高，升高的 AMH 血清水平损害了卵母细胞的生长和胚胎质量。最近的研究发现 PCOS 患者中升高的卵泡液 AMH 浓度损害了卵母细胞的质量和成熟度，其分子机制目前尚不明确。然而也有相反的研究发现，PCOS 患者中，卵泡液高 AMH 浓度组较低浓度组的受精率、移植率及临床妊娠率均较高。在排卵正常女性中，卵泡液中 AMH 浓度仅仅与卵母细胞的质量和移植率呈正相关，而与受精率、胚胎卵裂率及胚胎形态无关，但也有研究显示 IVF 中，低 AMH 水平使受精率下降，胚胎发育率受损，流产率增高。

3. 骨形成蛋白　骨形成蛋白（bone morphogenetic proteins，BMPs）家族成员参与卵泡/卵母细胞生长发育的调节。其受体包括 BMPR-ⅠA、BMPR-ⅠB 及 BMPR-Ⅱ，这些受体表达于颗粒细胞及卵母细胞中。原始卵泡的卵巢间质细胞和前泡膜细胞产生的 BMP-4 和 BMP-7 促使原始卵泡向初级卵泡转化。BMP-15 由早期的卵母细胞产生，能刺激颗粒细胞增殖。窦卵泡发育期颗粒细胞产生的 BMP-2、BMP-5、BMP-6 和膜细胞产生的 BMP-2、BMP-4、BMP-7 以及来自于卵母细胞的 BMP-6、BMP-15 具有促进颗粒细胞增生、维持卵泡生存、发育，能抑制颗粒细胞 FSH 受体表达，防止 FSH 诱导的孕酮产生从而防止卵泡过早黄素化的作用。

4. 生长分化因子-9　人初级卵泡中的卵母细胞表达生长分化因子-9（growth differentiation factor，GDF-9），但原始卵泡中的卵母细胞不表达 GDF-9，GDF-9 的受体为 BMP 受体 Ⅱ，表达于颗粒细胞。GDF-9 调控早期卵母细胞发育，它既可直接促进颗粒细胞的增殖和分化，同时又可通过拮抗 FSH 对颗粒细胞的正性作用，精确地调节颗粒细胞的增殖和分化。体外培养人卵巢经 GDF-9 作用后，原始卵泡减少，初级和次级卵泡明显增加。GDF-9 在窦卵泡的发育中也起到了关键作用，通过调节促性腺激素的作用发挥生理作用，具有与 BMP-15 和 BMP-6 相似的作用，能抑制 FSH 刺激孕酮和雌激素的产生，减少由 FSH 诱导的 LH 受体的形成。GDF-9 还同时具有抑制 P450 芳香化酶的活性。BMP-15 和 CDF-9 均由卵母细胞分泌，在大多数卵泡发育期常共同表达，GDF9 基因突变小鼠生殖表型与 BMP15 基因突变相似，因此推测 BMP-15 和 GDF-9 形成异源二聚体发挥协同的作用的同一功能的信号单位。

5. TGF-β　卵巢细胞能产生 3 种 TGF-β 同分异构体，分别为 TGF-$β_1$、TGF-$β_2$、TGF-$β_3$，在窦前卵泡及以后的发育卵泡中均有表达。在人类的颗粒细胞和泡膜细胞中均有表达，I 和 II 型 TGF-β 受体广泛存在各种组织中。TGF-β 在卵巢的作用与激活素 A 相似，能刺激 FSH 受体的表达，放大 FSH 诱导的芳香化酶的活性、抑制素的产生、孕酮的产生和诱导 LH 受体产生，抑制膜细胞 P450c17 的表达和雄激素产生。TGF-$β_3$ 除了在窦卵泡发育中起重要作用，对黄体的形成和维持具有重要作用。

TGF-$β_3$ 介导了泌乳素促黄体作用和抑制黄体细胞凋亡的作用。

（二）胰岛素样生长因子

胰岛素样生长因子（insulin-like growth factors，IGFs）主要是由肝脏分泌的一种多功能性细胞增殖调控因子，具有促有丝分裂、促分化、抗凋亡的作用。卵巢是肝脏外合成 IGF 的场所之一，IGFs 是卵巢功能重要的调节因子系统之一，包括对卵泡生长、成熟、排卵或闭锁以及甾体激素形成的调节。这一系统包括：2 个配体 IGF I 和 IGF II；2 型受体 IGF I 型受体和 IGF II 型受体；主要有 6 种 IGF 结合蛋白（insulin-like growth factor binding-protein，IGFBP1-6）。最近在硬骨鱼上发现了新的 IGF 配体 IGF3。

循环 IGF-I 水平随增龄而增高，青春期达高峰，以后逐渐下降，到 60 岁时下降约 40%。而血 IGF-II 水平在青春期后处于稳定水平。人类血液中 IGF-II 浓度是 IGF-I 的 2~3 倍。正常妇女月经周期中血清 IGF-I 和 IGF-II 浓度无周期性变化。IGF I 和 IGF II 的生物活性和有效性受体液中 IGFBPs 的调节，体液中大部分 IGFs 与多种 IGFBP 结合。IGFBP 主要在肝脏生成，颗粒细胞及膜细胞均表达 IGFBP。IGFBP 与 IGF 的亲和力高于 IGFR，它们与 IGFs 结合后使其失活，游离 IGFs 减少，从而抑制 IGFs 的生理作用。

IGF-I 有促进颗粒细胞和卵泡膜细胞的细胞增殖、卵泡发育及雄激素和雌二醇分泌的作用。El-Roeiy 等发现 IGF-I mRNA 及相应的蛋白质分布于小卵泡（4~6mm）的卵泡膜细胞中，IGF-II mRNA 及相应的蛋白质分布于所有卵泡的卵泡膜细胞和颗粒细胞中，而在小卵泡的卵泡膜细胞中含量略低。IGF-I 对不依赖于促性腺激素作用早卵泡期的发育可能起了更为重要的作用，促使原始卵泡向窦卵泡期转化并诱导颗粒细胞 FSH 受体表达。卵泡内存在 IGF-I 与 FSH 的正反馈回路，IGF-I 具有放大 FSH 的作用。IGF-II 能调节 FSH 刺激窦前卵泡的生长和分泌 E_2，体外实验证实 FSH 能刺激窦前卵泡 IGF-II mRNA 及相应的蛋白质合成增加，以 E_2 占优势的卵泡液中含有高浓度的 IGF-II，IGF-II 抑制局部 IGFBP-2 的生成，并促进 IGFBP-4 水解酶水平增高，使 IGFBP-4 降解增加，导致卵泡液中高浓度的游离 IGF-II，增高的 IGF-II 通过 IGFR-II，以自分泌调节的方式，放大 FSH 刺激 GC 的 E_2 合成。而非优势卵泡的 FF 中 IGF-II 浓度较低，IGFBP-4、IGFBP-2 含量较高，IGF-II 生物利用度下降，不能放大 FSH 促颗粒细胞 E_2 生成的作用，导致发育受阻及闭锁。IGF3 mRNA 在早卵泡期表达相对较低，然而在成熟卵泡中高表达；IGF3 mRNA 主要表达于卵泡壁细胞中，而在卵母细胞中表达较低，可促进卵母细胞的成熟。在依赖于促性腺激素作用的卵泡发育后期，IGF 具有协同和放大促性腺激素作用，诱导芳香化酶和 LH 受体的表达，协同 LH 诱导生殖泡破裂，并促进黄体颗粒细胞合成雌激素和孕激素。

IGFBP 参与了窦卵泡发育、成熟和黄体形成的整个调节过程。在正常妇女及 PCOS 患者的小卵泡（4~6mm）未测得 IGFBP-1 mRNA，而在优势卵泡的颗粒细胞中大量存在，与卵泡大小、E_2 水平呈正相关，且排卵前卵泡液中浓度高于血清的 4.5 倍，至黄体后期下降预示黄体的衰竭。IGFBP-2、IGFBP-4 mRNA 及其蛋白大量存在于小卵泡及闭锁卵泡的 GC 及卵泡膜细胞中，尤其是雄激素占优势的卵泡。随着卵泡的增大，IGFBP-2，IGFBP-4 表达逐渐下降，在 E_2 占优势的卵泡中几乎测不出。IGFBP-3 mRNA 及其蛋白在正常妇女的健康小卵泡、闭锁卵泡及 PCOS 卵泡的 FF 中无明显差异，均占优势，但在优势卵泡的卵泡液中其浓度明显下降，而正常妇女血液中 IGFBP-3 却不随月经周期而变化。IGFBP-5 mRNA 无论在健康小卵泡还是 PCOS 的卵泡的各类细胞中均有中等量的表达，在优势卵泡的间质细胞中大量表达。整个黄体期的黄体存在 IGFBP1-6 mRNA 及其蛋白，黄体中期 IGFBP-2、IGFBP-4、IGFBP-5 呈高表达，而 IGFBP-3、IGFBP-6 无显著差异。IGFBP-4 与 IGFs 具有高度的亲和力，是 IGFs 作用的一种潜在抑制剂。

（三）Kit ligand（KL）和 c-Kit

Kit ligand（KL）（Kit 配体），是酪氨酸激酶受体的配体。c-Kit 是 Kit 基因编码的一个受体蛋白。KL 和 c-Kit 对原始生殖细胞的生存、迁移、增殖和卵泡发育均有作用，参与了卵泡早期发育中的许多事件，如原始卵泡生长的启动、卵泡膜细胞和卵泡腔的形成等，对出生前后胎儿卵巢上的原始卵泡存活十分重要。

KL 主要表达于颗粒细胞、上皮细胞，间质细胞等，在发育阶段卵泡有高表达，处于原始卵泡和初级卵泡的颗粒细胞表达较低，在卵母细胞也有表达。KL 通过与卵母细胞的相应受体 c-Kit 结合，从而启动并促进卵母细胞的发育。此外，KL 也可以通过与基质/间质细胞和壁细胞上的 c-Kit 结合，刺激间质细胞、壁细胞的生长发育。KL 的缺失将使原始卵泡向初级卵泡转化发生障碍。

在卵泡发育晚期 KL 的表达进一步增加而且分布发生改变，大鼠的小窦卵泡中卵丘细胞的表达高于壁层颗粒细胞，但经 HCG 诱导卵母细胞发生减数分裂后表达量进一步发生改变，卵丘细胞表达量显著下降，甚至测不出，而壁层颗粒细胞呈高水平表达。推测 KL 对减数分裂的启动有抑制作用。体外实验也证明加入重组 KL 的培养的卵母细胞减数分裂被阻滞。LH 峰的出现可能降低了与卵母细胞毗邻的卵丘颗粒细胞 KL 的产生，从而启动减数分裂。GDF-9、BMP-15 等具有抑制毗邻卵丘细胞产生 KL 的作用。KL 与 BMP-15 相联系形成负反馈环，调节卵泡的发育，BMP-15 能够刺激颗粒细胞 KLmRNA 的表达，而 KL 反过来能够抑制卵母细胞 BMP-15 的表达，应用抑制性抗体阻断 c-kit 将会明显抑制 BMP-15 促颗粒细胞有丝分裂的活性．这三者之间形成的反馈联系可能在早期卵泡的发育过程中起着重要的作用。

（四）促神经生长素生长因子家族

脑来源的促神经生长因子（BDNF）、神经生长因子（NGF）、NT-3 和 NT-4/5 是促神经生长素（NT）家族的主要成员，是一类促进神经系统生长分化的细胞因子，不止存在于神经系统中，同时也存在于人类卵巢中，具有促进卵子的生成及卵母细胞中细胞质成熟的作用。通过高亲和受体 Trk（原肌球蛋白受体激酶，tropomyosin receptor kinases）和低亲和受体 p75 发挥作用。研究发现，NGF 基因缺失小鼠卵巢初级和次级卵泡显著减少，而原始卵泡无明显变化，进一步分析颗粒细胞分裂活性显示，NGF 基因缺失小鼠颗粒细胞增殖显著降低。因此推测 NGF 可能通过促进颗粒细胞增殖来启动原始卵泡的生长。NT4 mRNA 主要表达在卵原细胞和原始卵泡的颗粒细胞，而卵母细胞表达相对较少，NT4 蛋白主要表达在颗粒细胞，而 Trk 受体蛋白见于各个发育阶段的卵母细胞，提示在人原始卵泡发育关键时期，卵母细胞与体细胞之间存在着信息传递途径，并且很可能对原始卵泡的生长发动起着非常重要的调节作用。

（五）血管内皮生长因子

血管内皮生长因子（vascular endothelial growth factor，VEGF）是内皮细胞特异性的有丝分裂原，能引起血管通透性的增加，是血管生成的先决条件和基础。VEGF 有 5 种不同的蛋白形式：VEGF 121、VEGF 145、VEGF 165、VEGF 189 和 VEGF 206。VEGF 受体属于跨膜酪氨酸激酶受体，包括 flt-1（fins-like tyrosine）与 KDR（kinase-insert domain receptor）及 VEGFR-3/flt4。VEGF 在卵巢中表达于颗粒细胞和膜细胞中，也存在于卵泡液中，在血管发生、卵泡血管化、卵泡内氧合作用中其重要作用，最终影响了卵泡成熟，卵母细胞质量，受精及胚胎发育完善。

在人类卵巢周期中，原始卵泡、初级卵泡均无 VEGF 表达，当次级卵母细胞进入第 2 次减数分裂后，VEGF 在颗粒细胞及卵泡膜细胞出现表达，并随卵子成熟表达增强；随着黄体的形成，VEGF 在颗粒黄体细胞表达渐强，至胚胎植入时最强。当受孕失败黄体退化期 VEGF 表达逐渐减弱，在闭锁卵泡中未见表达。

在接受 IVF 的正常排卵女性中，低血清和卵泡液 VEGF 水平改善卵巢反应，最终增加获卵率，改善受精率及妊娠率，升高的卵泡液 VECF 水平使卵母细胞质量下降，降低受精率及妊娠率。PCOS 患者中的高卵泡液 VEGF 浓度导致不成熟卵增加，受精率下降。然而也有相反的研究显示高卵泡液 VEGF 浓度产生较多优质的 MⅡ期卵母细胞，在 PCOS 患者中，研究显示高卵泡液 VEGF 水平延长了 HCG 作用，最终产生了高质量的卵母细胞和胚胎，改善受精率。

（六）表皮生长因子

表皮生长因子（epidermal growth factor，EGF）具有强烈促进细胞分裂作用，与其受体 EGFR 连接后发挥广泛的生物学效应，刺激机体内多种类型组织细胞的生长、增殖和分化。EGF 主要存在小卵泡内：在直径为 1～2mm 的小卵泡中 EGF 浓度明显高于直径在 3～4mm 的卵泡，而在 3～4mm 卵泡的浓度也显著高于直径为 5～6mm 的卵泡。EGF 对细胞质成熟、卵母细胞成熟、第一极体的形成和胚泡破裂也具有重要的调节作用，EGF 对卵母细胞的促成熟作用在一定程度上受到卵巢内卵泡抑素和激活素的调节。

人类和其他哺乳动物的 IVM 研究发现 EGF 可刺激卵丘细胞扩增并使卵母细胞核及细胞质成熟，使其由 M I 期进入 M II 期，显著促进了受精和胚胎发育，然而也有其他研究显示卵泡液中的 EGF 水平与卵母细胞成熟呈负相关。PCOS 患者中，卵泡液中的 EGF 水平较正常排卵女性中高，EGF 阻止窦卵泡生长及 PCOS 患者中卵泡发育暂停。卵泡液中 EGF 的水平与卵母细胞质量及胚胎发育能力是否相关仍是个未知数。另外，EGF 样因子，比如双向调节素（amphiregulin，Ar）、β 细胞素（beta cellulin），肾上腺素能调节剂（epiregulin epigen，Ep）等通过自分泌和旁分泌的机制促进了卵母细胞的成熟，双向调节素及肾上腺素能调节剂在大鼠上发现可促进卵丘扩增及卵母细胞成熟的，LH 促进这两种因子的合成，但需要被解聚素（disintegrin）及金属蛋白酶（metalloproteinases）家族分解激活。

（七）白血病抑制因子（LIFs）

LIFs 是类种分化诱导因子，具有低亲和性和高亲和性两种类型的受体，所克隆的 LIF 受体与 LIF 以低亲和性结合，而 UF 受体与其信号传递亚单位 GP130 结合后，便与 LIF 以高亲和性结合。在卵巢 LIF 主要表达于原始卵泡、初级卵泡的颗粒细胞和腔前卵泡的卵母细胞。对新生小鼠卵巢体外培养发现 LIF 具有 KL（Kit 配体）样作用，促进原始卵泡向初级卵泡转化；LIF 还能诱导颗粒细胞表达 KL，而对原始卵泡的颗粒细胞生长增殖没有直接影响。由此推测 LIF 可能通过促进颗粒细胞产生 KL，间接启动原始卵泡的募集。

研究表明，在行体外受精—胚胎移植（IVF-ET）患者的卵泡液中存在 LIF，经过 HCG 治疗后，成熟卵泡内的颗粒细胞产生的 LIF 增多，并显著高于未成熟卵泡，胚胎质量与 LIF 浓度呈正相关，说明 LIF 可能参与卵泡的最后成熟。

（八）成纤维细胞生长因子

成纤维细胞生长因子（fibroblast growth factor，FGF）是一类促进细胞生长、组织修复和转化的因子，可直接促进原始卵泡募集，可促进颗粒细胞增殖，同时颗粒细胞分泌的 FGF 经旁分泌途径，影响卵泡内膜细胞血管的发生。在人原始卵泡内 FGF 主要见于卵母细胞，而颗粒细胞内未见表达；在发育中的窦前卵泡的颗粒细胞有表达，发育中的窦前卵泡的泡膜细胞有微弱表达，可调节 FSH 的功能，FCF 受体表达于卵泡的颗粒细胞。体外培养新生小鼠卵巢发现，经 FGF 作用后的新生小鼠卵巢原始卵泡减少，初级卵泡增加。

（九）细胞因子家族

包括了白介素（IL1-35）、非白血性白血病抑制因子、肿瘤坏死因子 α、sFas 及 sFas 配体（sFasL）等。卵巢中，这些因子存在于卵泡液中，通过旁分泌及自分泌的形式发挥作用。

1. 白介素　白介素是由粒细胞分泌的一组细胞因子，目前研究发现有 IL-1、IL-2、IL-6、IL-8、IL-11、IL-12 等，在卵泡生成、排卵及黄体功能上发挥不同的作用。卵泡液 IL-12 水平与受精率相关，PCOS 患者中，低的 IL-12 水平及高的卵泡液 IL-13 水平，降低了卵母细胞成熟率、受精率及妊娠率，然而并无统计学差异。

2. 肿瘤坏死因子-α（TNF-α）　TNF-α 是一个多功能的激素样多肽，在细胞增殖、分化、卵泡成熟、甾类激素合成及凋亡中起作用，表达于卵巢颗粒细胞、膜细胞、卵母细胞及黄体上。TNF-α 降低卵母细胞的成熟，在 IVF 治疗的患者中，TNF-α 降低卵母细胞质量，降低受精率、胚胎发育及妊娠率。

3. sFas 和 sFasL　sFas 和 sFasL 是属于 TNF 亚家族的跨膜蛋白，分别有抗凋亡及前凋亡作用，

sFasL 与其受体结合后促进凋亡，sFas 与 sFasL 结合后，抑制了 sFasL 介导的凋亡途径。sFas 可在血清、输卵管及卵泡液中被检测到，卵泡液中 sFas 水平与 IVF 中卵母细胞成熟率正相关。研究显示 PCOS 患者中，sFas-sFasL 系统包含在膜细胞和颗粒细胞的凋亡中，PCOS 患者在二甲双胍治疗后抗凋亡作用增强，因为血清中 sFas 水平增加，而 sFasL 水平降低。颗粒细胞 DNA 片段减少，因此增加了种植率和临床妊娠率。

（十）纤溶酶原激活因子和抑制因子

纤溶酶原激活因子（plasminogen activator，PA）引起细胞外基质蛋白水解而抑制因子（plasminogen activator inhibitor，PAI）调节这一过程。卵巢上 PA 和 PAI 所调控的局部定向纤维蛋白水解在生殖生理中具有重要作用。排卵前卵泡上组织型 tPA 及 PAI-1 调控蛋白水解引起优势卵泡破裂排卵；早期生殖卵泡上尿激酶型 uPA 和 PAI-1 的协同表达调节细胞增殖和迁移；早期黄体组织中 uPA mRNA 表达的增加伴有孕酮分泌，而晚期黄体上 tPA 和 PAI-1 表达的增加则与孕酮产生明显减少有关；PA 系统可能以自分泌/旁分泌方式调控黄体发育。

（十一）肾素-血管紧张素系统

卵巢中存在肾素-血管紧张素系统（renin-angiotensin system，RAS），促性腺激素调节卵巢 RAS 的表达。血管紧张素Ⅱ（angiotensinⅡ，AngⅡ）是 RAS 的重要生物活性八肽，通过与颗粒细胞上 AngⅡ受体结合调节卵巢甾体类固醇生成、黄体形成及刺激卵母细胞成熟和排卵。AngⅡ二型受体（AT2）能介导颗粒细胞凋亡，调节闭锁卵泡。

（十二）雌激素与孕酮

卵泡的颗粒细胞、泡膜细胞和黄体细胞均有雌激素受体的表达。在卵泡生长早期，颗粒细胞在 FSH 作用下合成 E_2，继而在 FSH 和 E_2 双重作用下，雌激素能增加细胞间缝隙连接和促进窦腔形成，增多颗粒细胞的雌激素受体。同时促进颗粒细胞 LH、FSH 受体表达，增强芳香化酶活性的作用，促进 E_2 合成。

排卵后孕酮发挥了更重要的作用，孕酮激活卵巢细胞膜或附近的孕酮受体（nuclear progesterone receptor，PGR-A，PGR-B）除通过 cAMP 促进卵母细胞成熟外，在促性腺激素高峰形成后，颗粒细胞表达 PGR，孕酮能增加颗粒细胞蛋白激酶 G（protein kinase G，PKG）的活性，以保持细胞内低浓度游离 Ca^{2+}，抑制颗粒黄体细胞的有丝分裂和凋亡，即控制细胞增殖但同时抑制细胞凋亡；抑制雌激素的分泌，增强孕酮的分泌。

三、卵巢自分泌、旁分泌调节的意义

卵巢作为排卵、分泌性激素的器官在月经周期中受神经及激素的调控发生相应的周期性变化。下丘脑-垂体-卵巢轴与卵巢内免疫活性细胞及卵巢细胞产生的激素、肽、细胞因子等相互作用，以内分泌、旁分泌、自分泌形式调控卵巢功能。卵巢中这些因子的表达受促性腺激素的调控，并反馈调节促性腺激素，这些因子之间也能相互调节，如此构成卵巢功能的复杂的调节机制。卵巢自分泌、旁分泌方式在一些疾病发挥重要调节作用，卵巢自分泌、旁分泌调节机制等尚有很多不清楚。这些问题更深入的研究将有助于揭示相关疾病的病因，为治疗开辟新的途径。

第三节　子宫内膜血管内皮生长因子的自分泌调控

一、VEGF 及其受体的分子结构

血管内皮生长因子（vascular endothelial growth factor，VEGF）又名血管通透性因子（vascular permeability factor，VPF），是 1989 年 Ferrara 等首先从牛垂体滤泡星状细胞中纯化的同源二聚体糖蛋白，分子量为 30～60kD。VEGF 是一种肝素结合因子，具有强烈的促血管内皮细胞有丝分裂及血管通透性作用。由于基因剪切方式的不同，形成五种 mRNA，分别翻译为由 121、145、165、189、206 个氨基酸组成的5种VEGF蛋白质亚型。由于基因8个外显子组成的不同赋予VEGF蛋白与肝素结合的能力不一样。VEGF$_{121}$以可溶性形式存在，没有结合肝素的特性；VEGF$_{165}$ 50%~70%与肝素结合；VEGF$_{206}$和VEGF$_{189}$则完全呈结合形式，几乎测不出游离部分。通过血浆酶的作用可使VEGF$_{165}$和VEGF$_{189}$从其结合部位释放出来，形成一种分子量为34kD的二聚体，并具有VEGF的全部活性。结合状VEGF亚型可作为储存形式，需要时释放其有效成分。人的子宫内膜中的VEGF亚型主要为VEGF$_{121}$。

跨膜受体flt-1（the fms-like tyrosine, flt-1）和KDR（kinase insert domain-containing receptor）是VEGF的特异性受体，属于酪氨酸激酶受体（receptor tyrosine kinase, RTK）三型。根据已知flt-1cDNA的序列推测该受体含有1 338个氨基酸，分子量约180kD。KDR受体包含1 356个氨基酸，分子量200kD，两类受体均含有1个跨膜区、7个免疫球蛋白样结构域和1个细胞内激酶插入区，在氨基酸序列上有33%的同源性，flt-1与KDR信号转导特点有所不同：表达KDR的转染细胞对VECF的刺激表现为化学趋化和丝裂反应，并引起强烈的酪氨酸磷酸化，而flt-1缺乏上述反应，而且酪氨酸磷酸化作用较弱。VEGF与两种受体的结合部位不同，flt-1主要与VEGF酸性氨基端结合；KDR与VEGF的碱性氨基端结合。VEGF基因与KDR结合的序列突变，VEGF促细胞有丝分裂作用消失；VEGF基因与flt-1结合的位点突变，VEGF可诱导正常的有丝分裂。还有一种可溶性受体sflt，由flt-1 mRNA剪切不同所致，相似于flt-1蛋白但没有胞膜区和细胞内激酶插入区，这一可溶性受体具有与VEGF完全结合的高亲和力，但不能介导VEGF的生物学作用，从而认为其有拮抗VEGF的作用。

二、VEGF的生物学功能

（一）血管生成作用

体外实验表明VEGF通过与内皮细胞上的flt-1、KDR受体结合使受体自身磷酸化。从而激活丝裂原活化的蛋白激酶，调节Ca^{2+}内流，促进内皮细胞的有丝分裂、细胞迁移。血管生成另一重要环节是细胞外基质的降解和内皮细胞表面整合素的诱导。VEGF刺激出芽的内皮细胞上整合素$\alpha_v\beta_3$表达，仅$\alpha_v\beta_3$抗体抑制了血管生成。这些整合素与玻连蛋白（vitronectin）、纤维素（fibrin）、纤连蛋白（fibronectin）和骨桥蛋白（osteopontin）结合。VEGF上调组织纤溶酶原激活因子（tPA）和尿激酶纤溶酶原激活因子（uPA）及其受体的表达，tPA和uPA将纤溶酶原转化为纤溶酶，在水解内皮细胞基底膜、增加血管通透性中起重要作用；VEGF可迅速促进血管通透性，其能力是组胺的5 000倍；VEGF刺激内皮细胞释放一氧化氮（NO）扩张血管从而可诱导兔和猪发生低血压。VEGF还诱导另一血管扩张剂前列环素的释放；VEGF与另一重要的血管生成因子——成纤维细胞生长因子（FGF）有协同作用，抗FGF抗体抑制了VECF诱导的tPA和uPA在牛微血管内皮细胞的表达，而纤溶酶原抑制因子（PAI-1）表达增加，同样抑制VEGF的作用也削弱了FGF的作用。

（二）促非内皮细胞增生的作用

在部分非内皮细胞如肿瘤细胞、视网膜色素细胞、滋养层细胞等中也检测到flt-1和KDR两种受体的高度表达，体外实验VEGF可以促使这些细胞增生，因此有人认为VEGF及受体可能直接与肿瘤细胞、滋养叶细胞的生长分化及视网膜病变发病有关。

三、VEGF及其受体在子宫内膜中的表达与调控

体内大部分血管一经发育完全即保持高度的稳定性，但是子宫内膜的血管却具有独特性，在功能层子宫内膜中腺体、间质等组分呈现周期性变化的同时内膜血管亦发生周期性增生、弯曲、断裂和修复。VEGF作为血管内皮细胞的丝裂原及血管通透性因子与血管功能密切相关，其与子宫内膜血管周期性变化及胚胎着床的关系日益受到人们的重视。1993年Charnock-Jones首次报道VEGF mRNA存在于子宫内膜腺上皮、血管内皮细胞。2001年Moller首先应用免疫组化技术证实VEGF及其受体flt-1、KDR存在于子宫内膜腺上皮、间质细胞及血管内皮细胞。北京大学第三医院应用免疫组化和原位杂交技术对月经周期子宫内膜进行了系统的研究，观察到VEGF及其受体flt-1、KDR不仅存在于人子宫内膜血管内皮细胞，而且也丰富地存在于腺上皮细胞。VEGF在子宫内膜血管内皮和腺上皮细胞中的表达呈明显周期依

赖性，增生早期表达最低，增生中晚期表达增强，分泌期表达更强，月经期VEGF含量最高；flt-1在子宫内膜血管内皮细胞和腺上皮细胞中的表达趋势也呈相同的规律，不同的是flt-1含量自分泌中期起明显升高；而KDR在腺上皮细胞和血管内皮细胞中的表达在增殖中期迅即增加表达很强，持续至月经期。

（1）血管内皮细胞VEGF的自分泌调节：VEGF及其受体在血管内皮细胞的表达形式与子宫内膜功能层血管的周期性改变相一致。月经期子宫内膜脱卸后，子宫内膜再生同时血管亦新生，增殖早期的血管壁薄且较直，至增殖中晚期血管增生延长，管腔增大，分泌期血管开始呈螺旋状，扩张更明显，我们的研究显示整个月经周期子宫内膜中血管数目未见增加，但血管腔面积及内皮细胞层面积分泌期增加，说明月经周期子宫内膜血管的增生是在原有血管基础上的扩增，而不同于胚胎期时的血管发生。VEGF作为血管内皮细胞丝裂原与此增生过程密切相关。VEGF以自分泌方式与子宫内膜血管内皮细胞增生相关，同时提示雌孕激素对其生成的调节作用。雌、孕激素受体分布在子宫内膜血管内皮细胞中，因而VEGF及其受体的生成可能与雌孕激素对子宫内膜的总调控有关。分泌期子宫内膜血管内皮细胞高表达VEGF及其受体可促使血管通透性增加。已知分泌期尤其是分泌中期子宫内膜间质水肿最为显著，此期间质松散可能对胚胎着床有利。动物实验亦显示，在兔围着床期VEGF及其受体在内膜高表达。因此认为VEGF是胚胎和有容受性子宫内膜血管之间的一个局部信号，在植入期诱导血管通透性和后继的血管化过程。flt-1、KDR在内膜血管内皮细胞上表达方式略有不同，KDR表达时相早于flt-1。flt-1、KDR介导的生物学效应不同。敲除KDR基因的小鼠，会导致血管内皮细胞早期发育和分化缺陷。而敲除flt-1基因后，前体细胞可以分化为内皮细胞，但这些细胞不能形成血管。因此KDR的作用可能与增殖中期血管起始修复、新生关系密切，而flt-1可能与维持正常血管内皮细胞功能及增加血管通透性利于胚胎着床相关。VEGF及其受体在经期内膜血管内皮细胞表达最强，这与月经前螺旋小动脉收缩和痉挛引起的组织缺氧可能有关，因而是一种反应性增加。体外实验显示缺氧明显刺激子宫内膜间质细胞VEGF的含量。VEGF基因启动子中含有缺氧反应元件，缺氧上调VEGF的表达是通过激活VEGF启动子上的一个缺氧诱导因子（hypoxia-inducible factor,HIF-1）结合序列实现的，缺氧刺激HIF-1α的释放，其与HIF-1β形成二聚体，与VEGF上游的HIF结合位点结合，促进VEGF的转录；此外，3'非转录区包含两个顺式活化稳定区，这样能促进VEGF mRNA的转录和增加其稳定性。动物实验提示flt-1、KDR亦受缺氧调节，经期内膜脱卸相对缺氧的状态刺激VEGF生成，从而对子宫内膜血管增生和修复可能起作用。VEGF增加基质金属蛋白酶的表达，从而利于降解内膜基质、对内膜的剥脱和重塑均有促进作用。

（2）腺上皮细胞VEGF的自分泌调节：人类子宫内膜腺上皮细胞中也存在VEGF自分泌调节系统。已知人子宫内膜腺体在增殖早期短小而直，通过活跃增生过程腺体变长，组织切片上在增殖晚期可见细胞呈假复层现象。分泌期腺体明显弯曲，分泌早期由于糖原丰富而形成核下空泡，分泌中期出现顶浆分泌。VEGF及其受体尤其是KDR在增殖中期含量的生成增加与此时腺体增生过程相伴随。因而对腺体的增生过程起促进作用。有研究认为VEGF与表达KDR的细胞结合，引起细胞形态变化，胞膜皱褶增加，肌动蛋白合成增强，有丝分裂增多，具有趋化性等。而VEGF及其受体主要是flt-1在分泌期，尤其是分泌中期，内膜腺上皮细胞中含量进一步生成增加与分泌期腺体分泌功能也是伴随的。可能VEGF对内膜腺上皮细胞通透性也有类似增强，从而有利于胚泡的着床。VEGF及其两种受体在月经期子宫内膜腺上皮细胞中含量也最丰富，提示与血管内皮细胞相似的周期依赖性变化，这可能均受雌、孕激素及月经期缺氧的调节。雌激素可快速刺激离体培养的人和在体动物子宫内膜细胞VEGF的分泌，雌激素对VEGF表达的快速调节提示VEGF基因是内膜对性激素反应最主要基因之一，在VEGF启动子区发现对雌激素反应的序列，未发现对孕激素反应的元件。孕激素对VEGF的调节作用存在分歧，有学者认为孕激素刺激VEGF的表达，另有人认为孕激素对VEGF有降调节作用。可溶性受体sflt在增殖早期、中期比分泌期高2～3倍，说明VEGF在受体水平调节植入窗。VEGF及其受体flt-1、KDR在反复流产患者蜕膜、滋养层细胞、血管内皮细胞的表达降低。

（3）VEGF在间质细胞的表达：VEGF及其受体在内膜间质细胞的含量低，在巨噬细胞、颗粒细胞的表达较强，在分泌中晚期及月经期阳性细胞数增多。临近月经内膜开始崩溃，此时巨噬细胞、颗粒细胞中的自分泌和旁分泌作用也介入内膜脱卸。

第二章 生殖系统炎症

女性生殖系统炎症包括下生殖道的外阴、阴道、宫颈及盆腔内的子宫、输卵管、卵巢、盆腔腹膜、子宫旁结缔组织所发生的炎症。根据炎症所在部位的不同而表现出不同的症状，其主要临床表现为外阴瘙痒、疼痛，甚至溃烂，以及阴道分泌物增多、宫颈充血、下腹部及腰骶部疼痛等症状。急性盆腔炎还可引起弥漫性腹膜炎、败血症、感染性休克，严重者可危及生命。

第一节 外阴及阴道炎症

外阴及阴道炎症是妇科最常见疾病之一。外阴暴露于外，外阴阴道又毗邻尿道、肛门，易受阴道分泌物、经血、尿液和粪便刺激，局部比较潮湿，同时生育年龄妇女性生活频度增加，容易受到损伤及外界微生物感染。幼女及绝经后妇女阴道上皮菲薄，局部抵抗力低，易受感染。

正常健康妇女，由于解剖学及生物化学特点，阴道对病原体的入侵有自然防御功能。近年的研究认为，阴道微生态体系与女性生殖系统正常生理功能的维持和各种炎症的发生、发展，以及治疗转归均直接相关。当阴道的自然防御功能遭到破坏，则病原体易于侵入，导致阴道炎症。

外阴及阴道炎临床上以白带的性状发生改变以及外阴瘙痒为主要临床特点，性交痛也较常见，感染累及尿道时，可有尿痛、尿急、尿频等症状。

一、特异性外阴炎

由一般化脓性细菌引起的外阴炎称为非特异性外阴炎（non-specific vulvitis），多为混合型细菌感染，常见病原菌有金黄色葡萄球菌、乙型溶血性链球菌、大肠杆菌、变形杆菌、厌氧菌等。临床上分为单纯性外阴炎、毛囊炎、外阴脓疱病、外阴疖病、蜂窝组织炎及汗腺炎等。

（一）单纯性外阴炎

1. 病因　常见的致病菌为大肠杆菌。当宫颈或阴道炎症时，阴道分泌物流出刺激外阴可致外阴炎；经常受到经血、阴道分泌物、尿液、粪便刺激，如不注意保持外阴皮肤清洁容易引起外阴炎，其次糖尿病患者尿糖刺激、粪瘘患者粪便刺激，以及尿瘘患者尿液长期浸渍，也易导致外阴炎。此外，不透气的尼龙内裤、经期使用卫生巾导致局部透气性差，局部潮湿，均可引起。

2. 临床表现　炎症多发生在小阴唇内、外侧或大阴唇甚至整个外阴部。急性期主要表现外阴皮肤黏膜瘙痒、疼痛、烧灼感，在活动、性交、排尿、排便时加重。妇科检查可见外阴充血、肿胀、糜烂，常见抓痕，严重者可形成溃疡或湿疹。慢性炎症可使皮肤增厚、粗糙、皲裂，甚至苔藓样变。

3. 治疗　治疗原则为：保持外阴局部清洁、干燥；局部可使用抗生素；重视消除病因。

（1）急性期：避免性交，停用引起外阴皮肤刺激的药物，保持外阴清洁、干燥。

（2）局部治疗：可应用0.1%聚维酮碘液或1：5 000高锰酸钾溶液坐浴，每日2次，每次15～30分钟。坐浴后局部涂抗生素软膏或紫草油。也可选用中药水煎熏洗外阴部，每日1～2次。

（3）病因治疗：积极治疗宫颈炎、阴道炎。如发现糖尿病、尿瘘、粪瘘应及时治疗。

（二）外阴毛囊炎

1. 病因　为细菌侵犯毛囊及其所属皮脂腺引起的急性化脓性感染。常见致病菌为金黄色葡萄球菌、表皮葡萄球菌及白色葡萄球菌。多见于外阴皮肤摩擦受损或手术前备皮后，外阴局部不洁或肥胖表皮摩擦受损可诱发此病。

2. 临床表现　阴道皮肤毛囊口周围红肿、疼痛，毛囊口可见白色脓头，中央有毛发通过。脓头逐渐增大呈锥状脓疮，相邻的多个小脓疮融合成大脓疮，严重者伴外阴充血、水肿及明显疼痛。数日后结节中央组织坏死变软，出现黄色小脓栓，再过数日脓栓脱落，脓液排出，炎症逐渐消退，但常反复发作，可变成疖病。

3. 治疗

（1）保持外阴清洁、干燥，勤换内裤，勤洗外阴。

（2）局部治疗：病变早期可用0.1%聚维酮碘液或1∶5 000高锰酸钾溶液坐浴。已有脓包形成者，可消毒后针刺破，脓液流出，局部涂上抗生素软膏。

（3）全身治疗：病变较广泛时，可口服头孢类或大环内酯类抗生素。

（三）外阴疖病

1. 病因　主要由金黄色葡萄球菌或白色葡萄球菌感染引起。潮湿多汗、外阴皮肤摩擦受损后容易发生。此外，糖尿病、慢性肾炎、长期应用糖皮质激素及免疫抑制剂、营养不良等患者易患本病。

2. 临床表现　多发生在大阴唇的外侧面。开始时毛囊口周围皮肤轻度充血肿痛、红点，逐渐形成增高于周围皮肤的紫红色硬结，皮肤表面紧张，有压痛，硬结边缘不清楚，常伴腹股沟淋巴结肿大，以后疖肿中央变软，表面皮肤变薄，并有波动感，继而中央顶端出现黄白色点，不久溃破，脓液排出后疼痛减轻，红肿消失，逐渐愈合。多发性外阴疖病可引起患处疼痛剧烈而影响日常生活。

3. 治疗

（1）保持外阴清洁、干燥，勤换内裤，勤洗外阴。

（2）局部治疗：早期可用0.1%聚维酮碘液或1∶5 000高锰酸钾溶液坐浴后局部涂上抗生素软膏，以促使炎症消散或局限化，也可红外线照射、50%酒精湿敷减轻疼痛，促进炎症消散，促使疖肿软化。

（3）全身治疗：有明显炎症或发热者应口服或肌内注射抗生素，必要时脓液培养及根据药敏选择药物治疗。

（4）手术治疗：当疖肿变软，有波动感，已形成脓肿时应立即切开引流并局部换药，切口适当大以便脓液及坏死组织能流出，切忌挤压以免炎症扩散。

（四）外阴急性蜂窝组织炎

1. 病因　为外阴皮下、筋膜下、肌间隙或深部蜂窝组织的一种急性弥漫性炎症。致病菌以A族B型溶血性链球菌为主，其次为金黄色葡萄球菌及厌氧菌。炎症多由于皮肤或软组织损伤，细菌入侵引起。少数也可由血行感染。

2. 临床表现　发病较急剧，常有畏寒、发热、头痛等前驱症状。急性外阴蜂窝组织炎特点是病变不易局限化，迅速扩散，与正常组织无明显界限。浅表的急性蜂窝组织炎局部明显红肿、剧痛，并向四周扩大形成红斑，病变有时可出现水疱甚至坏疽。深部的蜂窝组织炎局部红肿不明显，只有局部水肿和深部压痛，疼痛较轻，但病情较严重，有高热、寒战、头痛、全身乏力、白细胞计数升高，双侧腹股沟淋巴结肿大、压痛。

3. 治疗

（1）全身治疗：早期采用头孢类或青霉素类抗生素口服或静滴，体温降至正常后仍需持续用药2周左右。如有过敏史者可使用红霉素类抗生素。

（2）局部治疗：可采用热敷或中药外敷，如不能控制应作广泛多处切开引流，切除坏死组织，伤口用3%过氧化氢溶液冲洗和湿敷。

一、前庭大腺炎

前庭大腺炎（bartholinitis）是前庭大腺的炎症，生育年龄妇女多见。前庭大腺位于两侧大阴唇下1/3深部，其直径约为0.5～1.0 cm，它们的腺管长约1.5～2.0 cm，腺体开口位于小阴唇内侧近处女膜处。

由于解剖位置的特殊性,在性交、分娩等情况下,病原体易侵入引起前庭大腺炎。

1. 病因　主要致病菌有葡萄球菌、大肠杆菌、链球菌、肠球菌、淋球菌及厌氧菌等,近年来,随着性传播疾病发病率增加,淋球菌、沙眼衣原体所致前庭大腺炎有明显增高趋势。常为混合感染。

2. 临床表现　前庭大腺炎可分为三种类型:前庭大腺导管炎、前庭大腺脓肿和前庭大腺囊肿。炎症多为一侧。

(1)前庭大腺导管炎:初期感染阶段多为导管炎,表现为局部红肿、疼痛及性交痛、行走不便,检查可见患侧前庭大腺开口处呈白色小点,有明显触痛。

(2)前庭大腺脓肿(bartholin abscess):导管开口处闭塞,脓性分泌物不能排出,细菌在腺体内大量繁殖,积聚于导管及腺体中,逐渐扩大形成前庭大腺脓肿。患者诉患侧外阴部肿胀,疼痛剧烈,甚至发生排尿痛,行走困难。检查时患侧外阴红肿热痛,可扪及肿块,如已形成脓肿,则触知肿块有波动感,触痛明显,多为单侧,脓肿大小为直径3~6cm,表面皮肤变薄,脓肿继续增大,可自行破溃,症状随之减轻;若破口小,脓液引流不畅,症状可反复发作。部分患者伴随发热等全身症状,白细胞计数增高,患侧腹股沟淋巴结肿大等。

(3)前庭大腺囊肿(bartholin cyst):炎症急性期后,脓液被吸收,腺体内的液体被黏液代替,成为前庭大腺囊肿。也有部分患者的囊肿不是因为感染引起,而是因为分娩过程中,会阴侧切时,将腺管切断,腺体内的液体无法排出,长期积累到一定程度后,就会引起前庭大腺囊肿。囊性肿物小时,患者多无症状,肿物增大后,外阴患侧肿大。检查时见外阴患侧肿大,可触及囊性肿物,与皮肤有粘连,该侧小阴唇被展平,阴道口被挤向健侧,囊肿较大时可有局部肿胀感及性交不适,如果不及时治疗,一旦合并细菌感染,又会引起前庭大腺脓肿。也有的患者是因为前次治疗不彻底,以后机体抵抗力降低时,细菌乘机大量繁殖,又形成新的脓肿。这个过程可以多次反复,形成恶性循环。

3. 诊断　大阴唇下1/3部位发生红、肿、硬结,触痛明显,甚至行走困难,就应该考虑前庭大腺炎。一般为单侧,与外阴皮肤有粘连或无粘连,可自其开口部压挤出的分泌物作病原微生物检查及抗生素的敏感试验。根据肿块的部位、外形、有无急性炎症等特点,一般都可确诊。必要时可以穿刺进行诊断,脓肿抽出来的是脓液,而囊肿抽出来的是浆液。

4. 治疗

(1)在前庭大腺炎早期,可以使用全身性抗生素治疗。由于近年淋球菌所致的前庭大腺炎有增加的趋势,所以在用药前最好挤压尿道口,或者取宫颈管分泌物送细菌培养,并做细菌药物敏感试验。在药敏试验结果出来之前,根据经验选择抗生素药物。一般而言,青霉素类药物疗效较好。也可以根据情况,使用局部热敷或理疗,促使炎症消退。同时应保持外阴局部清洁卫生。

一旦形成了脓肿,单纯使用抗生素是无效的,应该切开引流。手术时机要选择波动感最明显的时候。一般在大阴唇内侧下方切开,切口不要过小,要使脓液能够全部彻底地排出来。脓液排出后,炎症开始消退时,用0.1%聚维酮碘液或1∶5 000高锰酸钾溶液坐浴。

(2)对于前庭大腺囊肿的治疗,囊肿造口术方法简单、损伤小,造口术切口选择在囊肿的下方,让囊液能够全部流出来,同时用引流条以防造口粘连,用0.1%聚维酮碘液或1∶5 000高锰酸钾溶液坐浴。预后一般都比较好,前庭大腺的功能也可以得到很好地保存。

三、外阴溃疡

(一)病因

外阴溃疡(vulvar ulcer)常见于中青年妇女,按其病程可分为急性外阴溃疡与慢性外阴溃疡两种。溃疡可单独存在,也可以使多个溃疡融合而成一大溃疡。外阴溃疡多为外阴炎症引起,如非特异性外阴炎、单纯疱疹病毒感染、白塞病、外阴结核、梅毒性淋巴肉芽肿,约有1/3外阴癌在早期表现为溃疡。

(二)临床表现

外阴溃疡可见于外阴各个部位,以小阴唇和大阴唇内侧为多,其次为前庭黏膜及阴道口周围。

1. 急性外阴溃疡

(1) 非特异性外阴炎: 溃疡多发生于搔抓后,可伴有低热及乏力等症状,局部疼痛严重。溃疡表浅,数目较少,周围有明显炎症。

(2) 疱疹病毒感染: 起病急,接触单纯疱疹性病毒传染源后一般有2~7天的潜伏期后出现发热等不适,伴有腹股沟淋巴结肿大和疱疹。溃疡大小不等,底部灰黄,周围边际稍隆起,并高度充血及水肿。初起为多个疱疹,疱疹破溃后呈浅表的多发性溃疡,有剧痛,溃疡多累及小阴唇,尤其在其内侧面。溃疡常在1~2周内自然愈合,但易复发。

(3) 白塞病: 急性外阴溃疡常见于白塞病,因口腔、外阴及虹膜睫状体同时发生溃疡,故又称眼-口-生殖器综合征。其病因不明确,病变主要为小动静脉炎。溃疡可广泛发生于外阴各部,而以小阴唇内外侧及阴道前庭为多。起病急,常反复发作。临床上分为3型,可单独存在或混合发生,以坏疽型最严重。

1) 坏疽型: 多先有全身症状,如发热乏力等。病变部位红肿明显,溃疡边缘不整齐,有穿掘现象,局部疼痛重。溃疡表面附有多量脓液,或污黄至灰黑色的坏死伪膜,除去后可见基底不平。病变发展迅速,可形成巨大蚕食性溃疡,造成小阴唇缺损,外表类似外阴癌,但边缘及基底柔软,无浸润。

2) 下疳型: 较常见。一般症状轻,病程缓慢。溃疡数目较多、较浅。溃疡周围红肿,边缘不整齐。常在数周内愈合,但常在旧病灶痊愈阶段,其附近又有新溃疡出现。

3) 粟粒型: 溃疡如针头至米粒大小,数目多,痊愈快。自觉症状轻微。

(4) 性病: 如梅毒、软下疳及性病性淋巴肉芽肿均可引起外阴溃疡。

2. 慢性外阴溃疡

(1) 外阴结核: 罕见,偶继发于严重的肺、胃肠道、内生殖器官、腹膜或骨结核,好发于阴唇或前庭黏膜,病变发展缓慢。初起常为一局限性小结节,不久即溃破为边缘软薄而穿掘的浅溃疡。溃疡形状不规则,基底凹凸不平,覆以干酪样结构。病变无痛,但受尿液刺激或摩擦后可有剧痛。溃疡经久不愈,并可向周围扩展。

(2) 外阴癌: 外阴恶性肿瘤在早期可表现为丘疹、结节或小溃疡。病灶多位于大小阴唇、阴蒂和后联合等处,伴或不伴有外阴白色病变。癌性溃疡与结核性溃疡肉眼难以鉴别,需做活组织检查确诊。

对急性外阴溃疡的患者应注意检查全身皮肤、眼、口腔黏膜等处有无病变。诊断时要明确溃疡的大小、数目、形状、基底情况,有时溃疡表面覆以一些分泌物容易漏诊。故应细心认真查体,分泌物涂片培养,血清学检查或组织学病理有助于诊断。

(三) 治疗

因病因往往不是很明确,故治疗上主要以对症治疗为主。

1. 全身治疗　注意休息及营养,补充大量维生素B、维生素C,也可口服中药治疗。有继发感染时应考虑应用抗生素。

2. 局部治疗　应用0.1%聚维酮碘液或1:5 000高锰酸钾溶液坐浴。局部抗生素软膏涂抹。急性期可给以皮质类固醇激素局部应用缓解症状。注意保持外阴清洁干燥,减少摩擦。

3. 病因治疗　尽早明确病因,针对不同病因进行治疗。

四、外阴前庭炎综合征

外阴前庭炎综合征(vulvar vestibulitis syndrome)好发于性生活活跃的妇女,多数既往有反复细菌或尖锐湿疣感染史。1987年,Friedrich将该综合征定义为:①触摸外阴前庭部,或将阴茎插入阴道,或将栓剂送入阴道时,患者即感严重疼痛;②压迫外阴前庭部时,局部有压痛;③前庭部呈现出不同程度的红斑。

其特征是患者主诉当阴道撑开时,发生插入疼痛、不适,触诊时局部有红斑,用棉签轻轻压迫处女膜环上的腺体开口或阴道后系带时有点状疼痛。性交时疼痛异常,甚至在性交后24小时内都感到外阴部灼热疼痛,严重者根本不能有正常的性生活。一般而言,凡病变3个月之内者属急性,超过3个月者属慢性。

（一）病因

尚不清楚，可能存在以下因素。

（1）感染：可能与人类乳头状瘤病毒在外阴前庭部的亚临床感染有关，此外，与阴道加德纳菌、念珠菌和解脲支原体感染也可能有一定关系。

（2）异常神经纤维增生。

（3）阴道痉挛、阴道pH的改变、外阴某些疾病治疗之后的反应、尿道的压力与变异等有关。

（二）临床表现

严重性交疼痛，持续1~24小时。导致性交畏惧感。外阴前庭部位疼痛，压痛明显，女性可见前庭部位充血、肿胀。

（三）治疗

1. 保守治疗　主要针对原发性疾病进行抗感染治疗或抗真菌治疗，特异性外阴炎如白色念珠菌，应给予抗真菌药物治疗。

2. 尖锐湿疣　可参照性传播疾病的治疗。

3. 前庭切除术　于外阴部沿处女膜内侧边缘作一切口，同时沿黏膜皮肤交界处向会阴方向作一平行切口，两切口于3点及9点处吻合，前庭后部深入5 mm作切除术。切口行间断缝合，14天拆线，术后21天开始用扩张器（2 cm），逐渐扩大阴道口至4 cm，大部分患者术后疼痛可缓解。

五、外阴接触性皮炎

（一）病因

外阴部皮肤接触刺激性物质或过敏物质而发生的炎症。如接触了较强的酸碱类物消毒剂，阴道冲洗剂，以及一些染色衣物、劣质卫生巾或过敏性药物等，均可发生外阴部的炎症。

（二）临床表现

外阴部接触一些刺激性物质后在接触部位感觉灼热感、疼痛、瘙痒，检查见局部出现皮肤潮红、皮疹、水疱，重者可发生坏死及溃疡，过敏性皮炎发生在接触过敏物质的部位。

（三）治疗

根据病史及临床表现诊断不难，须尽快除去病因，避免用劣质卫生巾及刺激性物质如肥皂，避免搔抓等。对过敏性皮炎症状严重者可口服开瑞坦、阿司咪唑或肾上腺皮质激素类药物，局部用生理盐水洗涤或用3%硼酸溶液冷敷，其后擦炉甘石洗剂。如有继发感染可涂擦抗生素软膏如金霉素软膏或1%新霉素软膏等。

六、外阴结核

（一）病因

外阴结核病在临床上非常少见，多由血行传播而得，极少由性接触感染而致。

（二）临床表现

外阴结核好发于阴唇或前庭黏膜。分为溃疡及增生两型。病变发展较为缓慢，初期常为局限性小结节，不久溃破成浅表溃疡，形状不规则，溃疡基底部被干酪样物质覆盖。病变可扩散至会阴、尿道及肛门，并使阴唇变形。外阴及阴道结核均不引起疼痛，但遭受摩擦或尿液刺激则可发生剧痛。增生型外阴结核者外阴肥厚、肿大，似外阴象皮病，患者常主诉性交疼痛、小便困难。

（三）诊断

在身体其他部位有结核者，外阴部又发现经久不愈的慢性溃疡，应怀疑外阴结核。除根据病史及溃疡的特征外，主要靠分泌物涂片找结核杆菌，动物接种或进行活组织检查。少数结核性外阴溃疡病例，身体其他部位并无结核病灶，则须与一般性外阴溃疡、梅毒性溃疡、软性下疳、外阴癌等相鉴别。

七、外阴阴道假丝酵母菌病

因假丝酵母菌性阴道炎症多并发外阴炎，现称为外阴阴道假丝酵母菌病（vulvovaginal candidiasis，VVC）。据统计，约75%妇女一生中曾患过此病。

（一）病因

假丝酵母菌有许多种，外阴阴道假丝酵母菌病中80%～90%病原体为白假丝酵母菌，10%～20%为光滑假丝酵母菌、近平滑假丝酵母菌、热带假丝酵母菌等，白假丝酵母菌为条件致病菌。白假丝酵母菌呈卵圆形，由芽生孢子及细胞发芽伸长形成假菌丝，假菌丝与孢子相连成分枝或链状。白假丝酵母菌由酵母相转为菌丝相，从而具有致病性。假丝酵母菌通常是一种腐败物寄生菌，可生活在正常人体的皮肤、黏膜、消化道或其他脏器中，经常在阴道中存在而无症状。白带增多的非孕妇女中，约有30%在阴道内有此菌寄生，当阴道糖原增加、酸度升高时，或在机体抵抗力降低的情况下，便可成为致病的原因，长期应用广谱抗生素和肾上腺皮质激素，可使假丝酵母菌感染大为增加。因为上述两种药物可导致机体内菌群失调，改变了阴道内微生物之间的相互制约关系，抗感染的能力下降。此外，维生素缺乏（复合维生素B）、严重的传染性疾病，和其他消耗性疾病均可成为假丝酵母菌繁殖的有利条件。妊娠期阴道上皮细胞糖原含量增加，阴道酸性增强，加之孕妇的肾糖阈降低，常有营养性糖尿，小便中糖含量升高而促进假丝酵母菌的生长繁殖。

（二）传染途径

虽然10%～20%的健康妇女阴道中携带有假丝酵母菌，并且生活中有些特殊情况下可以诱发阴道假丝酵母菌感染，所以假丝酵母菌是一种条件致病菌。但很多时候也能够从外界感染而来。当女性与假丝酵母菌培养阳性的男性有性接触时，其被感染率为80%；与患有假丝酵母菌病的妇女有性接触的男性中，约1/2的人会被感染。也就是说，假丝酵母菌病可以通过性行为传播，这就是女方患假丝酵母菌病时，其配偶也要同时接受治疗的原因。另外，间接接触传染也是一条传播途径。接触被假丝酵母菌患者感染的公共厕所的坐便器、浴盆、浴池座椅、毛巾，使用不洁卫生纸，都可以造成传播，当被感染者外阴阴道的假丝酵母菌达到一定数量时，即可发生假丝酵母菌病。

（三）临床分类

VVC分为单纯性VVC和复杂性VVC。单纯性VVC是指发生于正常非孕宿主、散发的、由白假丝酵母菌引起的轻度VVC。复杂性VVC包括复发性VVC（RVVC）、重度VVC和妊娠VVC、非白假丝酵母菌所致的VVC或宿主为未控制的糖尿病、免疫功能低下者。RVVC是指妇女患VVC经过治疗后临床症状和体征消失，真菌检查阴性后又出现症状，且经真菌学证实的VVC发作一年内有症状4次或以上。复发原因不明，可能与宿主具有不良因素如妊娠、糖尿病、大剂量抗生素应用、免疫抑制剂应用，治疗不彻底，性伴侣未治疗或直肠假丝酵母菌感染等有关。美国资料显示，健康妇女中复发性外阴阴道假丝酵母菌病的发生率为5%～20%左右。重度VVC是指临床症状严重，外阴或阴道皮肤黏膜有破损，按VVC评分标准评分≥7分者（表2-1）。

表2-1 VVC评分标准

项目	评分			
	0	1	2	3
瘙痒	无	偶有发作可被忽略	能引起重视	持续发作坐立不安
疼痛	无	轻	中	重
充血、水肿	无	>1/3阴道壁充血	1/3～2/3阴道壁充血	>2/3阴道壁充血抓痕、皲裂、糜烂
分泌物量	无	较正常增多	量多、无益处	量多，有溢出

注：<7分：轻、中度VVC；≥7分：重度VVC。

（四）临床表现

最常见的症状是白带增多、外阴及阴道内有烧灼感，伴有严重的瘙痒，甚至影响工作和睡眠。部分患者可伴有尿频、尿急、尿痛及性交痛等症状。典型患者妇科检查时可见白带呈豆腐渣样或凝乳状，白色稠厚，略带异味，或带下夹有血丝，阴道黏膜充血、红肿，甚至溃疡形成。部分患者外阴因瘙痒或接触刺激出现抓痕、外阴呈地图样红斑。约10%患者携带有假丝酵母菌，而无自觉症状。

（五）诊断

典型病例诊断不困难，根据病史、诱发因素、症状、体征和实验室检查诊断较易。实验室取阴道分泌物涂片检查即可诊断。

1. 悬滴法　取阴道分泌物置于玻璃片上，加1滴生理盐水或10%氢氧化钾，显微镜下检查找到芽孢及真菌菌丝，阳性检出率30%～60%。如阴道分泌物pH＞4.5，见多量白细胞，多为混合感染。

2. 染色法　取阴道分泌物用革兰染色，阳性检出率达80%。

3. 培养法　取分泌物接种于培养基上，查出真菌可确诊，阳性率更高，但不常规应用。部分患者有典型的临床表现，而显微镜检查阴性或反复发，如阴道分泌物pH＜4.5，未见大量白细胞、滴虫及线索细胞者，临床怀疑耐药菌株或非白假丝酵母菌感染时，采用培养法+药敏，可明显提高诊断准确性同时指导进一步敏感药物治疗。

（六）治疗

1. 去除诱因　仔细询问病史了解存在的诱因并及时消除。如停用广谱抗生素、雌激素、口服避孕药等。合并糖尿病者则同时积极予以治疗。停用紧身化纤内裤，使用棉质内裤，确诊患者的毛巾、内裤等衣物要隔离洗涤，使用开水热烫，以避免传播。真菌培养阳性但无症状者无须治疗。

2. 改变阴道酸碱度　真菌在pH 5.5～6.5环境下最适宜生长繁殖，因此改变阴道酸碱度形成不适宜其生长的环境。使用碱性溶液擦洗阴道或坐浴，不推荐阴道内冲洗。

3. 药物治疗

（1）咪唑类药物。

1）克霉唑：又称三苯甲咪唑，抗菌作用对白色念珠菌最敏感。普遍采用500 mg克霉唑的乳酸配方单剂量阴道给药，使用方便、疗效好，且孕妇也可使用。单纯性VVC患者首选阴道用药，推荐使用单剂量500mg给药。另有克霉唑阴道栓100 mg/d，7天为一疗程；200 mg/d，3天为一疗程。

2）咪康唑：又称双氯苯咪唑。阴道栓剂200 mg/d，7天为一疗程或400 mg/d，3天一疗程治疗单纯性VVC。尚有1.2 g阴道栓剂单次给药疗效与上述方案相近。亦有霜剂可用于外阴、尿道口、男性生殖器涂抹，以减轻瘙痒症状及小便疼痛。

3）布康唑：阴道霜5g/d，3天为一疗程。体外抑菌试验表明对非白假丝酵母菌如光滑假丝酵母菌等，其抑菌作用比其他咪唑类强。

4）益康唑：抗菌谱广，对深部、浅部真菌均有效。50 mg阴道栓每日连续15天或150mg/d,3天为一疗程。其治疗时患者阴道烧灼感较明显。

5）酮康唑：口服的广谱抗真菌药，200 mg每日一次口服，5日一疗程。疗效与克霉唑等阴道给药相近。

6）噻康唑：2%阴道软膏单次给药，使用方便、不良反应小、疗效显著。

（2）三唑类药物。

1）伊曲康唑：抗真菌谱广，餐后口服生物利用度最高，吸收快，口服后3～4小时候血药浓度达峰值。单纯性VVC患者可200 mg每日2次治疗1天或200 mg每日一次口服治疗3天，药物治疗浓度可持续3天。对于复发性外阴阴道假丝酵母菌病患者，主张伊曲康唑胶囊口服治疗。

2）氟康唑：是唯一获得FDA许可的治疗假丝酵母菌感染的口服药物。药物口服胶囊生物利用度高，在阴道组织、阴道分泌物中浓度可维持3天。对于单纯性VVC，氟康唑150 mg单剂量口服可获得满意治疗效果。无明显肝毒性，但需注意肾功能。

3）特康唑：只限于局部应用治疗，0.4%霜剂，5 g/d阴道内给药7日；0.8%霜剂，5g /d阴道内给药3日；栓剂80 mg/d 阴道内给药3日。

（3）多烯类：制霉菌素10万 U/枚，每日阴道用药1枚，连续14日治疗单纯性VVC。药物疗程长、使用频繁，患者往往顺应性差。

4. 2006年美国疾病控制中心（CDC）推荐

（1）单纯性VVC：首选阴道用药，短期局部用药（单次用药和1~3天的治疗方案）可有效治疗单纯性VVC。局部用药唑类药物比制霉菌素更有效，完成唑类药物治疗方案的患者中，80%~90%的患者症状缓解且阴道分泌物真菌培养结果阴性。不推荐性伴侣接受治疗。

（2）重度VVC：首选口服药物，症状严重者，局部应用低浓度糖皮质激素软膏或唑类霜剂。口服用药如下。伊曲康唑：200 mg，2次/天，共2天；氟康唑胶囊：150mg，顿服，3天后重复1次；阴道用药，在治疗单纯性VVC方案基础上，延长疗程（局部使用唑类药物7~14天）。

（七）随访

对VVC在治疗结束后7~14天和下次月经后进行随访，两次阴道分泌物真菌学检查阴性为治愈。对RVVC在治疗结束后7~14天、1个月、3个月、6个月各随访1次。

（八）预防

对初次发生外阴阴道假丝酵母菌病者应彻底治疗；检查有无全身疾病如糖尿病等，及时发现并治疗；改善生活习惯如穿宽松、透气内裤，保持局部干燥及清洁；合理使用抗生素和激素类药物。可试使用含乳杆菌活菌的阴道栓调节阴道内菌群平衡。

（九）临床特殊情况的思考和建议

1. 复发性外阴阴道假丝酵母菌病 （RVVC）治疗治疗前需尽量消除所有的诱因或易发因素，患者性伴侣也应作生殖器真菌培养和作适当抗真菌治疗。RVVC患者尽量作抗真菌培养和药物敏感试验，明确诊断并鉴别不常见菌属，尤其光滑假丝酵母菌。根据分泌物培养和药物敏感试验选择药物。最佳治疗方案尚未确定。治疗原则包括强化治疗和巩固治疗。强化治疗可在口服或局部用药方案中任选一种，具体方案如下。

（1）口服用药：伊曲康唑：200mg，2次/天，共2~3天；氟康唑胶囊：150mg，顿服，3天后重复1次。

（2）阴道用药：咪康唑栓400mg，每晚一次，共6天；咪康唑栓200mg，每晚一次，共7~14天；克霉唑栓500mg，3天后重复1次；克霉唑栓100mg，每晚一次，共7~14天。

（3）巩固治疗：在强化治疗达到真菌学治愈后，给予巩固治疗半年。目前国内、外没有成熟的方案，可选择：

1）口服用药：氟康唑胶囊150mg/周，共6个月（首选治疗方案）；伊曲康唑100mg，每日2次，共一周，每月一次，共6个月；酮康唑100mg/d，共6个月。

2）阴道用药：咪康唑栓400mg，每日一次，每月3~6天，共6个月；克霉唑栓500mg，每月一次，共6个月。

抗真菌巩固治疗有效降低RVVC发生，但仍有30%~50%女性患者终止治疗后又复发。

2. 妊娠合并外阴阴道假丝酵母菌病治疗　妊娠是外阴阴道假丝酵母菌病的易发因素，与其雌激素升高，阴道上皮细胞糖原增加，改变阴道微环境，pH改变和免疫因素等有关。在一项多中心研究中，共13 914例孕妇，发现妊娠合并假丝酵母菌感染率约为22%，但未发现阴道为假丝酵母菌与早产有相关性。对于无症状的VVC孕妇是否需要治疗目前无统一意见。多数学者认为为避免流产、早产、胎膜早破及新生儿感染等，有阴道炎症状和体征的孕妇应予以治疗。

妊娠合并外阴阴道假丝酵母菌病对抗真菌药物治疗起效较慢且因妊娠持续存在疾病容易复发。目前临床治疗孕妇VVC的药物有克霉唑和制霉菌素霜或栓（B类药物）、咪康唑栓和伊曲康唑及氟康唑（C类药物）。早孕期以阴道用药为宜，应忌用口服抗真菌药物，首选克霉唑500mg，单次阴道用药，治愈率在80%左右，也可每周用药一次，连续2~3次，延长治疗时间可提高临床疗效及治愈率。妊娠4个月后可使用咪康唑栓，但仍需医师指导下进行。性伴侣无须治疗。

3. 联合乳酸杆菌制剂的治疗 乳酸杆菌生长受抑制，假丝酵母菌大量增殖是 VVC 发生和复发的重要原因，恢复阴道内微生态平衡成为临床治疗 RVVC 的新思路。2003 年 Metts 等学者应用含嗜酸杆菌的阴道栓剂治疗 RVVC，能有效降低其复发率。近年我国也有活的乳酸杆菌的微生态制剂面市（定菌生胶囊），在抗真菌治疗之后辅助定菌生帮助阴道内正常菌群的恢复，对预防 VVC 的复发有帮助，同时对于细菌性阴道病和滴虫性阴道炎也有较好的疗效，值得推广。但临床观察的例数有限，需进一步深入研究。

八、滴虫性阴道炎

滴虫性阴道炎（trichomonal vaginitis）是由阴道毛滴虫引起的性传播疾病之一，常与其他性传播疾病同时存在，女性发病率约 10%～25%。除了性交传播，经过公共卫生用具、浴室、衣物等可间接传染。

（一）病因

滴虫阴道炎是由阴道毛滴虫引起的常见阴道炎。阴道毛滴虫适宜在温度 25～40℃、pH 5.2～6.6 的潮湿环境中生长，在 pH 5 以下或 7.5 以上的环境中生长受抑制。滴虫生活史简单，只有滋养体而无包囊期，滋养体生命力较强，能在 3～5℃生存 21 天，在 46℃生存 20～60 分钟，在半干燥环境生存约 10 小时，在普通肥皂水中也能生存 45～120 分钟。月经前后阴道内 pH 发生变化，月经后接近中性，隐藏在腺体和阴道皱襞中的滴虫常得以繁殖而引起炎症发作。

（二）临床表现

25%～50% 患者感染初期无症状，称为带虫者。潜伏期为几天到 4 周。当滴虫消耗阴道细胞内糖原、改变阴道酸碱度、破坏其防御机制，在月经前后易引起阴道炎症。

主要症状为阴道分泌物增多，多为稀薄、泡沫状，滴虫可无氧酵解碳水化合物，产生腐臭气味，故白带多有臭味，分泌物可为脓性或草绿色；可同时合并外阴瘙痒或疼痛、性交痛等。如合并尿路感染可有尿急、尿频、尿痛及血尿等症状。阴道检查可见阴道黏膜、宫颈阴道部明显充血，甚至宫颈有出血斑点，形成"草莓样"宫颈。阴道毛滴虫能吞噬精子，并阻碍乳酸生成，影响精子在阴道内存活而导致不孕。

（三）诊断

根据病史、临床表现及分泌物观察可作出临床诊断。取阴道分泌物检查可确诊。取分泌物前 24～48 小时避免性交、阴道灌洗或局部用药；窥阴器不涂抹润滑剂；分泌物取出后应及时送检，冬天需注意保暖，以避免滴虫活动性下降后影响检查结果。

1. 悬滴法 取温生理盐水一滴于玻璃片上，在阴道后穹隆处取分泌物少许混于生理盐水玻片上，立即在低倍显微镜下观察寻找滴虫。镜下可见波状运动的滴虫和增多的白细胞。敏感性为 60%～70%。

2. 涂片染色法 将分泌物涂在玻璃片上，待自然干燥后用不同染液染色，不仅能看见滴虫，还能看到并存的假丝酵母菌甚至癌细胞等。

3. 培养法 对可疑患者，多次阴道分泌物镜下检查未检出滴虫者，可采用培养法。

（四）治疗

因滴虫阴道炎可同时合并尿道、尿道旁腺、前庭大腺滴虫感染，单纯局部用药不易彻底治愈，故需同时全身用药。

1. 全身用药 甲硝唑 2 g 单次口服或替硝唑 2 g 单次口服；或甲硝唑 400 mg，每日 2 次，连服 7 日。口服药物的治愈率为 90%～95%。单次服药方便，但因剂量大，可出现不良反应如胃肠道反应、头痛、皮疹等。甲硝唑用药期间及停药 24 小时内、替硝唑用药期间及停药 72 小时内禁止饮酒，哺乳期用药不宜哺乳。治疗失败者可采用甲硝唑 2 g/d 口服，连服 3～5 日。

2. 阴道局部用药 阴道局部药物治疗可较快缓解症状，但不易彻底消灭滴虫，停药后易复发。因滴虫适宜环境为 pH 5.2～6.6，阴道用药前先使用 1% 乳酸或 0.5% 醋酸等酸性洗液清洗阴道改变阴道内酸碱度，同时可减少阴道内恶臭分泌物，再使用甲硝唑栓（阴道泡腾片）或替硝唑栓（阴道泡腾片）200 mg，每日一次，7 日为一疗程。

3. 性伴侣的治疗　滴虫性阴道炎主要通过性交传播，故患者性伴侣多有滴虫感染，但可无症状，为避免双方重复感染，故性伴侣应同时治疗。

4. 滴虫性阴道炎　常在月经期后复发，可考虑下次月经干净后再巩固治疗一疗程。治疗后应在每次月经干净后复查分泌物，经连续检查3次阴性后方为治愈。

5. 顽固性滴虫性阴道炎　治疗后多次复查分泌物仍提示滴虫感染的顽固病例，可加大甲硝唑剂量及应用时间，1 g 口服，每日2次，同时阴道内放置500mg，每日2次，连续7～14日。部分滴虫对甲硝唑有耐药者，可选择康妇栓，每日1枚塞阴道，7～10天为一疗程；严重者，每日早晚1次阴道塞康妇栓，7天为一疗程。

6. 妊娠合并滴虫性阴道炎　曾认为甲硝唑在妊娠3个月内禁用，因动物实验甲硝唑可能有致畸作用。但最近有国外研究显示人类妊娠期应用甲硝唑并未增加胎儿畸形率，妊娠期可应用。美国疾病控制中心推荐妊娠合并滴虫性阴道炎治疗为甲硝唑2g顿服。国内有学者提出治疗方案首选甲硝唑200 mg，每日3次，共5～7天；甲硝唑400 mg，每日2次，共5～7天。治疗失败者：甲硝唑400 mg，每日3次，7天。性伴侣需同时治疗：甲硝唑或替硝唑2g顿服。应用甲硝唑时需与孕妇及其家属详细说明，知情同意后再使用。

（五）预防

滴虫可通过性生活传播，且性伴侣多无症状。故应双方同时治疗，治疗期间禁止性生活。内衣裤、毛巾等应高温消毒或用消毒剂浸泡，避免重复感染。注意保持外阴清洁、干燥。

九、细菌性阴道病

（一）病因

细菌性阴道病（bacterial vaginosis，BV）是阴道内正常菌群失调所致的一种混合感染。正常阴道内以产生过氧化氢的乳杆菌占优势，通过产生乳酸从而保持阴道内较低的酸碱度，维持正常菌群平衡。当细菌性阴道病时，乳杆菌减少，而阴道加德纳菌与厌氧菌及人型支原体大量繁殖。阴道加德纳菌生活最适 pH 6.0～6.5，温度35～37℃。该菌单独也可引起 BV，但多与其他厌氧菌共同致病。临床及病理特征无炎症改变及白细胞浸润。其发病可能与妇科手术、多次妊娠、频繁性生活及阴道灌洗使阴道内 pH 偏碱有关。口服避孕药有支持乳酸杆菌占优势的阴道环境的作用，对 BV 有一定防护作用。

（二）临床表现

多见于生育期妇女，15～44岁，约10%～40%患者无临床症状，有症状者主要表现为阴道分泌物增多，有鱼腥味，尤其性交后加重，少数患者伴有轻度外阴瘙痒。分泌物呈鱼腥臭味是由于厌氧菌大量繁殖的同时可产生胺类物质所致。检查见阴道黏膜无充血、红肿的炎症表现，分泌物特点为有恶臭味，灰白色、灰黄色，均匀一致，稀薄，易从阴道壁拭去。

BV 常与滴虫性阴道炎、宫颈炎、盆腔炎同时发生。BV 可引起宫颈上皮不典型增生、盆腔炎、异位妊娠和不孕。孕期合并 BV 可引起胎膜早破、早产、绒毛膜羊膜炎、产褥感染及新生儿感染。

（三）诊断

下列4项中有3项阳性即可临床诊断为细菌性阴道病。

（1）均质、稀薄、白色阴道分泌物，常黏附于阴道壁上。

（2）线索细胞阳性：取少许阴道分泌物于玻片上，加一滴生理盐水混合，高倍显微镜下观察见线索细胞，白细胞极少。线索细胞即阴道脱落的表层细胞于细胞边缘贴附颗粒状物，即各种厌氧菌，尤其是加德纳菌，细胞边缘不清。

（3）阴道分泌物 pH > 4.5。

（4）胺臭味试验阳性：取少许阴道分泌物于玻片上，加一滴10%氢氧化钾溶液，产生烂鱼肉样腥臭气味，系因胺遇碱释放氢所致。

阴道分泌物性状取决于临床医师的分辨能力，因而特异性、敏感性不高。阴道 pH 是一个较敏感的指标，但正常妇女在性交后、月经期也可有阴道 pH 的升高，特异性不高。氨试验的假阳性可发生在近期有性生活的妇女。线素细胞阳性是临床诊断标准中最为敏感和特异性。BV 为正常菌群失调，细菌定性培养在诊断中意义不大。

(四) 治疗

治疗原则：①无症状患者无须治疗；②性伴侣不必治疗；③妊娠期合并 BV 应积极治疗；④子宫内膜活检、宫腔镜、取放 IUD 术、子宫输卵管碘油造影、刮宫术等须行宫腔操作手术者术前发现 BV 应积极治疗。

1. 硝基咪唑类抗生素　甲硝唑为首选药物。甲硝唑抑制厌氧菌生长，不影响乳杆菌生长，是较理想的治疗药物。甲硝唑 500mg，每日 2 次，口服连续 7 日；或 400mg，每日 3 次，口服连续 7 日。甲硝唑 2g 顿服的治疗效果差，目前不再推荐应用。甲硝唑栓 200mg，每晚 1 次，连续 7~10 日。替硝唑 1g，每日 1 次口服连续 5 天；也可 2g 每日 1 次连续 2 天。

2. 克林霉素　300mg，每日 2 次，口服连续 7 日。治愈率约 97%，尤其适用于妊娠期患者（尤其孕早期）和对甲硝唑无法耐受、过敏或治疗失败者。另有含 2% 克林霉素软膏阴道涂布，每次 5g 连续 7 日。

3. 乳酸杆菌栓剂　阴道内用药补充乳酸杆菌，通过产生乳酸从而升高阴道内酸度，抑制加德纳菌及厌氧菌生长，使用后 BV 复发率较单纯适用甲硝唑治疗低，临床值得推广。

4. 其他药物　氨苄西林具有较好杀灭加德纳菌等，但也有杀灭乳酸杆菌作用，治疗效果较甲硝唑差。

5. 合并滴虫、假丝酵母菌感染的阴道炎　聚甲酚醛阴道栓 1 枚，每日 1 次，连续 6 日。

(五) 临床特殊情况的思考和建议

1. 妊娠期细菌性阴道病的治疗　孕期合并 BV 可引起胎膜早破、早产、绒毛膜羊膜炎、产褥感染及新生儿感染，故有症状的孕妇及无症状的高危孕妇（胎膜早破史、早产史）建议治疗，在早产高危人群中进行孕期筛查和治疗可降低早产发生率。

推荐治疗方法甲硝唑 200mg，每日 3 次，口服连续 7 日；或克林霉素 300mg，每日 2 次，口服连续 7 日。不主张阴道给药，性伴侣无须治疗。Iams 学者建议，孕 20 周前细菌性阴道病孕妇的治疗应尽量使用克林霉素。

2. 细菌性阴道病复发的有关问题　BV 治疗后 3 个月内其复发率可高达 30%，其原因与病原菌持续感染、通过性生活再次传染、阴道内环境重建失败可能有关。但 Wolson J 学者认为，对于反复发作或难治的细菌性阴道病，同时治疗其性伴侣、阴道内使用乳酸杆菌对其复发并无益处。Sanchez S 等学者尝试应用甲硝唑联合制霉菌素阴道用药（含甲硝唑 500mg + 制霉菌素 100 000U，每日 1 次，连续 5 天），对降低 BV 的复发率取得较好疗效。Sobel JD 等学者则采用延长治疗时间（甲硝唑栓 200mg，每日 1 次连续 10 天后改每周 2 次连续 4 个月）治疗反复发作或难治的细菌性阴道病，虽疗效显著，但疗程长、费用高。重复使用克林霉素或甲硝唑能获得治疗效果，但最佳的治疗时间及剂量无统一标准，需进一步大样本研究指导临床用药。

十、萎缩性阴道炎

(一) 病因

萎缩性阴道炎（atrophic vaginitis）常见于绝经前后、药物或手术卵巢去势后妇女。自然绝经患者又称为老年性阴道炎，主要因为卵巢功能衰退，雌激素水平下降，阴道黏膜萎缩、变薄，上皮细胞内糖原减少，阴道内 pH 增高，多为 pH 5.0~7.0，局部抵抗力减低，当受到刺激或被损伤时，其他致病菌入侵、繁殖引起炎症。

(二) 临床表现

主要为外阴瘙痒、灼热不适伴阴道分泌物增多，阴道分泌物多稀薄呈水样，感染病原菌不同，也可呈泡沫样、脓性或血性。部分患者有下腹坠胀感，伴有尿急尿频尿痛等泌尿系统症状。部分患者仅有泌尿系统症状，曾以尿路感染治疗而效果不佳。

阴道检查可见阴道皱襞减少、消失，黏膜萎缩、变薄并有充血或点状出血，有时可见浅表溃疡。分泌物多呈水样，部分脓性有异味，如治疗不及时，阴道内溃疡面相互粘连，甚至阴道闭锁，分泌物引流不畅者继发阴道或宫腔积脓。

（三）诊断

根据绝经、卵巢手术、药物性闭经或盆腔反射治疗病史及临床表现诊断不难，应取阴道分泌物检查以排除滴虫、假丝酵母菌阴道炎。妇科检查见阴道黏膜红肿、溃疡形成或血性分泌物，但必须排除子宫恶性肿瘤、阴道癌等，常规行宫颈细胞学检查，必要时活检或分段诊刮术。

（四）治疗

原则上为抑制细菌生长，应用雌激素，增强阴道抵抗力。

1. 保持外阴清洁、干燥　分泌物多时可1%乳酸冲洗阴道。
2. 雌激素制剂全身给药　补佳乐每日 0.5～1mg 口服，每1～2个月用地曲孕酮10 mg 持续10天；克龄蒙每日1片（含戊酸雌二醇 2 mg，醋酸环丙孕酮 1 mg）；诺更宁（含雌二醇 2 mg，醋酸炔诺酮 1mg）每日1片。如有乳癌及子宫内膜癌者慎用雌激素制剂。
3. 雌激素制剂阴道局部给药　0.5%己烯雌酚软膏或倍美力阴道软膏局部涂抹，0.5g 每日1～2次，连用7天。
4. 抑制细菌生长　阴道局部给予抗生素如甲硝唑 200 mg 或诺氟沙星 100 mg，每日一次，连续7～10日。
5. 注意营养　给予高蛋白食物，增加维生素B及维生素A量，有助于阴道炎的消退。

（五）临床特殊情况的思考和建议

激素替代治疗可治疗萎缩性阴道炎，且可改善一系列更年期症状，但长时间激素应用可导致子宫内膜增生、增加药物的不良反应，如何减少相关并发症及不良反应成了现今学者们研究的方向。2007年Simon等学者尝试以每天 0.3mg 雌激素口服剂量持续3个月治疗萎缩性阴道炎，明显改善患者的临床症状。2008年Gloria等学者完成一项随机对照研究，共收纳230名患有萎缩性阴道炎的绝经后妇女，分别给予 10μg、25μg 雌二醇及安慰剂，每日1次塞阴道持续3个月。给予雌激素替代治疗的两组患者在2周后其主观症状均得到明显改善，但两组间无统计学差异。3个月后共52名患者（其中9名为安慰组，18名为 10μg 雌二醇组，25名为 25μg 雌二醇组）均给予 25μg 雌二醇每日1次塞阴道持续52周，疗程完成后行子宫内膜活检，均未提示子宫内膜异常增生或恶变。

十一、婴幼儿外阴阴道炎

（一）病因

婴幼儿阴道炎（infant vaginitis）多合并外阴炎，多见于1～5岁幼女。因其卵巢未发育，外阴发育差，阴道细长，阴道上皮内糖原少，阴道内 pH 6.0～7.5，抵抗力差，阴道自然防御功能尚未形成，容易受到其他细菌感染。另婴幼儿卫生习惯差，年龄较大者有阴道内误放异物而继发感染。病原菌常见大肠杆菌、葡萄球菌、链球菌等。

（二）临床表现

主要症状为阴道内分泌物增多，呈脓性，有异味。临床上多为母亲发现婴幼儿内裤有脓性分泌物而就诊。分泌物刺激可致外阴瘙痒，患儿多有哭闹、烦躁不安、用手搔抓外阴。检查可见外阴充血、水肿或破溃，有时可见脓性分泌物至阴道内流出。慢性外阴炎见小阴唇发生粘连甚至阴道闭锁。

（三）诊断

根据病史、体征及临床表现诊断不难，同时需询问其母亲有无阴道炎病史。取阴道分泌物做细菌学检查或病菌培养。怀疑阴道内有异物者需行肛门检查以确定，必要时需在麻醉下进行。

（四）治疗

治疗原则：①便后清洗外阴，保持外阴清洁、干燥，减少摩擦；②针对病原体选择相应口服抗生素治疗，必要时使用吸管吸取抗生素溶液滴入阴道内；③对症处理：如有蛲虫者给予驱虫治疗；阴道内异物者，应及时取出；小阴唇粘连者可外涂雌激素软膏后多可松解，严重者应分离粘连后外用抗生素软膏。

第二节 宫颈炎症

宫颈炎（cervicitis）是妇科常见疾病。在正常情况下，子宫颈是预防阴道内病原菌侵入子宫腔的重要防线，因子宫颈可分泌黏稠的分泌物形成黏液栓，抵抗病原体侵入子宫腔。但宫颈同时容易受到性生活、分娩、经宫腔操作等损伤，长期阴道炎症，宫颈外部长期浸在分泌物内，也易受病原体感染，从而发生宫颈炎。

一、急性宫颈炎

急性宫颈炎（acute cervicitis）多发生于感染性流产、产褥感染、宫颈急性损伤或阴道内异物并发感染。

（一）病因

急性宫颈炎多由性传播疾病的病原菌如淋病奈瑟菌及沙眼衣原体感染所致，淋病奈瑟菌感染时约50%合并沙眼衣原体感染。葡萄球菌、链球菌、大肠杆菌等较少见。此外也有病毒感染所致，如单纯疱疹病毒、人乳头瘤病毒、巨细胞病毒等。临床常见的急性宫颈炎为黏液脓性宫颈炎（mucopurulent cervicitis，MPC），其特点为宫颈管或宫颈管棉拭子标本上，肉眼可见脓性或黏液脓性分泌物；棉拭子擦拭宫颈管容易诱发宫颈管内出血。黏液脓性宫颈炎的病原体主要为淋病奈瑟菌及沙眼衣原体。但部分MPC的病原体不清。沙眼衣原体及淋病奈瑟菌均感染宫颈管柱状上皮，沿黏膜面扩散引起浅层感染，病变以宫颈管明显。

（二）病理

急性宫颈炎的病理变化可见宫颈红肿，宫颈管黏膜水肿，组织学表现见血管充血，宫颈黏膜及黏膜下组织、腺体周围见大量中性粒细胞浸润，腺腔内见脓性分泌物。

（三）临床表现

白带增多是急性宫颈炎最常见的、有时是唯一的症状，常呈脓性甚至脓血性白带。分泌物增多刺激外阴而伴有外阴瘙痒、灼热感，以及阴道不规则出血、性交后出血等。由于急性宫颈炎常与尿道炎、膀胱炎或急性子宫内膜炎等并存，不同程度出现下腹部不适、腰骶部坠痛及尿急、尿频、尿痛等膀胱刺激症状。急性淋菌性宫颈炎时，可有不同程度的体温升高和白细胞增多；炎症向上蔓延可导致上生殖道感染，如急性子宫内膜炎、盆腔结缔组织炎。

妇科检查可见宫颈充血、水肿、黏膜外翻，宫颈有触痛、触之容易出血，可见脓性分泌物从宫颈管内流出。淋病奈瑟菌感染的宫颈炎，尿道、尿道旁腺、前庭大腺可同时感染，而见充血、水肿甚至脓性分泌物。沙眼衣原体性宫颈炎可无症状，或仅表现为宫颈分泌物增多，点滴状出血。妇科检查可见宫颈外口流出黏液脓性分泌物。

（四）诊断

根据病史、症状及妇科检查，诊断并不困难，但需明确病原体，应取宫颈管内分泌物作病原体检测，可选择革兰染色、分泌物培养+药物敏感试验、酶免疫法及核酸检测。革兰染色对检测沙眼衣原体敏感性不高；培养法是诊断淋病的金标准，但要求高且费时长，而衣原体培养其方法复杂，临床少用；酶免疫法及核酸检测对淋病奈瑟菌及衣原体感染的诊断敏感性及特异性高。

诊断黏液脓性宫颈炎：在擦去宫颈表面分泌物后，用小棉拭子插入宫颈管内取出，肉眼观察棉拭子上见白色或黄色黏液脓性分泌物，将分泌物涂片作革兰染色，如光镜下平均每个油镜中有10个以上或高倍视野有30个以上中性粒细胞，即可诊断MPC。诊断需注意是否合并上生殖道感染。

（五）治疗

急性宫颈炎治疗以全身治疗为主，需针对病原体使用有效抗生素。未获得病原体检测结果可根据经验性给药，对于有性传播疾病高危因素的年轻妇女，可给予阿奇霉素1g单次口服或多西环素100 mg，每次2次口服，连续7日。已知病原体者针对使用有效抗生素。

1. 急性淋病奈氏菌性宫颈炎　原则是及时、足量、规范、彻底。常用药物：头孢曲松，125 mg单次肌内注射；或头孢克肟，400 mg单次口服；大观霉素，4g单次肌内注射。因淋病奈瑟菌感染半数合并沙眼衣原体感染，故在治疗同时需联合抗衣原体感染的药物。

2. 沙眼衣原体性宫颈炎　四环素类、红霉素类及喹诺酮类常用药物。多西环素，100mg口服，每日2次，连用7日。阿奇霉素，1 g单次口服；红霉素，500 mg，每日4次，连续7日（红霉素，250 mg，每日2次，连续14日）。氧氟沙星，300 mg口服，每日2次，连用7日；左氧氟沙星，500 mg，每日1次，连用7日。

3. 病毒性宫颈炎　重组人α干扰素栓抑制病毒复制同时可调节机体的免疫，每晚1枚，6天为1疗程，有促进鳞状上皮化生，而达到治疗效果。

4. 其他　一般化脓菌感染宫颈炎最好根据药敏试验进行抗生素的治疗，合并有阴道炎者如细菌性阴道病者需同时治疗。疾病反复发作者其性伴侣亦需治疗。

二、宫颈炎症相关性改变

（一）宫颈柱状上皮异位

子宫颈上皮在女性一生中都在发生变化，青春期、妊娠期和绝经期尤为明显，并且受外源女性甾体激素的影响，受宫颈管和阴道内微环境及pH的影响。性生活特别是高危性行为女性中由原始柱状和早期或中期鳞状化生上皮构成的移行带的变化有相关性。随着循环中雌激素和孕激素水平升高，阴道微环境的酸性相对更强，造成宫颈外翻，暴露出宫颈管柱状上皮末端，导致翻转即原始柱状上皮暴露增加，此现象也称为"宫颈柱状上皮异位"。

1. 临床表现　常表现为白带增多，而分泌物增多可刺激外阴不适或瘙痒。若继发感染时白带可为黏稠的或脓性的，有时可带有血丝或少量血液，有时会出现接触性出血，也可出现下腹或腰背部下坠痛。

检查见宫颈表面呈红色黏膜状，是鳞状上皮脱落，为柱状上皮所代替，上皮下血管显露的结果。柱状上皮与鳞状上皮有清楚的界限，因非真正"糜烂"，可自行消失。

临床常根据宫颈柱状上皮异位的面积将其分成轻、中、重度。凡异位面积小于子宫颈总面积1/3者为轻度，占1/3～1/2者为中度，超过1/2总面积者为重度。

2. 治疗　有症状的宫颈柱状上皮异位可行宫颈局部物理治疗。常用的方法如下。

（1）电凝（灼）法（electrocoagulation）：适用于宫颈柱状上皮异位面较大者。将电灼器接触糜烂面，均匀电灼，范围略超过糜烂面。电熨深度约0.2 cm，过深可致出血，愈合较慢；过浅影响疗效。深入宫颈管内约0.5～1.0 cm，过深易导致宫颈管狭窄、粘连。电熨后创面喷洒呋喃西林粉或涂以金霉素甘油。术后阴道出血可用纱布填塞止血，24小时后取出。此法简便，治愈率达90%。

（2）冷冻疗法：系一种超低温治疗，利用制冷剂快速产生低温而使柱状上皮异位面冻结、坏死而脱落，创面修复而达到治疗目的。制冷源为液氮，快速降温为-196℃。治疗时根据糜烂情况选择适当探头。为提高疗效可采用冻-溶-冻法，即冷冻1分钟，复温3分钟、再冷冻1分钟。其优点是操作简单，治愈率约80%。术后很少发生出血及颈管狭窄。缺点是术后阴道排液多。

（3）激光治疗：是一种高温治疗，温度可达70℃以上。主要使柱状上皮异位组织炭化、结痂，待痂脱落后，创面为新生的鳞状上皮覆盖达到修复治疗目的。一般采用二氧化碳激光器，波长为10.6μm的红外光。其优点除热效应外，还有压力、光化学及电磁场效应，因而在治疗上有消炎（刺激机体产生较强的防御免疫机能）、止痛（使组织水肿消退，减少对神经末梢的化学性与机械性刺激）及促进组织修复（增强上皮细胞的合成代谢作用，促进上皮增生，加速创面修复），故治疗时间短，治愈率高。

（4）微波治疗：微波电极接触局部病变组织，快速产生高热效应，使得局部组织凝固、坏死，形成非炎性表浅溃疡，新生鳞状上皮覆盖溃疡面而达到治疗目的，且微波治疗可出现凝固性血栓形成而止血。此法出血少，无宫颈管粘连，治愈率约90%。

（二）宫颈息肉（cervical polyp）

可能是炎症的长期刺激导致宫颈管黏膜局部增生，由于子宫具有排异作用，使增生的黏膜逐渐往宫颈口突出，形成宫颈息肉。镜下宫颈息肉表面覆盖一层柱状上皮，中心为结缔组织，伴充血、水肿及炎性细胞浸润。宫颈息肉极易复发，恶变率低。

1. 临床表现　常表现为白带增多或白带中带有血丝或少量血液，有时会出现接触性出血。也可无任何症状。

检查时见宫颈息肉为一个或多个，色红，呈舌状，直径一般1 cm，质软而脆，触之易出血，其蒂细长，多附于宫颈外口。

2. 治疗　宫颈息肉应行息肉摘除术，术后标本常规送病理检查。

（三）宫颈腺囊肿（Naboth's cysts）

子宫颈鳞状上皮化生过程中，使柱状上皮的腺口阻塞，或其他原因致腺口阻塞，而导致腺体内的分泌物不能外流而潴留于内，致腺腔扩张，形成大小不等的囊形肿物。其包含的黏液常清澈透明，也可能由于合并感染而呈混浊脓性。腺囊肿一般小而分散，可突出于子宫颈表面。小的仅有小米粒大，大的可达玉米粒大，呈青白色，常见于表面光滑的子宫颈。

（四）宫颈肥大（cervical hypertrophy）

可能由于炎症的长期刺激，宫颈组织反复发生充血、水肿，炎性细胞浸润及结缔组织增生，致使子宫颈肥大，严重者可较正常子宫颈增大1倍以上。

第三节　盆腔炎性疾病

盆腔炎性疾病（pelvic inflammatory disease，PID）是病原体感染导致女性上生殖道及其周围组织（子宫、输卵管、卵巢、宫旁组织及腹膜）炎症的总称（ascending infection of the upper genital），包括子宫炎、输卵管炎、卵巢炎、输卵管卵巢炎、盆腔腹膜炎及盆腔结缔组织炎，以输卵管炎、输卵管卵巢炎最常见。PID大多发生于性活跃期妇女，月经初潮前、绝经后或未婚者很少发生PID，若发生往往是邻近器官炎症的扩散。PID可引起弥漫性腹膜炎、败血症、感染性休克，严重者可危及生命。既往PID被分为急性或慢性盆腔炎两类，但慢性盆腔炎实际为PID的后遗症，如盆腔粘连、输卵管阻塞，从而导致不孕、异位妊娠、慢性盆腔疼痛，目前已摒弃慢性盆腔炎的称呼。PID严重影响妇女身体健康，增加家庭及社会经济负担。可喜的是美国疾病控制中心的近年数据显示：与20世纪70年代至80年代每年1 000 000例PID相比，近年发病率减少22%，每年PID大约780 000例。

（一）输卵管卵巢炎、盆腔腹膜炎、盆腔结缔组织炎

在PID中以输卵管炎（salpingitis）最常见，因此在临床上有时将急性输卵管炎等同于PID，代表内生殖器的急性感染。由于解剖结构邻近的关系，输卵管炎、卵巢炎以及盆腔腹膜炎甚至结缔组织炎往往同时并存，相互影响。

1. 发病机制

（1）病原体：PID的病原体可达20多种，主要有两个来源：①内源性病原体：99%的PID是由于阴道或宫颈的菌群上行性感染引起，包括需氧菌和厌氧菌，以两者混合感染多见。主要的需氧菌和兼性厌氧菌有溶血性链球菌、金黄色葡萄球菌、大肠埃希菌和厌氧菌。厌氧菌有脆弱类杆菌、消化球菌、消化链球菌。厌氧菌的感染容易引起盆腔脓肿。②外源性病原体：主要为性传播疾病的病原体，如淋病奈瑟菌、沙眼衣原体、支原体，前两者只感染柱状上皮及移行上皮，尤其衣原体感染常导致严重输卵管结构及功能破坏，并引起盆腔广泛粘连。在美国，40%~50%的PID是由淋病奈瑟菌引起，10%~40%的PID可分离出沙眼衣原体。在我国，淋病奈瑟菌或沙眼衣原体引起的PID明显增加，但目前缺乏大宗流行病学资料。性传播疾病可同时伴有需氧及厌氧菌感染，可能是淋病奈瑟菌或衣原体感染造成输卵管损伤后容易继发需氧菌和厌氧菌感染。其他病原体包括放线菌、结核杆菌、病毒（如巨细胞病毒、腮腺

炎病毒）以及寄生虫亦可引起盆腔炎性疾病。

（2）感染途径。

1）沿生殖道黏膜上行蔓延：病原体经宫颈、子宫内膜、输卵管黏膜至卵巢及腹腔，是非妊娠期、非产褥期PID的主要感染途径。淋病奈瑟菌、衣原体及葡萄球菌常沿此途径扩散。

2）经淋巴系统蔓延：病原体经外阴、阴道、宫颈及宫体创面的淋巴管侵入盆腔结缔组织及生殖器其他部分，是产褥感染、流产后感染及宫内节育器放置后感染的主要感染途径。链球菌、大肠埃希菌、厌氧菌多沿此途径蔓延。

3）经血循环传播：病原体先侵入人体的其他系统，再经液循环感染生殖器，为结核菌感染的主要途径。

4）直接蔓延：腹腔其他脏器感染后，直接蔓延到内生殖器引起相应器官的感染，如阑尾炎可引起右侧输卵管炎。

2. 病理

（1）急性输卵管炎、卵巢炎、输卵管卵巢脓肿：急性输卵管炎症因病原体传播途径不同而有不同的病变特点。炎症经子宫内膜向上蔓延时，首先为输卵管内膜炎，输卵管黏膜血管扩张、瘀血，黏膜肿胀，间质充血、水肿及大量中性多核白细胞浸润，黏膜血管极度充血时，可出现含大量红细胞的血性渗出液，称为出血性输卵管炎，炎症反应迅即蔓延至输卵管壁，最后至浆膜层。输卵管壁的红肿、粗大，近伞端部分的直径可达数厘米。管腔内的炎性分泌物易经伞端外溢导致盆腔腹膜炎及卵巢周围炎。重者输卵管内膜上皮可有退行性变或成片脱落，引起输卵管管腔粘连闭塞或伞端闭塞，如有渗出物或脓液积聚，可形成输卵管积脓（pyosalpinx），肿大的输卵管可与卵巢紧密粘连而形成较大的包块，临床上称之为附件炎性包块。若病原体通过子宫颈的淋巴管播散至子宫颈旁的结缔组织，首先侵及输卵管浆膜层再到达肌层，输卵管内膜受侵较轻或不受累。病变以输卵管间质为主，由于输卵管管壁增粗，可压迫管腔变窄，轻者管壁充血、肿胀，重者输卵管肿胀明显、弯曲，并有炎性渗出物，引起周围组织的粘连。

卵巢表面有白膜，很少单独发炎，卵巢多与输卵管伞端粘连，发生卵巢周围炎，也可形成卵巢脓肿，如脓肿壁与输卵管粘连穿通形成输卵管卵巢脓肿（tubo-ovarian abscess）。

（2）急性盆腔腹膜炎：盆腔腹膜的受累程度与急性输卵管炎的严重程度及其渗出物多少有关。盆腔腹膜受累后，充血明显，并可渗出含有纤维蛋白的浆液，而形成盆腔脏器的粘连，渗出物积聚在粘连的间隙内，可形成多个小的脓肿，或积聚于子宫直肠陷凹内形成盆腔脓肿。

3. 临床表现　可因炎症轻重及范围大小而有不同的临床表现。衣原体感染引起PID常无明显临床表现。炎症轻者无症状或症状轻微。常见症状为阴道分泌物增多、下腹痛、不规则阴道流血、发热等；下腹痛为持续性，活动或性交后加重。若病情严重可有寒战、高热、头痛、食欲缺乏。月经期发病可有经量增多、经期延长。若有腹膜炎，则出现消化系统症状如恶心、呕吐、腹胀、腹泻。若有脓肿形成，可有下腹包块及局部压迫刺激症状；包块位于子宫前方可出现膀胱刺激症状如排尿困难、尿频，若引起膀胱肌炎，可出现尿痛等；若包块位于子宫后方可有直肠刺激症状；若在腹膜外可导致腹泻、里急后重和排便困难。若有输卵管炎的患者同时有右上腹部疼痛，应怀疑有肝周围炎存在。

PID患者体征差异大，轻者无明显异常发现，或妇科检查仅发现宫颈举痛或宫体压痛或附件区压痛。严重病例呈急性病容，体温升高，心率增快，下腹有压痛、反跳痛及肌紧张，叩诊鼓音明显，肠鸣音减弱或消失。盆腔检查：阴道内可见脓性分泌物；宫颈充血、水肿，若见脓性分泌物从宫颈口流出，说明宫颈管黏膜或宫腔有急性炎症。穹隆触痛明显，须注意是否饱满；宫颈举痛；宫体稍大有压痛，活动受限；子宫两侧压痛明显，若为单纯输卵管炎，可触及增粗的输卵管，压痛明显；若为输卵管积脓或输卵管卵巢脓肿，可触及包块且压痛明显，不活动；宫旁结缔组织炎时，可扪及宫旁一侧或两侧片状增厚，宫旁两侧宫骶韧带高度水肿、增粗，压痛明显；若有盆腔脓肿形成且位置较低时，可扪及后穹隆或侧穹隆有肿块且有波动感，三合诊能协助进一步了解盆腔情况。

若有输卵管炎的症状及体征同时有右上腹部疼痛，考虑肝周围炎存在，即被称为Fitz-Hugh-Curtis综合征。

4. 实验室检查及辅助检查　外周血白细胞计数仅在44%的患者中升高，非特异性；炎症标志物如CRP及血沉的敏感性为74%～93%，特异性为25%～90%。阴道分泌物生理盐水涂片检查：每高倍视野中3～4个白细胞，对上生殖道感染高度敏感为87%～91%，涂片中未见白细胞时，阴性预测值可达94.5%。阴道超声：特异性为97%～100%，但敏感性较低，约为32%～85%，但若是超声无异常发现，并不能因此就排除盆腔炎性疾病的诊断。

5. 诊断　根据病史、临床症状、体征及实验室检查可做出初步诊断。但由于PID的临床表现差异大，临床诊断准确性不高。

目前尚无单一的病史、体格检查或实验性检查对盆腔炎性疾病的诊断既高度敏感又特异。2006年美国疾病与预防控制中心（CDC）制定的盆腔炎性疾病临床诊断标准如下。

（1）基本标准：宫体压痛，附件区压痛或宫颈触痛。

（2）附加标准：体温超过38.3℃（口表），宫颈或阴道异常黏液脓性分泌物，阴道分泌物生理盐水涂片见到白细胞，实验室证实的宫颈淋病奈瑟菌或衣原体阳性，红细胞沉降率升高，C-反应蛋白升高。

（3）特异标准：子宫内膜活检证实子宫内膜炎，阴道超声或磁共振检查显示充满液体的增粗输卵管，伴或不伴有盆腔积液、输卵管卵巢肿块，腹腔镜检查发现盆腔炎性疾病征象。基本标准为诊断PID所必需，附加诊断标准有利于提高PID诊断的特异性，特异标准基本可诊断PID，但除超声外，均为有创检查或费用较高，特异标准仅适用于一些有选择的病例。腹腔镜被认为是诊断PID的金标准，具体包括：①输卵管表面明显充血；②输卵管壁水肿；③输卵管伞端或浆膜面有脓性渗出物。腹腔镜诊断输卵管炎的准确率高，并能直接采取感染部位的分泌物行细菌培养，但仅针对抗生素治疗无效以及需要进一步明确诊断的患者，所以临床应用有一定的局限性。

PID诊断明确后应进一步明确病原体。宫颈管分泌物及后穹隆穿刺液的涂片、培养及核酸扩增检测病原体，虽不及剖腹或腹腔镜直接采样行分泌物检测准确，但临床较实用。

6. 鉴别诊断　需与急性阑尾炎、卵巢囊肿扭转、异位妊娠、盆腔子宫内膜异位症等鉴别。

（1）急性阑尾炎：右侧急性输卵管卵巢炎易与急性阑尾炎混淆。一般而言，急性阑尾炎起病前常有胃肠道症状，如恶心、呕吐、腹泻等，腹痛多初发于脐周围，然后逐渐转移并固定于右下腹。检查时急性阑尾炎仅麦氏点压痛，左下腹不痛，体温及白细胞增高的程度不如急性输卵管卵巢炎。急性输卵管卵巢炎的腹痛则起于下腹左右两侧。右侧急性输卵管卵巢炎常在麦氏点以下压痛明显，妇科检查宫颈举痛，双附件均有触痛。偶有急性阑尾炎和右侧急性输卵管卵巢炎两者同时存在。如诊断不确定，应尽早剖腹探查。

（2）卵巢肿瘤蒂扭转：卵巢囊肿蒂扭转可引起急性下腹痛伴恶心、甚至呕吐。扭转后囊腔内常有出血或伴感染，则可有发热，故易与输卵管卵巢炎混淆。仔细询问病史及进行妇科检查，并借助B超可明确诊断。

（3）异位妊娠或卵巢黄体囊肿破裂：异位妊娠或卵巢黄体囊肿破裂均可发生急性下腹痛并可能有低热，但异位妊娠常有停经史，有腹腔内出血，甚至出现休克，尿HCG阳性，而急性输卵管卵巢炎多无这些症状。卵巢黄体囊肿仅限于一侧，块物边界明显。

（4）盆腔子宫内膜异位症：患者在经期有剧烈下腹痛，多合并不孕病史，须与输卵管卵巢炎鉴别，妇科检查子宫可增大，盆腔有结节状包块，可通过B超及腹腔镜检查做出诊断。

7. 治疗　治疗的目的首先是减轻急性期症状，减少远期并发症；而保留生育能力是盆腔炎性疾病治疗中的另一个重要目标。

治疗原则：选择广谱抗生素，联合抗厌氧菌药物治疗，根据药敏试验选择最有效的抗生素，疗程应持续14日。美国CDC推荐对于符合PID基本诊断标准的性活跃期妇女应立即开始经验性治疗，兼顾杀灭淋病奈瑟菌或沙眼衣原体，同时对性伴侣进行积极治疗。2006年美国CDC推荐的PID治疗方案如下。

（1）门诊治疗：若患者症状轻微，一般情况良好，能耐受口服抗生素，具备随访条件，可在门诊给予治疗。

常用方案：①氧氟沙星400 mg，口服，每日2次，或左氧氟沙星500 mg，口服，每日1次，同时加甲硝唑400mg，每日2~3次，连用14日。②头孢西丁钠2g，单次肌内注射，同时口服丙磺舒，然后改为多西环素100mg，每日2次，连用14日；或选用其他第三代头孢菌素如头孢曲松钠与多西环素、甲硝唑合用。

（2）住院治疗：若患者一般情况差，病情严重，伴有发热、恶心、呕吐或有盆腔腹膜炎；或输卵管卵巢脓肿；或门诊治疗无效；或不能耐受口服抗生素；或诊断不明确，均应住院给予抗生素为主的综合治疗。

1）支持治疗：卧床休息，半卧位有利于炎症局限，加强营养，补充液体，注意维持水电解质平衡。避免不必要的妇科检查以免引起炎症扩散。

2）抗生素治疗：建议静脉途径给药收效快，常用的配伍方案如下。

A. 第二代头孢菌素或相当于第二代头孢菌素的药物及第三代头孢菌素或相当于第三代头孢菌素的药物：如头孢西丁钠1~2g，静脉注射，每6小时1次。头孢替坦二钠1~2g，静脉注射，每12小时1次。其他可选用头孢呋辛钠、头孢唑肟、头孢曲松钠、头孢噻肟钠。第二代头孢菌素及第三代头孢菌素多用于革兰阴性杆菌及淋病奈瑟菌感染的治疗。若考虑有支原体或衣原体感染，应加用多西环素100mg，12小时1次口服，持续10~14日。对不能耐受多西环素者，可服用阿奇霉素，每次500mg，每日1次，连用3日。对输卵管卵巢脓肿的患者，加用克林霉素或甲硝唑，可更有效对抗厌氧菌。

B. 克林霉素与氨基糖苷类药物联合方案：克林霉素900mg，每8小时1次，静滴；庆大霉素先给予负荷量（2mg/kg），然后给予维持量（1.5mg/kg），每8小时1次，静滴。临床症状、体征改善后继续静脉应用24~48小时，克林霉素改口服，每次450mg，每日4次，连用14日；或多西环素100mg，每日2次口服，连用14日。

C. 喹诺酮类药物与甲硝唑联合方案：氧氟沙星400mg，每12小时1次，或左氧氟沙星500mg，静滴，每日1次。甲硝唑500mg，静滴，每8小时1次。

D. 青霉素与四环素类药物联合方案：氨苄西林／舒巴坦3g，静注，每6小时1次，加多西环素100mg，每日2次口服，连用14日。

3）手术治疗：主要适用于抗生素治疗不满意的输卵管卵巢脓肿等有盆腔脓肿形成者。

4）中药治疗：主要为活血化瘀、清热解毒。

根据美国疾病预防和控制中心（CDC）推荐的治疗方案，临床治愈率达90%。若治疗失败，则可能因为依从性差，误诊或盆腔包块形成，需要进一步检查。对合并炎性包块的患者，如抗生素治疗无效，应立即考虑手术治疗。对放置宫内节育器的患者，抗生素治疗后建议将其取出。PID患者在治疗期间应被告知禁止性生活，所有近60天内有性接触的性伴侣都应进行衣原体及淋病奈瑟菌的检查，并进行经验性治疗。门诊治疗的患者应于48~72小时复诊以评估疗效、患者的依从性。

（二）子宫内膜炎

子宫内膜炎（endometritis）虽常与输卵管炎同时存在，但子宫内膜炎具有某些独特的临床特征。

1. 病因　子宫内膜炎多与妊娠有关，如产褥感染及感染性流产；与宫腔手术有关如黏膜下肌瘤摘除、放置宫内节育器及剖宫产中胎盘人工剥离等。子宫内膜炎特殊的高危因素包括近30天内阴道冲洗、近期宫内节育器的放置等。病原体大多为寄生于阴道及宫颈的菌群，细菌突破宫颈的防御机制侵入子宫内膜而发生炎症。

若宫颈开放，引流通畅，可很快清除宫腔内的炎性分泌物。各种引起宫颈管狭窄的原因如绝经后宫颈萎缩、宫颈物理治疗、宫颈锥形切除等，可使炎症分泌物不能向外引流或引流不畅，而形成宫腔积脓。

2. 临床表现　主要为轻度发热、下腹痛、白带增多，妇科检查子宫有轻微压痛。炎症若未及时治疗，则向深部蔓延而感染肌层，在其中形成小脓肿，可形成子宫肌炎、输卵管卵巢炎、盆腔腹膜炎等，甚至可导致败血症而有相应的临床表现。

3. 诊断　子宫内膜炎的症状和体征比较轻微，容易被忽视。因此有时可能需要行子宫内膜活检来协助诊断。子宫内膜活检是诊断子宫内膜炎的金标准，组织学的诊断标准为120倍的视野下子宫内膜间质中至少有一个浆细胞以及400倍视野下浅表子宫内膜上皮中有5个或更多的白细胞。

4. 治疗　子宫内膜炎的治疗同输卵管炎患者的门诊治疗方案，持续14天。2006年美国疾病预防和控制中心（CDC）推荐的治疗方案如下：①氧氟沙星400 mg，口服，每日2次，或左氧氟沙星500 mg，口服，每日1次，连用14日；②头孢曲松钠250 mg单次肌内注射，多西环素100 mg，每日2次，连用14日。若患者有细菌性阴道病，加甲硝唑500 mg，每日2次，连用14日。

若宫颈引流不畅，或宫腔积留炎性分泌物时，需在大剂量抗生素治疗的同时清除宫腔内残留物、分泌物或扩张宫颈使宫腔分泌物引流通畅。若怀疑有感染或坏死的子宫黏膜下肌瘤或息肉存在时，应摘除赘生物。

（三）输卵管卵巢脓肿、盆腔脓肿

输卵管卵巢脓肿和盆腔脓肿是盆腔炎性疾病最严重的并发症。输卵管积脓、卵巢积脓、输卵管卵巢脓肿也属于盆腔脓肿，但各有特点，亦有相同之处。输卵管卵巢脓肿（tubo-ovarian abscess）是输卵管、卵巢及其周围组织的化脓性包块。在需要住院治疗的PID患者中约1/3形成输卵管卵巢脓肿。盆腔脓肿（pelvic abscess）多由急性盆腔结缔组织炎未及时治疗或治疗不彻底而化脓形成。这种脓肿可局限于子宫的一侧或双侧，脓液流入于盆腔深部，甚至可达直肠阴道隔中。

1. 临床表现　患者多有高热及下腹痛，常以后者为主要症状。亦有部分患者发病迟缓，缓慢形成脓肿，症状不明显，甚至无发热。Landers等发现50%的输卵管卵巢脓肿有寒战及发热，常常伴有恶心、阴道分泌物增多，以及不规则阴道流血；但值得注意的是约35%的输卵管卵巢脓肿患者无发热。妇科检查可在子宫一侧或两侧扪及包块，或在子宫后方子宫直肠陷凹处触及包块，并向后穹隆膨隆，有波动感和触痛明显。此外直肠受脓肿刺激可有排便困难、排便疼痛及便意频数等。常伴外周血白细胞计数升高。但Landers等发现，23%的患者白细胞计数正常。

脓肿可自发破裂引起严重的急性腹膜炎甚至脓毒血症、败血症以致死亡。偶见盆腔脓肿自发穿破阴道后穹隆或直肠，此时患者症状可迅速缓解。

2. 诊断　典型的临床表现为盆腔疼痛、包块形成以及发热、白细胞计数增多。超声和CT是最常见的协助诊断输卵管卵巢脓肿的影像学检查手段。超声作为一种简便、无创的辅助检查手段能有效辨认输卵管卵巢脓肿，超声的影像图为一侧或双侧附件结构消失，可见囊性或多房分隔的包块，其中无法辨认输卵管或卵巢，斑点状液体与积聚在腹腔及子宫直肠陷凹的脓液有关。

与超声（75%~82%）相比，CT具有更好的敏感性（78%~100%），但价格相对昂贵。CT中可见增厚、不规则及回声增强的脓肿壁，多房，囊内液稠厚，同时可发现输卵管系膜增厚，肠壁增厚。

3. 治疗　盆腔脓肿建议住院治疗，警惕脓肿破裂的症状。输卵管卵巢脓肿以往多行经腹全子宫及双附件切除术，近30年来随着广谱抗生素的发展，初步治疗从手术治疗转变为抗生素治疗。抗生素的选择强调针对感染的病原体，应能渗透入脓腔，且疗程更长。大多数研究提示保守性药物治疗的成功率约70%或更高，某些研究的结果为16%~95%。药物治疗的成功率被认为与脓肿的大小有关，Reed等在119例输卵管卵巢脓肿的研究中发现脓肿直径大于10 cm者60%以上患者需要进一步手术治疗，而脓肿直径4~6 cm，约少于20%的患者需要手术治疗。文献报道，老年输卵管卵巢脓肿患者对抗生素的敏感性差。

是否需要手术治疗除需要评估抗生素的治疗效果外，还取决于临床症状和是否有脓肿破裂。约25%的输卵管卵巢脓肿经药物保守治疗失败将采取手术治疗。手术治疗仅限于脓肿破裂者或抗生素治疗不敏感者，可行手术切除脓肿或脓肿切开引流，原则以切除病灶为主。手术指征如下：

（1）药物治疗无效：盆腔脓肿或输卵管卵巢脓肿经药物治疗48~72小时，体温持续不降，患者中毒症状加重或包块增大者，白细胞计数持续升高，应及时手术。

（2）脓肿持续存在：经药物治疗病情有好转，继续控制炎症数日（2~3周），包块未消失，但已局限，应手术切除。

（3）脓肿破裂：突然腹痛剧烈、寒战、高热、恶心、呕吐、腹胀，腹部拒按或有中毒性休克表现，考虑脓肿破裂应立即剖腹探查。

多数学者认为对于抗生素治疗 48～72 小时无效者应积极手术切除脓肿，手术中注意操作轻柔，避免损伤肠管或脓液溢入腹腔内。因输卵管卵巢脓肿常发生于年轻妇女，应努力保留生育功能，可行输卵管卵巢脓肿造口术；为防止复发，可行一侧附件切除术联合有效抗生素治疗，尽可能保留卵巢功能；对于无生育要求的年龄较大患者，应行全子宫及双附件切除术减少复发。

随着影像学检查技术的进步以及引流技术的提高，盆腔脓肿的手术治疗发生了很大的改变。对复杂的盆腔脓肿可采取腹腔镜下脓肿抽吸引流，减少脓肿切除导致的周围组织的损伤。对位置已达盆底的脓肿常采用阴道后穹隆切开引流，可自阴道后穹隆穿刺，如能顺利吸出大量脓液则在局部切开排脓后插入引流管，如脓液明显减少可在 3 日后取出引流管。此种方法对盆腔结缔组织炎所致的脓肿，尤其是子宫切除术后所形成的脓肿效果好。一旦脓液全部引流，患者即可达到治愈。但如形成腹腔脓肿，即使引流只能达到暂时缓解症状，常需进一步剖腹探查切除脓肿。据报道，在积极抗生素和手术治疗后因为盆腔脓肿破裂引起的死亡率为 5%～10%。

目前对于穿刺引流后的不孕和异位妊娠发生率尚难以定论。有资料表明若脓肿未破裂，药物治疗联合 24 小时内腹腔镜下脓肿引流，日后妊娠率为 32%～63%，明显较脓肿行单纯药物治疗（4%～15%）或脓肿破裂后行保守性手术者（25%）增加，因此，腹腔镜下脓肿引流术术后恢复快，且缩短住院时间，可减少日后不孕的发生。

（四）盆腔炎性疾病后遗症

约 1/4 的盆腔炎性疾病会发生一系列后遗症，即盆腔炎性疾病后遗症（sequelae of PID）。主要因为组织的结构破坏、广泛粘连、增生及疤痕形成，导致输卵管阻塞、积水、输卵管卵巢囊肿，盆腔结缔组织增生导致主韧带、宫骶韧带增生、变厚，子宫固定，从而引起不孕、异位妊娠及慢性盆腔疼痛及盆腔炎性疾病的反复发作。有 PID 病史的患者日后异位妊娠的风险增加 6～10 倍，不孕的发生率为 6%～60% 不等，慢性盆腔痛的风险增加 4 倍。根据后遗症的不同选择不同的治疗方案。不孕患者则需辅助生育技术协助生育。但对慢性盆腔痛则无有效的治疗方法。对输卵管积水者可行手术治疗。

（五）预防措施

国外关于 PID 的高危因素包括：患有性传播性疾病，年轻（15～24 岁），既往 PID 病史，多个性伴侣，细菌性阴道病，宫腔手术史以及月经期性生活、IUD、阴道冲洗、吸烟及吸毒史等。因此相关预防措施包括宣传安全的性行为，适当的避孕方法，以及卫生保健措施如月经期避免性生活。积极治疗下生殖道感染如细菌性阴道病，常规衣原体筛查有助于明显减少 PID 的发生。淋病奈瑟菌和衣原体感染的患者和阴道毛滴虫感染患者应同时行性传播性疾病的检查。但老年患者并不一定存在同盆腔炎性疾病的高危因素，多与生殖道恶性肿瘤、糖尿病及伴随的消化道疾病如阑尾炎有关。

临床特殊情况的思考和建议如下。

（1）Fitz-Hugh-Curtis 综合征：即急性输卵管卵巢炎伴发肝周围炎，发生率为 1%～30%，在不孕患者中多见，在衣原体及淋球菌感染相关的盆腔炎性疾病中比较常见。临床表现为右上腹或右下胸部痛，颇似胆囊炎或右侧胸膜炎的症状。其病理特点是在腹腔镜或剖腹探查直视下可见到肝脏包膜有纤维素样斑，横膈浆膜面有小出血点，而最典型的表现是在肝脏表面和横膈间见琴弦状粘连带。当盆腔炎性疾病患者出现右上腹部疼痛，CT 提示肝包膜形成时应考虑肝周围炎。

（2）开腹或腹腔镜下切除盆腔脓肿的比较：约 25% 的盆腔脓肿患者抗生素治疗失败仍需采取手术治疗。因盆腔组织充血、水肿，互相粘连，手术中易导致周围组织损伤，尤其是肠管、膀胱的损伤，既往多主张开腹行脓肿切除更安全，但近年来随着腹腔镜的广泛应用和操作技能的提高，腹腔镜下盆腔脓肿切除术逐渐增多，与开腹手术相比，众多的资料表明两组手术时间、手术并发症、手术风险、安全性类似，但腹腔镜组切口愈合不良明显减少。术后体温恢复快，康复快，住院时间短。且 PID 多发生于年轻患者，腹腔镜手术对日后的生育能力影响小。因此手术可根据病变情况及医生的经验选择经腹手术或腹腔镜手术。首选腹腔镜下脓肿切除术，但相关人员必须具备娴熟的腹腔镜操作技术。

（3）行盆腔脓肿穿刺引流或切除的思考：多数学者认为对于抗生素治疗无效的盆腔脓肿主张行脓肿切除术，尽可能去除病灶，减少脓肿复发。但因此手术风险将明显增加。随着更多有效抗生素的诞生，影像学技术的进步，以及穿刺、引流技术的提高，盆腔脓肿的手术治疗方式发生了很大的改变，药物治疗联合超声或 CT 引导下脓肿穿刺、引流以及腹腔镜下脓肿引流应用逐渐增加，治愈率达 85% 以上，而并发症明显减少。但选择脓肿穿刺、引流或切除术，仍应根据脓肿位置、波动感、大小，结合药物治疗的敏感性采取最合适的手术方式，原则以切除病灶为主。术中谨慎分离，轻柔操作。手术时可能肠管损伤等严重并发症时并非一定需切除输卵管或卵巢。

第三章 妇科内分泌疾病

第一节 异常子宫出血与功能性子宫出血

一、正常子宫出血（月经）

（一）月经的临床表现

正常有排卵的育龄妇女在一个卵巢周期的末期，如果所排出的卵子未受精，则黄体退化，血内雌、孕激素水平随之下降，出现子宫内膜脱落出血，临床上表现为月经。对月经的正规描述至少应包括以下4个要素：①周期的长度；②周期的规律性；③经期出血的天数；④经期出血量。关于此4要素的正常范围各处报道略有出入。有报道WHO基于对6 375份欧洲健康育龄妇女全年月经日记数据库的分析，育龄妇女正常月经周期长度的第5～95百分位为24～38天一次，并与年龄相关，初潮后5年内及绝经前5年内变异较大。12个周期长度之间的差异在2～20天以内为月经规律（可能由于存在无症状的多囊卵巢综合征者）；经期长度的第5～95百分位为4.5～8天。以碱性正铁血红蛋白法客观地测定每次月经的失血量平均为5～80mL。中华医学会妇产科分会（2009）功血诊治指南中正常周期长度为24～35天，经期长度为2～7天，经期失血量为20～60mL。经血内含有坏死脱落的子宫内膜组织碎片及组织液，内膜碎片可生成大量的纤维蛋白溶解酶使经血液化而不凝，有防止子宫腔粘连的作用，月经出血停止后宫腔内不留瘢痕。但出血量多时仍可有大小不等的血块。

围月经期可出现一些症状，如下腹轻微疼痛、坠胀；乳房胀痛；尿频、腹泻、情绪波动等。

（二）正常子宫内膜出血及修复的机理

每个月经周期中，受卵巢性激素的影响，子宫内膜发生一系列规律的形态变化。月经周期各期子宫内膜腺上皮、间质细胞及肌层皆有两种雌激素受体（ER）表达，增殖期高于分泌期，分泌期ER局限于基底层腺体及血管平滑肌细胞。ERα的表达高于ERβ。两种孕激素受体（PR）在人子宫内也有共表达，其高峰出现在晚增殖期。内膜腺细胞在早泌期前以PR-A占主导，中泌期后以PR-B更为重要。内膜间质则为PR-A主导。

正常子宫内膜出血的过程包括内膜上部2/3（即功能层）的崩解、脱落、修复、重建。雌、孕激素水平的降低怎样引起子宫出血，其机理尚未完全阐明。已知涉及内膜局部一系列复杂的细胞、分子、血管的变化。

1. 血管痉挛学说

（1）Markee的经典研究：是对经前及经期子宫内膜微血管改变与出血机理认识的基础。他将兔的子宫内膜移植于雌性猕猴眼前房内，直接观察了月经出血前子宫内膜及其微血管的顺序变化。发现经前2～5天血内雌、孕激素水平下降后，腺体分泌耗竭及间质水肿消退，子宫内膜厚度减低，血管受压引起血流淤滞、血管扩张，内膜缺血、缺氧。在出血前4～24小时，内膜螺旋动脉和小动脉有节段性的痉挛性收缩，导致功能层血流灌注更加不足，缺血、缺氧及局灶性坏死，血管壁也受损；当血管扩张及血流再灌注时，引起血细胞外渗，先形成小血肿；在基底层与功能层之间形成裂隙，随后上述改变广泛化，内膜遂崩解而脱落；小动脉断裂引起出血。但基底层保留，以备再生。

(2）前列腺素及溶酶体学说：较长时间以来，子宫内膜局部生成的前列腺素（PGs），主要为$PGF_{2\alpha}$，是公认引起螺旋动脉节律性收缩的物质。在雌、孕激素的顺序作用下，子宫内膜能生成许多水解酶，储存于溶酶体内；当溶酶体周围脂蛋白包膜完整时，上述酶无活性。血雌二醇（E_2）、孕酮水平下降时，溶酶体膜失去稳定性，释放大量蛋白水解酶、胶原酶及磷脂酶A_2；前二者促使内膜崩解；后者能增加PGs的前身物——花生四烯酸的释放，进而合成大量$PGF_{2\alpha}$。孕酮水平下降还能抑制子宫内膜15羟前列腺素脱氢酶的活性，从而延长了$PGF_{2\alpha}$的生物半寿期。$PGF_{2\alpha}$引起了子宫内膜螺旋动脉和小动脉痉挛性收缩。有报道经期内膜及经血PGs浓度显著高于分泌期内膜；分泌期内膜PGs浓度则显著高于增殖期内膜。若对黄体期的妇女滴注$PGF_{2\alpha}$后，月经可提前来潮。这些证据都支持$PGF_{2\alpha}$参与月经出血。

(3）子宫内膜内皮素（endothelin，ET）：1988年Yanagisawa等首先从血管内皮细胞中分离确认一种含21个氨基酸残基的强缩血管物质，包括ET_1、ET_2、ET_3三种异构肽，以ET_1的生物活性最强。ET还对平滑肌及成纤维细胞有促分裂的旁分泌作用。后来发现人子宫内膜腺上皮及基质细胞也能表达及生成ET、ET受体，平滑肌细胞有ET受体。ET的生成及降解受激素的调节，孕酮的撤退和转化生长因子（TGF-β_1）促进ET的合成，抑制ET的降解；月经周期中ET_1表达以经前期最高。研究还显示一种使ET失活的中性内肽酶（neutral endopeptidase，NEP）由子宫内膜基质细胞生成，孕酮和孕激素刺激其生成及活性，早～中黄体期最高，晚黄体期最低。因此Marsh提出ET是月经前使内膜血管收缩的物质，在月经后期可能促使内膜基底层小动脉收缩，有助于止血；对内膜的修复及再生有重要的作用。

(4）子宫内膜崩解、脱落：主要是由于血管收缩引起缺氧的继发改变。曾观察到子宫内膜间质存在一种浓缩聚合的酸性黏蛋白多糖（acid mucopoly saccharides，AMPS），对子宫内膜及其血管壁起重要的支架作用。雌激素促进AMPS的生成和聚合，孕激素则抑制并促使其降解，使内膜基质减少，血管壁的通透性增加，有利于营养与代谢产物的交换及孕卵的着床、发育。当雌、孕激素水平降低时，溶酶体内水解酶释放，AMPS进一步解聚，子宫内膜更易于破坏脱落。

2. 组织破坏学说　20世纪90年代有作者观察到晚黄体期支持内膜与血管的基底膜已有广泛的退化改变，扫描电镜显示血管腔上皮已有小的病灶，提出细胞外基质的降解造成血管与宫腔上皮的破坏可能是月经出血的首发事件。

(1）基质金属蛋白酶（matrix metalloproteinase，MMP）：是一族降解间质与基底膜细胞外基质成分的酶，包括胶原酶（IMP-1）、明胶酶（MMP-2、MMP-9）、间质溶解素（stromelvsin，MMP-3、MMP-10、MMP-11）和膜型MMP。研究表明它们在月经周期中子宫内膜间质、血管、腺上皮、白细胞有特异的表达图像。生长因子、细胞因子、甾体激素等调节其表达。子宫内膜上皮间质中还有特异的MMP抑制物（tissue inhibitors of matrix metalloproteinase，TIMP），TIMP-1、TIMP-2、TIMP-3可使其灭活。孕酮通过许多细胞因子抑制MMP的表达；经前孕酮水平降低，内膜MMP-1，MMP-10、MMP-9 mRNA的表达增强，功能激活，即可使内膜降解或脱落，并不与血管收缩相关。此时TIMP表达也增强，限制MMP的功能不至于过高。

(2）白细胞移行——炎症反应：1986年，Finn首先提出将月经视为一个炎症过程。现已肯定邻近月经前子宫内膜间质内多种白细胞，包括中性多形核白细胞、巨噬细胞、嗜酸粒细胞、颗粒淋巴细胞、肥大细胞等急剧增多，它们生成许多细胞因子及蛋白水解酶（包括某些MMP、类胰蛋白酶等），影响血管壁的通透性与血管内皮细胞的完整性；引起内膜的崩解。上述白细胞的移行受到甾体激素的调控。孕酮水平的降低可能通过局部趋化因子（chemokines）如白细胞介素8等介导，促进白细胞的移行。

月经出血24小时起子宫内膜与血管的修复与再生即开始，第5～6天完成。首先是血管内血栓形成，即血小板黏附及聚集功能、凝血功能及基底层螺旋动脉收缩功能正常。如果血小板数目、凝血因子浓度减少或其功能异常，则出血量增多，持续时间延长。其次，雌、孕激素顺序共同作用时，子宫内膜各部分有同步的变化，结构结实，避免了由于内膜本身脆弱而引起的随机突破出血；雌、孕激素水平同时下降后，子宫内膜功能层在2～3天内脱落干净，然后在雌激素、ET及生长因子[表皮生长因子（EGF）、血管内皮生长因子（VEGF）、碱性成纤维细胞生长因子（bFGF）、TGFβ等]的影响下，内膜及血管上皮再生，修复创面而止血。若子宫内膜过度增厚，且脱落慢或不完全，则出血量多，时间延长。Li 和 Ahmed 报道早卵泡期子宫内膜基质和腺上皮有血管紧张素Ⅱ（AngⅡ）样免疫强染色，晚分泌期 AngⅡ样的免疫染色以血管周围的基质细胞最强。内膜有Ⅱ型 Ang 受体，经前子宫内膜肾素的浓度也升高，AngⅡ能促进细胞增殖、血管新生及收缩；因此，子宫内膜肾素血管紧张素系统可能对正常内膜的再生有调节作用。

（三）雌、孕激素水平与子宫内膜出血的关系

雌、孕激素联合撤退引起的月经出血，不是性激素引起内膜出血的唯一类型。还可表现为雌激素撤退性出血、雌激素突破性出血、孕激素撤退性出血和孕激素突破性出血。掌握这些知识有助于分析、了解和处理临床上常见的形形色色的医源性异常子宫出血的情况。

1. 雌激素撤退性出血　体内雌激素水平突然大幅度下降，如双侧卵巢切除、放疗或化疗，或雌激素治疗中断或减量一半以上，即会发生子宫出血，被称为"雌激素撤退性出血"。但如所给的雌激素剂量过低，疗程过短，或雌激素减幅过小，也可无子宫出血。绝经后妇女血雌激素浓度在低水平上也有波动，但并无月经来潮。这是因为子宫内膜增殖必须达到一定厚度后失去激素支持时才会出现出血。有的学者设想存在"雌激素的内膜出血阈值"，超过这一阈值后，如果减弱雌激素刺激到上述阈值以下，即会出现子宫出血；反之，如雌激素刺激强度低于上述阈值，并在此阈值水平以下波动，则并不出现出血。

2. 雌激素突破性出血　相当浓度的雌激素长期作用，无孕激素的对抗影响，可造成子宫内膜过度增殖及不同程度的增生。无对抗雌激素刺激通过直接作用于血管，减低血管张力；刺激间质 VEGF 表达，减少 $PGF_{2\alpha}$、AngⅡ的生成，促进一氧化氮（NO）、PGE_2、PGI_2 生成等途径引起血管扩张、血流增加，或由于内膜间质、血管、腺体发育不同步，溶酶体发育过度而不稳定，释放水解酶，而引起出血增多或持续不断、不可预计，称为"雌激素突破性出血"。雌激素水平与出血类型之间有一个半定量的关系。若雌激素水平低，则表现为点滴出血而时间长，但总出血量不多。高水平雌激素持续一段时间会表现为长时间闭经后急性大量失血。

3. 孕激素撤退性出血　孕激素撤退性出血只会发生在有内源或外源雌激素作用，内膜已呈增殖相的基础上。临床上见于手术切除黄体、孕激素治疗中断时。若雌激素作用持续而孕激素撤退，仍会发生孕激素撤退性出血。只有在雌激素剂量增大 10～20 倍时，常规量孕激素撤退才不会出现出血。

4. 孕激素突破性出血　体内孕激素与雌激素浓度比值过高，不能维持分泌期内膜的完整性而引起出血，持续时间不定，与小剂量雌激素突破出血类似。其具体机理尚不清楚。Fraser 等综合了应用单一孕激素类避孕药，如 Norplant、长效醋甲孕酮后出现突破性出血机理的研究结果，认为孕激素突破性出血的临床特点为不规则持续少量出血；有持续孕激素作用的同时，必须也有持续低水平雌激素的影响；子宫内膜呈受抑制的分泌或萎缩相，有局灶性片状脱落；宫腔镜检查可见到宫腔内浅表血管扩张、血管壁薄、微血管密度及脆性增加，出现瘀斑；血流动力紊乱、白细胞浸润增多等。这些改变对自然发生的有排卵型功能失调性子宫出血有参考价值。还有研究提示局部 MMP 表达增加、血管内皮细胞功能异常、VEGF 等血管新生因子或移行白细胞功能改变，导致内膜崩解及修复异常，皆可能与此类出血有关。

二、异常子宫出血和 FIGO 育龄妇女 AUB 病因新分类系统

异常子宫出血（abnormal uterine bleeding，AUB）是妇科门诊常见的症状，可引起患者贫血、继发感染、不生育、精神负担、子宫内膜增生或腺癌，甚至需切除子宫。AUB 的患病率在欧洲人群中为 11%～13%，36～40 岁妇女中为 24%。中国大陆尚无调查资料。WHO 报道月经过多的患病率为 19%。

（一）国际上 AUB 相关医学术语应用的紊乱

多年来国际上 AUB 相关的医学术语众多，其定义存在着相当的混淆和不一致。许多带希腊或拉丁字根的英语名词如 menorrhagia 指经期出血量过多及持续时间过长；metrorrhagia 或 menostaxis 指出血量不多但淋漓不止；menome-trorrhagia 指间隔时间时长时短、不可预计；但各国应用这些名词时含义不同，描述性术语（指症状）和诊断性术语（指诊断）混用。例如功能失调性子宫出血（dysfunctional uterine bleeding，DUB，简称功血）原是 1930 年 Graves 首先命名，特指无可辨认的盆腔或全身器质性疾病所引起的 AUB。但在北美国家 DUB 被默认为"无排卵性功血"，而欧洲及其他地区则包括"无排卵功血和有排卵功血"两大类；又如在北美国家将 menorrhagia 特指为：有排卵性月经过多（包括功能性与器质性病变），而欧洲及其他地区则将月经过多视为一种症状，指连续数个规则周期经期失血量（MBL）> 80mL，包括各种病因。由于医学术语系统的混乱及缺乏对各种潜在病因统一标准的分类方法，对临床诊疗、交流、教学和多中心研究的组织和结果解读造成困难，阻碍了研究结果的比较。

为了更精确地诊断，便于多个国家之间统一的临床试验，便于解读潜在疾病机理的研究结果，国际妇产科联盟（FIGO）建立了月经异常工作组（Menstrual Disorders-Group，FMDG），由来自 6 大洲的 17 个国家的临床医生和非临床的研究者组成。通过复习文献、调查、研讨会议等，建议废用如 menorrhagia、metrorrhagia 和 DUB 等术语。目前已形成一个对非妊娠育龄妇女 AUB 病因的 PALM-COEIN 分类系统，并在 2011 年 7 月《Fertility&Sterility》杂志上发表。

（二）异常子宫出血的定义和模式

AUB 是对一种症状或体征的描述，指非妊娠或妊娠妇女源自子宫腔的出血，因此来自宫颈、阴道、外阴、泌尿道、直肠、肛门的出血必须予以排除。本章主要讨论非妊娠育龄妇女的 AUB，青春发育前和绝经后妇女的 AUB 不包括在内。

FMDG 按照正常月经 4 个要素，将 AUB 的出血模式列出如下：

1. 周期规律性　不规律。
2. 月经周期频度　频发（< 21 天）；稀发（> 35 天，但 < 6 个月）；闭经 > 6 个月。
3. 经期　延长（> 7 天）；缩短（< 3 天）。
4. 经量　过多（> 80mL）；过少（< 20mL）。临床上常根据患者主观感觉或绘图失血评估表判断。经间出血（intermenstrual bleeding，IMB）定义为：有清晰的月经周期并且规律，在月经之间出现的出血，可以是随机出现的出血，也可以是每个周期固定时间出现的出血。按出血的时间可分为卵泡期出血（postmenstrual spotting）、围排卵期出血（periovulation spotting）、黄体期出血（premenstrual spotting）。选用"经间出血"术语的用意是以此代替已废用的"metrorrhagia"。不规则出血的含义是指完全无规律可循的出血。

（三）慢性 AUB 和急性 AUB

FMDG 提出慢性 AUB 和急性 AUB 的概念。前者的定义是：近 6 个月中至少有 3 次源自子宫腔出血的量、规律性和时机异常。FMDG 将慢性 AUB 患者定为需要进行规范诊疗的对象。言外之意是：由于月经周期可受到许多偶发因素的影响导致偶然 1～2 次的异常，可短期观察期待自然恢复，不一定需要启动复杂的诊疗步骤。急性 AUB 定义为一次大量出血的发作，按照临床医生的观点，其严重性已需紧急干预以防止进一步失血。急性 AUB 可以见于有或无慢性 AUB 病史的患者。

（四）FIGO 非妊娠育龄妇女 AUB 新分类系统 PALM－COEIN 系统

FIGO 非妊娠育龄妇女 AUB 病因新分类系统将引起 AUB 的病因分为 9 个基本类型，按照英语首字母缩写为 PALM-COEIN。即息肉（polyp）、子宫肌腺症（adenomyosis）、平滑肌瘤（leiomyoma）、恶性肿瘤和增生（malignancy and hyperplasia）、凝血病（coagulopathy）、排卵障碍（ovulatorydisorders）、子宫内膜（endometrium）、医源性（Iatrogenic）和未分类（not classified）。简言之，PALM 部分存在结构改变、可采用影像学技术和（或）采用组织病理方法观察检查；而 COIEN 部分无结构性改变，不能采用影像学或者组织病理方法确认。这些分类是为便于开发现有和后续的亚分类系统。

该系统认识到任一患者可有一个或一系列引起 AUB 或与 AUB 有关的病因；另一方面，已发现的疾病如子宫肌腺症、子宫肌瘤和颈管内膜息肉或子宫内膜息肉常常不引起症状，不是目前 AUB 的原因。

1. 宫腔息肉（AUB-P）　息肉分为超声和（或）宫腔镜（可有或无病理）下确认的息肉，有或无组织病理学的证据。需排除子宫内膜的息肉样改变，因为那是正常子宫内膜的变异。将来可根据息肉的体积、位置、数量、形态和组织学，进一步做亚分类。

2. 子宫肌腺症（AUB-A）　子宫肌腺症引起 AUB 的机理仍不清楚。尽管子宫肌腺症的传统诊断标准是依据子宫切除标本中子宫内膜组织在内膜-肌层界面以下深度的组织病理进行评估，但其标准变异很大，临床应用价值有限。目前子宫肌腺症的诊断是依据子宫的影像学检查，主要是超声和磁共振（MRI）标准。考虑到世界范围内可采用MRI的妇女有限，建议至少需采用超声诊断子宫肌腺症。

3. 子宫平滑肌瘤（AUB-L） 大部分子宫平滑肌瘤是无症状的，常见有子宫肌瘤不是AUB的原因，同时考虑到子宫肌瘤的发病率很高，因此FDMG对子宫肌瘤又作进一步分类：初级分类、二级分类和三级分类。初级分类只反映是否存在一个或多个子宫肌瘤，由超声检查确定，不考虑位置、数量和大小。二级分类时须将影响子宫腔的黏膜下肌瘤（SM）与其他肌瘤（O）区分开，因为前者最可能引起AUB；三级分类主要由Wamsteker等创立，又被欧洲人类生殖与胚胎协会（ESHRE）采纳并改进。将肌瘤先分为黏膜下、其他和混合性三大类后又进一步细分，如黏膜下肌瘤又分为带蒂的完全位于宫腔内（0型）、<50%位于肌壁间（1型）、大于50%位于肌壁间（2型）；其他型肌瘤又分为完全位于肌壁间但紧靠子宫内膜（3型）、完全在肌壁间（4型）、浆膜下大于50%位于肌壁间（5型）、浆膜下<50%位于肌壁间（6型）、带蒂的浆膜下（7型）、其他特殊类型（如宫颈肌瘤、阔韧带或寄生肌瘤）。

该PALM-COEIN分类系统未包括肌瘤的大小、数量和与宫体宫颈的垂直位置关系。

4. 恶性肿瘤和增生（AUB-M） 尽管育龄女性中相对少见，不典型增生和恶性肿瘤仍然是引起AUB的重要原因。对任一育龄女性都必须考虑到该诊断，尤其是那些具有高危因素如肥胖或长期无排卵者。当一个AUB的妇女发现存在不典型增生或者恶性病变时，应首先被分类为AUB-M，然后再按照世界卫生组织或FIGO相关系统进一步分类。

5. 凝血异常的全身性疾病（AUB-C） 指可引起AUB的多种止血、凝血功能异常的全身性疾病。高水平的证据表明，月经过多者中约13%有生化检查可发现的凝血异常，最常见的是von Willebrand病。其中大约90%可以通过详细的病史问诊而确定。尤其对于初潮起即有月经量多；既往有手术或拔牙后出血多，或反复牙龈出血、鼻出血、皮肤瘀斑；或家族中有出血疾病者；应请血液科会诊，筛查von Willebrand因子。但这些疾病引起AUB的比例不清楚。

6. 排卵障碍（AUB-O） 排卵障碍会引起AUB，出血时间及量不定，有时会引起大出血。持续无排卵主要由于下丘脑垂体卵巢轴功能异常引起。雌激素持续作用于子宫内膜，缺乏周期性孕酮对抗，引起雌激素突破性出血或撤退性出血。常见于青春期、绝经过渡期妇女。有些患者可因多囊卵巢综合征、甲状腺功能低下、高催乳素血症、精神压力、肥胖、厌食、减肥或过度运动，或甾体激素、酚噻嗪类和三环类抗抑郁药等药物引起。黄体功能不足可引起经间出血。

7. 子宫内膜原因（AUB-E） 当AUB表现仍有周期规律可循，表明有正常排卵，又缺乏其他明确病因时，最可能是子宫内膜局部控制经期失血量的分子机理异常引起。若出血过多，可能存在局部"止血异常"的原发疾病，包括缺乏引起血管收缩的因子（如ET1和$PGF_{2\alpha}$）和（或）纤溶酶原激活物过多引起纤溶亢进，和促血管扩张物质产生过多（如PGE_2和PGI_2）。

其他类型的子宫内膜局部疾病可能表现为经间出血，如子宫内膜炎和感染、局部炎性反应异常，或子宫内膜局部血管形成异常。在目前还无诊断这些疾病的特异方法，因此诊断AUB-E需在有排卵的基础上排除其他明确异常后确定。

8. 医源性（AUB-I） 很多医疗干预会引起AUB或与AUB有关。使用外源性甾体激素时发生的不按预期时间的出血被称为"突破性出血"，这是AUB-I中最常见的情况。使用释放左炔诺孕酮的宫内节育器（LNG-IUS）妇女在治疗初6个月内常发生突破性出血，也在此范畴之列。当考虑AUB是继发于华法林或肝素等抗凝药，或者使用干扰多巴胺代谢的会引起排卵障碍的药物，分别分类为AUB-C或AUB-O。

9. 未分类（AUB-N） 在某个特定患者中，因未充分诊断或检查，或极端罕见，可能存在一些引起或不引起AUB的情况。包括动静脉畸形、子宫肌层肥厚、其他一些只能由生化或分子生物学的方法确诊的疾病。目前被划分到AUB-N，将来可能被新分类代替，或归入已有的分类中。

一个患者中可能存在一个或多个引起AUB的因素。PALM-COEIN系统对所有患者也以缩写的形式列出所有因素，如$P_0A_0L_1(SM)M_0-C_0O_0E_0I_0N_0$。有的患者可能存在分类中某个病理情况，如浆膜下肌瘤，但是与 AUB 并无因果关系，因此在应用该分类系统时需对患者进行全面的分析。

（五）原有 AUB 病因分类与 PALM-COEIN 的比较

我国大陆妇科内分泌学界对 AUB 术语的认识与欧洲国家相同，但也存在着类似的混淆，例如 AUB、功血及月经过多这 3 个术语的定义原本是不同的，有时却常常不加区别而混用。

既往对 AUB 病因的分类是按照器质性疾病、功能失调、医源性病因三大类进行分析。器质性疾病是指生殖系统及全身器质性疾病，包括 PALM-COEIN 系统中的 PALMC 及部分 EN。医源性病因相当于 PALM-COEIN 中的 AUB-I。功能失调是非全身及生殖系统的各种器质性疾病所引起的异常子宫出血，强调的是排除器质性因素。功能失调基本的病理生理改变为中枢神经系统下丘脑-垂体-卵巢轴神经内分泌调控异常，或卵巢、子宫内膜或肌层局部调控功能的异常。同时按照有无排卵，将功血进一步分为无排卵功血（AUB-O）和有排卵功血（AUB-E）两大类。按照患者的年龄进一步分为青春期功血、育龄期功血和绝经过渡期功血。

考虑到 PALM-COEIN 系统刚发表不久，尚需一段时间才能在临床上广泛应用，AUB 相关的器质性疾病已在本书其他章节中介绍，因此本章中我们重点介绍功血，并按照无排卵功血和有排卵功血的体例进行描述，在诊断和鉴别诊断部分会适当引入 PALM-COEIN 系统。

三、无排卵型功能失调性子宫出血

我国大陆医院临床所见到的功血患者中，70%～80% 为无排卵型，多见于青春期、绝经过渡期；20%～30% 为有排卵型，以育龄期多见。但是英国 Sheppard 教授报道英国育龄妇女中 90% 的功血为有排卵型。出现这一差别的原因可能是西方国家中社区医生面对的多为育龄期妇女，而我国大陆医院所面对的是因病情较重而就诊的患者，轻至中度月经过多的患者未必来医院就诊。

（一）无排卵的病因

1. 青春期　青春期功血患者血 E_2 水平在育龄妇女的正常范围内，但缺乏正常周期中期 E_2 正反馈所诱导血 LH 峰，提示主要原因是下丘脑-垂体对雌激素的正反馈反应异常。已知青春期中枢神经系统-下丘脑-垂体-卵巢轴正常功能的建立需经过一段时间。月经初潮 1 年内，80% 的月经是无排卵月经。初潮后 2～4 年内无排卵月经占 30%～55%，初潮 5 年时可能仍有不到 20% 的月经周期尚无排卵，有 1/3 的周期为黄体不足。这是由于卵巢轴正反馈调节机理的建立需要更复杂精细的调控。如果此时受到过度劳累、应激等刺激，或肥胖等遗传因素的影响，就可能引起无排卵功血或其他月经病，如多囊卵巢综合征。

2. 绝经过渡期　此时妇女卵泡储备低，对促性腺激素的敏感性也降低，或下丘脑-垂体对性激素正反馈调节的反应性降低，因而可先出现黄体功能不足，稀发或不规则排卵，最终排卵停止。此时卵泡仍有一定程度的发育，但缓慢、不充分，或退化不规则，不足以引起正反馈，造成孕激素水平不足或缺如而引起本病。

3. 育龄期　可因内、外环境内某种刺激，如劳累、应激、流产、手术或疾病等引起短暂的无排卵。亦可因肥胖、多囊卵巢综合征、高泌乳素血症等长期存在的因素引起持续无排卵。按照 WHO 的分型：Ⅰ型为下丘脑-垂体性无排卵（血 PRL 可高或正常）；Ⅱ型为多囊卵巢综合征（PCOS）；Ⅲ型为卵巢性无排卵。3 型无排卵皆可引起功血，但以 PCOS 最多见。

（二）病理生理改变

虽然少数无排卵妇女可有规律的月经，临床上称为"无排卵月经"，但多数无排卵妇女有月经紊乱。卵巢内卵泡有不定时、不同程度的发育，无优势卵泡及黄体形成。发育中的卵泡持续分泌不等量的雌激素，但不足以诱导血 LH 峰；孕酮水平低下，使子宫内膜持续增殖甚至增生。由于卵泡发育与退化无规律，血内雌激素水平也呈不规律的波动；子宫内膜因雌激素不足或波动，不规律地脱落，即退化脱落的部位、深度、范围及时机皆可不规律，发生雌激素撤退或突破性出血。

Fraser 等对子宫内膜增生的患者行宫腔镜检查，常见到子宫内膜有迂曲、血管壁变薄易破的浅表血管。螺旋动脉发育差，静脉血管增加，并有静脉窦形成，也可增加出血的倾向。其他研究还显示内膜血流有不同程度的增加。局部 $PGF_{2\alpha}$ 生成减少或 PGE_2 合成增多，NO 及纤维蛋白溶解活性可能增高，这些局部因素的改变可能对本症出血有一定作用。

（三）临床表现

1. 主要症状　月经完全不规则，出血的类型决定于血清雌激素的水平及其下降的速度、雌激素对子宫内膜持续作用的时间及内膜的厚度。量可少至点滴淋漓，或可多至有大血块造成严重贫血；持续时间可由 1～2 天至数月不等；间隔时间可由数天至数月，因而可误认为闭经。病程缠绵。同时可有贫血表现、多毛、肥胖、泌乳、不育等。一般不伴有痛经。盆腔检查除子宫稍丰满及软外，余皆正常。

2. 实验室检查　基础体温（BBT）曲线呈单相型。血清 E_2 浓度相当于中、晚卵泡期水平，失去正常周期性变化。孕酮浓度 < 3ng/mL。单次 LH 及 FSH 水平正常或 LH/FSH 比值过高，周期性高峰消失。子宫内膜活检病理检查可呈增殖、单纯增生、复合增生（腺体结构不规则，但无腺上皮异型性改变）、子宫内膜息肉或非典型增生（腺上皮有异型性改变），无分泌期表现。非典型增生属癌前病变。偶可并发子宫内膜腺癌。

（四）诊断与鉴别诊断

首先除外非生殖道（泌尿道、直肠肛门）及生殖道其他部位（宫颈、阴道）的出血、全身或生殖系统器质性疾病引起的出血及医源性子宫出血。下文中括号内所示为 PALM-COEIN 系统的分类。全身系统性疾病有：①血液病（AUB-C）：青春期患者中血液病约占 3%，最常见的是血小板减少性紫癜，vonWillebrand 病。其他如再生障碍性贫血、白血病等；②内分泌病（AUB-O）：如甲状腺功能减退、肾上腺皮质功能异常及糖尿病等引起的持续无排卵；③肝病（AUB-C）：影响了雌激素代谢或凝血因子的合成等；④肾功能衰竭透析用肝素后（AUB-I）；⑤红斑狼疮：由于损伤血管功能或血液抗凝抗体作用而引起（AUB-C）。

生殖系统疾病有：①妊娠并发症：各种流产、异位妊娠、葡萄胎；②肿瘤：子宫肿瘤如：肌瘤（肌间、黏膜下）（AUB-L）、宫颈癌、宫体内膜癌或肉瘤（AUB-M）、绒毛膜上皮癌；卵巢肿瘤，尤其是分泌雌激素的性索间质瘤；输卵管癌；③炎症：一般或特异性（结核、性病）子宫内膜炎（AUB-E）；④子宫肌腺症（AUB-A）、子宫内膜异位症；⑤其他：子宫内膜息肉（AUB-P）、生殖道创伤、异物、子宫动静脉瘘（AUB-N）、子宫内膜血管瘤。

医源性出血（AUB-I）有：放置避孕环后（尤其是释放铜环）、使用激素类避孕药后（包括口服、肌内注射制剂、埋植剂）、宫颈电烙后、服抗凝药（水杨酸类、非甾体抗炎类）后（AUB-C）、抗纤溶药过量（AUB-C）、性激素服用不当等。

鉴别诊断需依靠详细的月经及出血史、既往妇科疾病、服药情况、家族出血性疾病史。一线检查有：全身体检及盆腔检查、全血常规检查、血 HCG、宫颈刮片。酌情选择凝血功能、LH、FSH、PRL、E_2、T、P 测定、甲状腺功能检查。经腹或阴道超声检查有助于观察宫腔、内膜情况，发现卵巢小囊肿，也应列为一线检查。

宫腔镜检查可列为二线检查。尤其对药物治疗无效，或超声检查提示宫腔异常的患者。与子宫输卵管造影比较有优势。宫腔镜检查及直视下选点活检，敏感性高于一般诊断性刮宫。宫腔镜检查的可靠性与术者的经验有关，熟练者可能有 20% 的假阳性，而无假阴性。

子宫 MRI 检查只在未婚患者、超声检查提示子宫肌腺症或多发性子宫肌瘤，为决定治疗对策时选用。

有时本症还可与某些器质性疾病同时存在，如子宫肌瘤、卵巢分泌雌激素肿瘤等。诊断时也应想到。

（五）处理

无排卵功血患者应对内分泌治疗有效。具体方案应根据患者年龄、病程、血红蛋白水平、既往治疗效果、有无生育或避孕要求、文化水平、当地医疗及随诊条件等因素全面考虑。总的原则是：出血阶段应迅速有效止血及纠正贫血；血止后应尽可能明确病因，并行针对性治疗，选择合适方案控制月经周期或诱导排卵，预防复发及远期并发症。

1. 止血

（1）性激素治疗。

1）孕激素内膜脱落法（药物刮宫法）：针对无排卵患者子宫内膜缺乏孕激素的影响，给患者以足量孕激素使增殖或增生的内膜转变为分泌期；停药后约2~3天后内膜规则脱落，出现为期7~10天的撤退出血，在内源性雌激素的影响下，内膜修复而止血。常用肌内注射黄体酮20~40mg/d，连续3~5天；或口服地屈孕酮10~20mg/d，连续10天；或微粒化孕酮（琪宁）200~300mg/d，连续3~10天；或醋甲羟孕酮（MPA）6~10mg/d，连续10天。可根据不同患者出血的病程、子宫内膜的厚度决定孕激素的剂量及疗程。本法效果确实可靠；但近期内必有进一步失血，若累积于宫腔的内膜较厚，则撤退出血量会很多，可导致血红蛋白进一步下降。故只能用于血红蛋白大于80g/L的患者。在撤退出血量多时，应卧床休息，给一般止血剂，必要时输血，此时不用性激素。若撤退出血持续10天以上不止，应怀疑器质性疾病的存在。

2）雌激素内膜修复法：只适用于青春期无性生活患者且血红蛋白<80g/L时。原理是以大剂量雌激素使增殖或增生的子宫内膜在原有厚度基础上，修复创面而止血。不同患者止血的有效雌激素剂量与其内源性雌激素水平的高低正相关。原则上，应以最小的有效剂量达到止血目的。一般采用肌内注射苯甲酸雌二醇或口服戊酸雌二醇，可从3~4mg/d开始，分2~3次应用。若出血量无减少趋势，逐渐加至8~12mg/d。也可从6~8mg/d开始，止血收效较快。最大不超过12mg/d。若贫血重者需同时积极纠正贫血，输血及加用一般止血药。止血2~3天后可逐步将雌激素减量，速度以不再引起出血为准。直至1mg/d时即不必再减，维持至用药20天左右，血红蛋白已高于90g/L时，再改用黄体酮及丙酸睾酮使内膜脱落，结束这一止血周期。故内膜修复法的用意是为争取时间纠正重度贫血。对血红蛋白极度低下的患者，单纯增加雌激素剂量仍可无效，应注意有无凝血因子及血小板的过度稀释，检查血小板及凝血功能，必要时补充新鲜冻干血浆或血小板。大剂量雌激素用于止血为权宜之计，不宜频繁使用。对此类患者应重在预防再一次发生严重的出血。

3）高效合成孕激素内膜萎缩法。适用于：①育龄期或绝经过渡期患者：血红蛋白<80g/L，近期刮宫已除外恶性情况者。②血液病患者：病情需要月经停止来潮者。方法为：左炔诺孕酮每日1.5~2.25mg/d，炔诺酮（妇康）5~10mg/d，醋甲地孕酮（妇宁）8mg/d。醋甲羟孕酮（甲羟孕酮）10mg/d等，连续22天。目的是使增殖或增生的内膜蜕膜化，继而分泌耗竭而萎缩。血止后亦可逐渐减量维持。同时积极纠正贫血。停药后内膜亦脱落而出血。19-去甲基睾酮衍生的孕激素制剂有不同强度的雄激素活性；因此剂量不宜过大，尤其是在治疗多囊卵巢综合征引起的功血患者时。血液病患者则应视血液病的病情需要，决定是否停药或持续用药。

4）三代短效口服避孕药：常用的有复方去氧孕烯（妈富隆）、复方环丙孕酮（达英35）等。其机理也是萎缩内膜，但含有炔雌醇。剂量为2~3片/天，止血后也可逐渐减量，连续21天。同时纠正贫血。有研究显示复方去氧孕烯剂量大于3片/天与3片/天比较，止血效果无显著差异。由于所用剂量大于避孕用药，用药时间不宜过长，否则可能引起子宫增大。对有避孕药禁忌证的患者应避免使用。

5）丙酸睾酮：可对抗雌激素的作用，减轻盆腔充血，从而减少出血量，但不能止血。可与黄体酮同时肌内注射，25mg/d（青春期患者）或50mg/d（绝经过渡期患者），但总量应低于每月200mg。

（2）诊断性刮宫：止血显效迅速，还可进行内膜病理检查除外恶性情况。诊刮时了解宫腔大小、有无不平感也有助于鉴别诊断。对于病程较长的已婚育龄期或绝经过渡期患者，应常规使用。但对未婚患者，及近期刮宫已除外恶变的患者，则不必反复刮宫。

（3）止血药物。常用的有：①抗纤溶药物：氨甲环酸（tranexamic acid，妥塞敏）1.0g，口服每天2~3次。也可用注射针剂1g/10mL，以5%葡萄糖液500mL稀释后静脉点滴，每天1~2次。②甲萘氢醌（维生素K_4）：4mg，每日3次口服；或亚硫酸氢钠甲萘醌（维生素K_3）4mg肌内注射，每天1~2次，有促进凝血作用。③维生素C及卡巴克络（安络血）：能增强毛细血管抗力。前者可口服或静脉滴注，300mg~3g/d；后者5~10mg口服，每天3次，或10~20mg肌内注射，每天2~3次。④酚磺乙胺（止血敏、止血定）：能增强血小板功能及毛细血管抗力，剂量为0.25~0.5g肌内注射，每天

1～2次，或与5%葡萄糖液配成1%溶液静脉滴注，5～10g/d。⑤注射用血凝酶（立芷血）：是经过分离提纯的凝血酶，每支1单位（IU），可肌内注射或静脉注射，2IU/次，第1天2次，第2天1次，第3～4天1IU/次。注射20分钟后出血时间会缩短1/3～1/2，疗效可维持3～4天。

（4）其他：包括补充铁剂、叶酸。加强营养，注意休息，减少剧烈运动。长期出血患者应适当预防感染。

2. 诱导排卵或控制月经周期　出血停止后应继续随诊，测量基础体温。择时检查血清生殖激素浓度，以明确有无排卵。根据患者不同的要求，制订诱导排卵或控制周期的用药方案，以免再次发生不规则子宫出血。

对要求生育的患者，应根据无排卵的病因选择促排卵药物，最常用的是氯米芬。首次剂量为50mg/d，从周期第5天起，连服5天，同时测定BBT，以观察疗效，若无效可酌情增加至100～150mg/d。若因高泌乳素血症所致无排卵，则应选用溴隐亭，剂量为5～7.5mg/d。需定期复查血清PRL浓度，以调整剂量。

对要求避孕的患者可服各种短效避孕药控制出血。对青春期无性生活的患者，或氯米芬无效的患者，可周期性用孕激素，使内膜按期规则脱落，从而控制周期。对体内雌激素水平低落者则应用雌、孕激素周期序贯替代治疗，控制周期。对绝经过渡期患者可每隔1～2个月用孕酮配伍丙酸睾酮或MPA，使内膜脱落1次。若用药后2周内无撤退出血，则估计体内雌激素水平已低落，绝经将为时不远，只需观察随诊。

若有子宫内膜非典型增生时，应根据病变程度（轻、中、重）、患者年龄、有无生育要求，决定治疗方案。病变轻、年轻有生育要求者可用：己酸孕酮每周500mg，左炔诺孕酮1.5～3mg/d，醋甲地孕酮4～8mg/d等。一般3个月后复查子宫内膜，根据对药物的反应决定停药、继续用药或改手术治疗。若病变消失，则应改用促排卵药争取妊娠。据报道妊娠率为25%～30%，但产后还可能复发。病变重、年龄大于40岁、无生育要求者，可手术切除子宫。文献报道癌变率为10%～23%。癌变时间平均4年（1～11年）。对血液病所致子宫出血则应详细检查，明确其类型，根据不同预后选用长期内膜萎缩治疗或手术切除子宫或子宫内膜。

总之，尽可能用最小的有效剂量达到治疗目的，以减轻不良反应。方案力求简便。最好指导患者掌握病情变化规律及用药对策，并在适当时间嘱患者来医院随诊进行督查：用药3～6个月后可短期停药，观察机体有无自然调整之可能。若症状复发则及早再用药，亦有把握控制。

（六）预后

青春期功血患者最终能否建立正常的月经周期，与病程长短有关。发病4年内建立正常周期者占63.2%，病程长于4年者较难自然痊愈，可能合并多囊卵巢综合征。育龄期患者用促排卵药后妊娠生育可能性很大，但产后仅部分患者能有规则排卵或稀发排卵，多数仍为无排卵，月经可时而不规则或持续不规则。个别患者可发生内膜非典型增生或腺癌。即使月经恢复正常的患者亦易受某些刺激的影响而复发。绝经过渡期功血患者病程可长可短，皆以绝经而告终。在除外恶变后可观察等待。

四、有排卵型功能失调性子宫出血

（一）分类

有排卵型功血与无排卵型功血在病理生理改变、处理方面有很大的不同，因此鉴别此两种情况在临床上是很必要的。有排卵型功血患者的月经虽有紊乱，但常常仍有规律可循，因此详细询问出血的起止时间及出血量，对照BBT曲线，择时做血孕酮测定即可基本确诊。

无器质性疾病的有排卵妇女出现异常子宫出血的原因可能是排卵功能的轻微异常所致。文献上描述由子宫内膜成熟或脱落不规则，或雌孕激素比例不当引起。临床上以出血时间与BBT曲线对照，将本症分为月经量多与经间出血两类。后者又进一步分为围排卵期出血、经前出血及月经期长三种情况。文献对月经量多的研究相对较多，而对经间出血则鲜有报道。

（二）月经量多

月经量多的定义是连续数个月经周期中经期出血量过多，但月经间隔时间及出血时间皆规则，无经间出血、性交后出血或经血的突然增加。经碱性正铁血红蛋白法测定，每周期失血量多于 80mL 者才视为月经量多。不同个体对出血量的主观判断标准有很大差异。有报道主诉月经量多的患者中，仅 40% 经客观测量失血量多于 80mL。

1. 发病机理　有作者比较有排卵月经量多与月经量正常的妇女，月经周期中血清 LH、FSH、E_2 及唾液 P 浓度的动态变化，内膜组织相，结果未见差异。子宫内膜雌、孕激素受体含量评分（单抗免疫组化法）结果差异亦无显著性。不同个体之间上述受体含量变异却较大。月经量多者血浆及经血内凝血因子、子宫血管密度皆正常。近年研究有阳性发现的发病因素有以下几个方面。

（1）子宫内膜不同 PG 之间比例失衡：已知不同 PG 对血管舒缩及血小板功能有相反的作用。前列环素（PGI_2）能扩张血管，抑制血小板聚集；血栓素 A_2（TXA_2）却使血管收缩，促进血小板聚集。PGE_2 及 $PGF_{2\alpha}$ 皆能促进血小板活性，但前者使血管扩张，后者使血管收缩。有研究显示：月经量多患者子宫内膜生成 $PGE_2/PGF_{2\alpha}$ 量的比值增高，PGI_2 及 TXA_2 的各自代谢产物 –6 酮 $PG_{1\alpha}/TXB_2$ 比值也升高。此两对 PG 产生量的失衡，导致血管扩张、血小板聚集功能受抑制的倾向，而引起月经量的增多。

（2）内膜纤溶系统功能亢进：子宫肌层及内膜含有大量的组织型纤溶酶原激活物（tissue plasminogen activator，tPA）。Cleeson 研究显示正常妇女子宫内膜 tPA 活性从晚泌期起开始升高，到下个月经周期第 2 天达峰值。月经量多者内膜 tPA 活性在中泌期起即升高，晚泌期及下个月经周期第 2 天，经期内膜及经血 tPA 及 I 型纤溶酶原激活抑制物（plasminogen activator inhibitor type Ⅰ，PAI-Ⅰ）活性显著高于正常。周期第 2 天经期内膜 tPA 活性与月经失血量有强的正相关关系。可能由于内膜 tPA 活性过高，使纤溶系统功能亢进，引起止血的血栓不稳定或再通，细胞外基质胶原及黏附蛋白降解加剧，内膜剥脱广泛持久，导致月经量多。

（3）其他：卵泡期子宫内膜 VEGF、NO 表达增加使血流增加，子宫内膜 ET 释放、bFGF 受体减少，白细胞浸润增多，内膜出血相关因子（endometrial bleeding associated factor，EDAF）基因表达过强等。

2. 诊断与鉴别诊断　关键是除外器质性疾病及与无排卵型功血相鉴别。如有不规则出血、经间出血、性交后出血，或经血的突然增加，或盆腔痛、经前腹痛，则提示可能有器质性疾病。如有肥胖、应用非对抗雌激素或他莫昔芬或多囊卵巢综合征，则应注意除外子宫内膜癌。Fraser 报道对 316 例月经量多的患者行宫腔镜、腹腔镜检查，结果 49% 的患者有器质性疾病。以子宫肌瘤、子宫内膜异位症、子宫内膜息肉、子宫腺肌病最为常见。经前 5～9 天测定血孕酮浓度有助于确定为有排卵型的功血。全血常规及凝血功能检查十分重要。罕见的情况下应请血液科检查血小板的黏附功能与聚集功能，以发现血小板无力症。罕见的还有子宫动静脉瘘，需经子宫动脉造影诊断。Wilansky 对 67 例甲状腺功能正常的月经量多患者行 TRH 刺激试验。31 例 TSH 基值为（2.4±0.24）MU/L 者 TRH 刺激后 TSH 峰值为（11.5+1.0）MU/L，随诊其中的 16 例月经量多持续存在。另 15 例（22%）TSH 基值为（5.9±0.76）MU/L 者经 TRH 刺激后 TSH 峰值高达（47.5+5.9）MU/L，其中 8 例服甲状腺片后，TSH 值下降，T_4 值上升，随诊 1～3 年月经正常。结论是亚临床的原发性甲状腺功能减退可能是月经量多的病因之一。

目前临床上尚不能行有关子宫内膜 PG 及 tPA 活性的检查。

3. 处理

（1）药物治疗：为首选治疗。

1）对无避孕要求或不愿意用激素治疗的患者，可选用抗纤溶药：如氨甲环酸 1g，每天 2～4 次，或抗 PG 合成药：氟芬那酸 0.2g，每天 3 次；于月经第 1 天起服用，连续 5 天。英国报道用药 3 个月的随机双盲对照研究结果显示氨甲环酸可减少月经量 54%。不良反应可有恶心、头晕、头痛等。国内临床研究经期失血量减少 35%～44%，该药自上市 19 年来未有引起栓塞发生增加的报道。

2）对要求避孕的患者，可选用内膜萎缩治疗：①左炔诺孕酮宫内释放系统（LNG-IUS，商品名曼月乐），每 24 小时宫腔释放 LNG 20μg，有效期 5 年。药物直接作用于内膜使其萎缩变薄，月经减少，

20%～30%出现闭经；对全身的不良反应少，血E_2水平不低，12%～30%可有小的卵泡囊肿。停用1个月后作用消失。但最初6个月内可能发生突破出血。②19-去甲基睾酮衍生物：有报道周期第5～26天口服左炔诺孕酮，可减少30%失血量。

3）其他：丹那唑为17α-乙炔睾酮的衍生物，它能抑制GnRH分泌，抑制Gn周期高峰及卵巢性激素的生成，200mg/d，可减少失血量60%，但应注意皮疹、肝损、雄性化不良反应。GnRH激动剂抑制卵巢功能效果肯定，因有低雌激素所致不良反应，只能短期应用。棉酚萎缩内膜的作用较强，还可直接作用于卵巢。每天20mg，服2个月后改为每周2次，每次20mg，需加服缓释钾每天3片，以防止低血钾的不良反应。适用于绝经过渡期不再要求生育的患者。

（2）手术治疗：对药物治疗无效、持久不愈、年长、无生育要求的患者，可行经宫颈子宫内膜切除（TCRE）术，即经宫腔镜在B超声检查的监视下，采用激光、微波或电凝的方法，破坏子宫内膜功能层及部分基底层，使其失去对卵巢性激素的反应能力，从而减少月经失血量。此手术时间短，创伤小，恢复快，可适用于不宜或不愿切除子宫且无生育要求者，还可同时剜除小的黏膜下肌瘤。术前先用GnRH激动剂萎缩内膜。有报道TCRE术随诊1～6.5年的结果，23%～60%术后闭经，有月经的患者中86%月经减少，总满意率80%～90%，另有报道总并发症发生率1.25%～4.58%，子宫穿孔0.65%～2.47%，罕见的有术后肺水肿，子宫内膜炎等。需二次手术者约占7%，约2%～21%术后需再行子宫切除。个别报道术后5年有发生子宫内膜癌者。因此，术前应仔细检查除外恶性情况，术后应随诊观察远期效果。此外，子宫动脉栓塞术可用于子宫动静脉瘘所引起的月经量多。

（三）经间出血

1. 分类与诊断　理论上分为三型。

（1）围排卵期出血：指经期不长于7天，但血停数天又有出血者。一般量都很少，持续1～3天，可时有时无。

（2）经前出血（即黄体期出血）：在BBT下降前即有少量出血，持续天数不等；BBT下降后出血量增多如月经，并按时停止。

（3）月经期长（即卵泡期出血）：指BBT下降或行经7天以上仍不停止者。诊断方面主要是除外器质性疾病及医源性出血。放置避孕环后常出现月经期长，原因是异物刺激使内膜有炎性反应，或生成PG过多，纤溶亢进，用抗炎及抗PG合成药治疗即会奏效。

2. 病因及处理　有排卵型经间出血的病因尚未阐明，可能由于卵泡发育、排卵或黄体功能不同程度的不健全，或内膜局部止血功能缺陷引起。推测的可能性及相应的治疗措施如下。

（1）围排卵期出血：可能因排卵前血内雌激素水平下降过多，或内膜对雌激素波动过度敏感，或一批发育中的卵泡夭折引起血雌激素波动所致。一般仅予对症止血治疗。

（2）经前出血：可能由于黄体功能不足或过早退化，不能维持内膜完整性所致。处理可在出血前补充孕激素或HCG，也可在早卵泡期用氯米芬改善卵泡发育及随后的黄体功能。

（3）月经期长：可能因新一周期的卵泡发育过缓，分泌雌激素不足，内膜修复不良；或黄体萎缩不全，血雌、孕激素不能迅速下降，引起子宫内膜脱落不全。相应的治疗措施应为：在月经周期第5～7天起给小剂量雌激素帮助内膜修复，或氯米芬促卵泡正常发育，在前一周期的黄体期用孕激素促使内膜规则脱落。

为探讨有排卵型经间子宫出血患者中，有排卵型功血所占的比例、功能失调的类型以及合理治疗的对策，张以文等分析了北京协和医院40例主诉为持续月经期长、月经频或经间出血、BBT双相的病例，已除外血液病、医源性出血、盆腔器质性疾病。92.5%为育龄妇女，51.5%有不育症。结果显示：①器质性疾病12例（30%），包括轻度盆腔炎4例，宫腔息肉6例、盆腔动静脉瘘1例、血小板无力症1例；②功能性病因28例（70%），包括稀发排卵14例和黄体功能不足14例。

稀发排卵组中有排卵周期长达39～59天，卵泡期30～40天，其间出现了子宫出血。5例在出血期（周期11～19天）测血E_2水平为（157.7+90.5）pmol/L，提示卵泡发育过缓或已夭折，使内膜修复不良或再次脱落。4例BBT提示黄体不足。8例给氯米芬治疗后有效；其中7例伴不育者中4例妊娠。

另 2 例伴黄体功能不足者补充黄体酮，1 例有效。黄体功能不足组 14 例，有排卵周期皆短于 35 天，高温期皆短于 11 天；10 例于黄体中期孕酮水平或经前内膜病理证实诊断。5 例给氯米芬治疗皆有效，6 例补充孕酮者 4 例有效，其中 1 例妊娠；另 2 例服避孕药有效。

第二节　月经不调、闭经

月经是女性日常生活中比较容易观察的一个生理现象，通过对自身月经的观察可间接了解生殖系统是否存在疾患。月经不调是由于大脑与卵巢及垂体之间不能够建立起稳定的协调性，很多女性，经常在月经初来临期，出现月经不规律的现象。而月经连续停止 3 个月，则称为闭经。

一、女性生殖系统构成及生理作用

（一）女性生殖系统构成

女性生殖系统包括内生殖器、外生殖器及其相关组织及邻近器官。骨盆为生殖器官的所在地，且与分娩有密切关系。外生殖器是指女性生殖器暴露在外面的部分，又称外阴或外阴部。包括耻骨联合至会阴及两股内侧之间所能见到的组织。其中有阴阜、阴带、小阴唇、大阴唇、阴道口、阴道前庭、处女膜及会阴。女性内生殖器是指女性内生殖器的内藏部分，包括阴道、子宫、输卵管及卵巢。

（二）女性生殖系统生理作用

（1）卵巢对女性生殖的作用：①提供成熟的卵子，即生殖功能；②排卵：卵泡成熟时，逐渐向卵巢表面移行并向外突出，卵泡内卵细胞排入腹腔，这个过程称为排卵；③黄体形成：排卵后卵巢表面形成破口，血液流入破口内混成血块而形成血体，血被吸收而形成黄体，其直径可达 1～2cm，色黄，突起于卵巢表面；④黄体萎缩成白体；⑤分泌激素。

（2）子宫的生理作用：从青春期到更年期，子宫内膜受卵巢激素的影响，有周期性地改变并产生月经。男女双方发生性交时，子宫为精子到达输卵管提供场所，是这个过程的通道；怀孕后，子宫为胚胎发育、成长提供场所；分娩时，子宫收缩使胎儿娩出。

二、月经不调

凡是月经的经量或者周期出现异常者，称为月经不调。广义的月经不调，包括月经的周期、经期、经量、经血、经质的改变，或伴随月经周期而出现的以某些症状为特征的多种疾病的总称。月经周期发生明显的变化，主要表现为月经提前、月经错后、月经先后不定期、月经不规律等症状；经量改变的症状主要有月经过多、月经过少等；经色的改变主要表现为色泽紫黑或淡红。经质的改变主要表现为经血浓稠或稀薄。

（一）分类

按临床表现不同，月经不调可分为以下几类。

（1）月经频繁，经期延长，经量多：月经周期短于 21d 为月经频繁，经期长于 7d 视为经期延长；月经量一般根据患者使用的卫生用品的量进行估计，每个妇女根据自己的常用量可作出判断，如果经血沿着腿流下并出现大血块，一次月经后血色素水平低于正常情况则应视为月经量多。

（2）不规则出血：月经完全失去周期性，经期间隔时间短至数天或长达数月，时少如粉色，分泌物经量可时多如崩，这类月经应视为不规则出血。

（3）经间出血：正常月经周期的间隔期又有几天出血，一般量比较少。

（4）月经稀发、量少：月经周期在 36d 至 6 个月之间为月经稀发。经期短于 3d，且所用卫生巾很少，甚至不需要使用，为月经量少。

（5）闭经：出现原发性和继发性闭经现象。

（6）痛经：月经期下腹痛严重，影响工作和生活。

(二)月经不调的病因及引发的疾病

(1)病因。

1)环境及精神和气候的影响:发育成熟的卵巢,通过其分泌的激素来调节子宫内膜的变化,而卵巢激素的分泌则受到垂体和下丘脑的调节。在大脑皮质控制下,下丘脑-垂体-卵巢轴进行活动,如果个体在环境发生巨大变化、严重的精神压力和创伤,情绪高度兴奋或抑制时,大脑可产生某种精神抑制,影响到下丘脑、垂体和卵巢的功能,导致月经失调,甚至闭经。

2)生殖内分泌系统病变:生殖内分泌系统的任何器质性病变,都会引起月经不调,例如下丘脑或垂体的先天发育不良、肿瘤、炎症等。生殖内分泌系统的功能性疾病主要表现为内分泌失调,患者不仅体内各种激素水平不正常,而且卵巢和子宫的周期性变化也将发生改变,失去正常的月经周期,进而引发月经不调。

3)垂体病变。

A. 席汉氏综合征。

B. 高催乳素血症:①下丘脑及其附近的肿瘤;②胸壁病变;③其他非内分泌腺肿瘤伴"异位性"催乳素分泌综合征;④其他内分泌腺疾患或病变。

C. 垂体肿瘤:①中枢性真性性早熟;②蛛网膜囊肿;③中枢神经的其他疾病,如脑积水、脑炎、脑脓肿、蛛网膜囊肿、神经纤维瘤病等通常伴有真性性早熟;④神经纤维瘤;⑤脑外伤和脑部放疗后亦可出现真性性早熟。

D. 空蝶鞍综合征。

E. 低促性腺激素性闭经。

4)子宫病变:子宫病变引起的月经不调主要表现为闭经。此时月经调节功能正常,第二性征发育也往往正常,但子宫内膜对卵巢激素不能产生正常的反应,称为子宫反应衰竭,从而引起闭经。其原因有以下几方面。①先天性子宫缺陷:由于副中肾管严重不发育和发育不全,造成始基子宫或子宫缺失。②子宫内膜损伤:常因人工流产刮宫过度、产后或流产后出血刮宫损伤引起,尤其当伴有子宫内膜炎时,更易导致宫腔粘连或闭锁而闭经,称为 Asherman 综合征。③子宫腔内放射治疗或子宫切除后:由于生殖道疾病手术切除子宫或子宫恶性肿瘤行腔内放疗破坏子宫内膜而闭经。④子宫内膜炎:结核性子宫内膜炎时,子宫内膜遭受严重破坏而发生闭经,因流产或产后感染所致的子宫内膜炎也会引起闭经。

5)其他因素:贫血、甲状腺功能低下或亢进、肾上腺疾病、皮质醇增多症、糖尿病、结核、子宫内膜的前列腺素系列产物比例失调、肥胖等全身性疾病也是导致月经不调的主要原因,影响生殖内分泌系统的正常功能而出现月经不调。

(2)引发的疾病:伴随月经周期而出现的以某些症状为特征的疾病有:经行泄泻、经行乳胀、经行发热、经行水肿、经行头晕头痛、经行身痛、经行失血、经行口糜、经行情志异常、经行风疹块、经行失眠、闭经及倒经等。

(三)月经不调的临床表现

月经不调根据疾病不同有下列临床表现。

(1)功能性子宫出血:是指神经内分泌功能障碍所致的子宫出血,无全身或生殖系统器质性病变,简称功血。功血为妇科常见病,出血是主要的临床表现,通常分为无排卵性和排卵性两类,功血患者约50%发生于更年期,发生在生育期者占30%。一般表现为月经量增多、经期延长、月经周期缩短或延长,也会出现完全不规则出血等现象,长期出血可造成不同程度的贫血。

1)无排卵性功血:主要表现为月经周期紊乱,经期长短不一,不规则子宫出血,出血量时多时少,甚至大出血,出血过多或反复出血而导致贫血。这种出血的特点通常为先停经2~3个月后,突然发生大量持续性出血。妇科检查:子宫稍大而软,卵巢同时增大;基础体温呈单相;阴道涂片受雌激素影响;月经周期后半期尿、孕激素24h排出量少于2mg。

2)生育年龄妇女多会出现排卵性功血症状:如分娩后、自然或人工流产后等内分泌变动的情况之后,又可分为黄体萎缩不全型功能性和黄体发育不全子宫出血两种。

黄体发育不全型功血临床表现为月经周期缩短，经前淋漓出血或经血过多；基础体温呈不典型双相，排卵后高温期短或升高幅度少于正常；子宫内膜呈分泌不良状态。

3）青春期功血：少女进入青春期，由于卵巢功能尚未发育成熟，内分泌平衡尚未稳定，加之此时情绪波动，经常发生月经失调。青春期功血主要临床表现是不规则子宫出血，往往先短时间停经，然后突然大量出血，延续性不间断地出血，血量时多时少，失血过多的可继发重度贫血。

4）更年期功血：特点是无规律性地出血，往往发生大量出血，用一般止血药后出血可以减少，部分患者由于反复出血可引起明显贫血，另外一类患者往往是40余岁的中年妇女，过去月经基本规则，但突然紊乱起来，表现月经频繁或经期延长，也可有贫血，妇科检查未发现异常。这些患者也可能有更年期功血，特别强调可能是"无排卵性血"。

（2）闭经：是妇科病常见的病症之一，有原发性、继发性，真性、假性及病理性、生理性之分。凡是年满18周岁，月经尚未来潮者，称为原发性闭经；月经周期建立后，又连续6个月以上无月经者，称为继发性闭经。真性闭经是指因某种原因所造成的无月经状态，如精神因素、营养不良、贫血、结核、刮宫过度、内分泌功能紊乱等；假性（或隐性）闭经是指由于先天发育不良或后天损伤引起下生殖道闭锁致月经不能排出者。以上均为病理性闭经。生理性闭经是指在青春期前、妊娠期、哺乳期及绝经后的闭经。

病理性闭经又可根据主要病因的解剖部位不同，分为子宫性、垂体性、卵巢性及下丘脑性闭经。所谓子宫性闭经是指由于子宫疾病致子宫内膜缺损而引起的闭经，由于子宫内膜缺损，故黄体酮及人工周期试验均为阴性。

垂体性闭经是指因垂体损伤或肿瘤等而引起的闭经。卵巢性闭经是指由于卵巢原因致内源性雌激素缺乏而引起的闭经，由于内源性雌激素缺乏故人工周期试验阳性，黄体酮试验阴性，促性腺激素水平显著升高。下丘脑性闭经是指由于下丘脑原因而引起的闭经。

（3）多囊卵巢综合征：一些少女在月经初潮时或初潮后不久，出现月经稀发或不规则，严重者甚至闭经；体毛增多增粗，出现小胡须；有的逐渐发胖，面部还时常出现痤疮，医院检查后发现绝大多数属于多囊卵巢综合征。

（4）部分少女在月经来潮前或行经期间会发生鼻腔出血。由于这种鼻出血是伴随月经周期而有规律出现的，因此人们常把它叫作倒经或逆经，医学上称之为代偿性月经。一般情况下，这种倒经的出血量不会太多，所以对身体健康不会有多大的影响。

鼻出血的原因有两种：一种是鼻黏膜的某些特定区域对雌激素的刺激比较敏感，在月经期雌激素上升时，此部位的血管也增生、肿胀、充血，以致破裂出血；另一种是鼻腔黏膜上有异位的子宫内膜，随月经周期而出现鼻出血。

（5）经初期紧张症：多数妇女都会在月经期前出现各种不适的体验。一般于月经来潮前7~14d开始，经前2~3d加重。这些不适症状程度不一，多种多样，严重者可影响妇女的正常生活、工作和社会交往。经前紧张症就是指这种反复发生于月经期的一组症状，且月经来潮或行经后症状立即消失。也就是说，这些症状的出现或消失是有规律和周期性的，而周期又是与月经同步的。

1）经前紧张症的临床表现：临床表现多种多样，可达几十种至上百种，常见症状可归纳为以下几方面。

A. 体格方面：乳房胀痛最多见。乳头敏感、触痛；头晕、疼；腹胀、乏力、水肿、全身沉重感、皮疹等。

B. 精神心理方面：烦躁、抑郁、易疲劳、激动、牛气，恐惧、压迫、惊慌、紧张、情绪不稳定，抑郁或焦虑不安，甚至想自杀。

C. 行为方面：爱吵架，喜好独处；健忘，思想不集中；动作忙乱无章，不愿从事劳动，包括学习、工作和家务；行为一般反常。

D. 其他表现：有食欲改变，喜食甜食；人性欲改变，亢进或减弱。有些妇女还可能有类似更年期症状，如出汗、潮热、心悸、失眠等。

2）时间和表现形式：上述诸症状均非持续存在，而是伴随月经周期有规律地反复出现在来月经之前。其出现的时间和表现形式有以下几种：

A. 症状约从经前1d开始，由轻至重，月经来潮期症状则明显减轻或消失。

B. 症状从经前刚刚排卵后10～14d开始，由轻至重并一直持续至月经来潮。

C. 排卵期即月经中期出现1～2d不适，然后症状消退3～4d，至月经前1周左右，症状又开始出现且有逐渐加重的趋势，月经来潮后症状消退。

D. 于经前2周即出现症状并一直持续至月经干净。

（6）空蝶鞍综合征：病因迄今未搞清楚，但鞍隔不全或完全缺失可能是形成本病的先决条件，然后脑脊液流入蝶鞍的垂体窝，把垂体压扁。女孩与年轻妇女患有原发性甲状腺功能低下时，通常显示蝶鞍扩大，所以甲状腺功能检查相对于本病而言很重要。鞍内、鞍旁肿瘤手术治疗可引起鞍隔缺损，并发放射治疗会出现垂体萎缩，留下空隙，有利于脑脊液的流入。

（7）垂体梗死：产后大出血引起低血容量性休克，使垂体血管栓塞，导致垂体前叶缺血坏死，垂体功能减退，促性腺激素分泌明显减少，促甲状腺激素及促肾上腺激素也常不足，于是出现闭经、无乳、性欲减退、毛发脱落等症状，第二性征衰退，生殖器官萎缩，还可出现惧寒、嗜睡、低基础代谢及低血压。上述征象常称为席汉氏综合征，主要的临床表现为：

1）促肾上腺皮质激素分泌不足，常见乏力、虚弱、厌食、恶心、呕吐、体重减轻、血压偏低、抵抗力低易受感染等，同时有促黑色素细胞激素分泌不足，故皮肤色素改变。

2）促性腺激素分泌不足，长期闭经、性欲减退或消失、乳房及生殖器萎缩。

3）催乳素分泌物，产后乳汁分泌减少或缺乏。

4）促甲状腺激素分泌不足，患者有畏寒、浮肿、面色苍白、皮肤干燥、眉毛稀疏、腋毛阴毛脱落、表情淡漠、反应迟钝、心率缓慢等表现，部分有典型黏液性水肿者。

5）生长激素分泌不足，容易发生低血糖。

（四）检查与诊断

（1）咨询患者现阶段情况：由于女性的身体结构与男性不同，所以女性的生理、病理表现也同男性存在极大的差异。女性的生理、病理特点包括经、带、胎、产、乳的变化。女性进入青春期，月经开始来潮，随着年龄的增长，随之而来的就是结婚、怀孕、分娩、哺育后代等。结合上述特点，看妇产科门诊时，医生应询问患者的以下情况。

1）健康状况史：是否遗传或患过某些疾病，如先天性心脏病、白血病、艾滋等传染病以及其他疾病。

2）婚姻史：是否有过婚姻史，当时的结婚年龄等。

3）月经情况：初潮年龄、月经量的多少、月经持续时间、月经周期、月经时血液颜色、是否有血块或大量出血等情况。

4）白带情况：月经期间的白带颜色，是否有黄色黏稠状液体，白带多少以及气味等。

5）分娩情况：何种胎位，顺产、难产还是剖宫产。

6）孕胎情况：怀孕次数，有无长时间服用避孕药，是否发生过自然流产，是否进行过人工流产等。

7）哺乳情况：喂养方式采用的是母乳喂养还是人喂养。

8）子女成活情况：包括健康状况、身体状况以及智力发育等。

除此之外，还要如实、准确地回答医生的其他询问，便于医生全面掌握情况，进行准确的诊断和治疗。

（2）卵巢功能测定。

1）测量基础体温。

2）雌、孕激素水平的测定。

3）借助显微镜，对子宫颈黏液的涂片进行观察，进行子宫颈黏液检测。

4）阴道脱落细胞检查：通过窥阴器可以看见阴道表面覆盖着一层松弛、粉红色、湿润的黏膜，在显微镜下观察可见这层黏膜由多层上皮细胞组成，类似于人体皮肤细胞，会定期脱落形成皮屑。用玻璃吸管吸取或用竹签轻轻地在阴道壁上吸取一定量的脱落细胞，涂片后在显微镜下观察其形态。

（3）B超、CT、X射线检查。

（4）内镜检查：包括阴道镜、宫腔镜、腹腔镜。

（5）诊断性治疗：诊断性刮宫、内分泌治疗。

在上述临床常用的月经不调的诊断方法中，有的只对一个器官进行检查，如卵巢功能检查；也有对多个器官同时进行检查的方法，如B超、CT、内镜检查；还有将检查与治疗结为一体的方法，如诊断性刮宫。对于一例月经不调的患者，临床医生通常采取多种检查方法，然后将各个结果结合起来进行分析，做出更准确、更可靠的诊断。

（五）治疗

（1）病因治疗：月经调节功能异常和生殖器器质性疾病均能造成月经不调，所以针对不同的病因宜采用不同的治疗方法。

1）青春期延迟的处理：注意由遗传因素或下丘脑、垂体所致的青春期延迟。继而注意全身疾病、精神状况、运动的体能消耗状况和饮食习惯。

2）体格检查：身高、体重、体型和性征的分期为首要检查的内容，面容异常一般是染色体异常的表象，缺乏性毛、面色苍白提示可能是甲状腺功能减退症。全身皮肤有片状黄色棕色斑提示神经纤维病的存在。身材矮小可能是生长激素缺乏或染色体异常。嗅觉异常为下丘脑促性腺激素释放激素神经元异常的特异性表现。体重过轻通常影响青春期的发育。

3）实验室诊断，包括以下方面：①尿常规，红细胞沉降率等常规检验，可了解全身情况；②甲状腺功能，确认有无甲状腺功能低下；③肾上腺功能；④测定雌二醇水平以了解卵巢的功能状况；⑤下丘脑-垂体功能，正常青春期启动时于夜间出现LH分泌增加，因而测定夜间LH值有诊断价值；⑥生长激素：体质性青春期延迟生长激素水平往往稍低于正常水平；⑦X线检查。

（2）心理治疗：许多妇女的月经不调及闭经是由于情绪烦躁不稳定、精神不佳所引起的。因此，心理方面的治疗显得更加重要。

1）神经性厌食症的治疗。

A. 寻求信任和合作：患者自身认为自己没有患病，通常由家属陪伴才勉强就诊，因此首先在与患者接触的过程中要使其信任医生，切勿盲于谈及体重过轻这一敏感问题。除非体重过轻已经达到危及生命的程度，要坚持收留患者住院治疗，在取得信任后患者方会接受医疗指导和治疗措施，必要时应取得心理医师的帮助。

B. 恢复正常体重：本症治愈的关键因素之一是体重恢复正常，经劝说、鼓励患者进食和营养指导，使患者理解这是恢复正常体重的必要条件，而不会引发肥胖。开始时进食不宜过多，应以高能量、易消化饮食为主，以免消化不良，甚至胃扩张。一般认为精神类药物治疗无明显作用，除非精神症状严重时做短暂治疗。

C. 治疗闭经：通常在体重恢复正常后月经会自然来潮，若体重恢复而月经未恢复，可按卵巢功能状况做周期疗法和启动卵泡发育，诱发排卵。在患者体重恢复过程中，用小量性激素进行周期治疗，有利于建立其治疗信心，防止生殖器和性征萎缩。

D. 防止复发：为了巩固疗效，防止复发，应与患者家属紧密合作进行家庭治疗，使其配合医生的劝说、鼓励和忠告。当病情恢复缓慢或有反应时应安慰和鼓励患者，确立长期治疗的信心。

2）精神型下丘脑性闭经治疗。

A. 建立良好的医患关系：可取得患者的信任与合作，争取获得家庭和其他成员的配合，以减轻患者心理上的负担，并使其树立坚定的信心。

B. 详细了解患者病史：深入了解病因、病情的发展过程以及过去治疗的效果等，结合体征和有关的激素测定，加以分析，以便找到选择疗法的依据。

C. 加强锻炼，增强体质，正确宣传有关月经、生理的相关知识，消除年轻患者对月经的恐惧和紧张情绪。注意经期卫生，避免剧烈劳动及冷、寒、湿，保持充足睡眠，养成按时排便的习惯，加强营养，保证身心适当休息，预防月经不调的发生。

D. 药物治疗：对病情轻、时间短的患者，可以进行恰当的面谈和指导，通过调整生活，消除疑虑，去除各种抑制因素，有时月经可自然恢复，若6个月后无效者可选用下列药物治疗：①雌、孕激素周期疗法；②氯酚胺；③性激素联合氯酚胺；④氯底酚胺加地塞米松；⑤促性腺激素释放激素或促性腺激素释放激素类似物。

（3）手术疗法。

1）双侧卵巢楔形切除：其主要治疗目的是使血睾酮和雄烯二酮水平下降，但目前仍存在并发症，如楔形切除手术后一般会引起盆腔粘连，严重者可导致不孕不育。由于促排卵药物的研发，双侧卵巢楔形切除疗效的不稳定和并发症，使其曾被人们忽视。但目前有重新采用的必要性：①对并发输卵管粘连、扭曲或有小囊肿者可同时做粘连分离和囊肿切除以增加受孕机会；②增高的雄激素来源于卵巢者，手术后可降低雄激素水平；③手术时对残留卵泡做穿刺或用显微手术以减少粘连的机会。

2）腹腔镜下手术：腹腔镜下进行卵泡穿刺、电凝或激光疗法有很好的效果。术后激素变化与卵巢楔形切除效果相似，但术后粘连尚待解决。

三、闭经

闭经分生理性闭经和病理性闭经两种。前者和妊娠期、产后哺乳期、绝经等生理现象有关，后者是发生了疾病后出现闭经。闭经是妇产科临床一种常见的症状，这种症状的引起原因很多，在临床上，又分为原发性闭经和继发性闭经两大类，一般认为后者没有前者严重。以往曾经建立正常的月经周期，但以后因某种病理性原因而月经停止，月经来潮后继之又停经3~6个月以上者称为继发性闭经，约占95%左右；凡妇女在满18岁仍无月经来潮或年满16岁有第二性征的发育，但2年以内仍无月经来潮或年满14岁无第二性征的发育称为原发性闭经，原发性闭经多为性发育异常或生殖道解剖异常所致病，大约占5%左右。闭经现象大部分发生在12~18岁的初潮年龄阶段女性身上，平均年龄为13岁，但这也受生长环境的不同、气候的差异、经济条件给人带来的压力、种族与生活条件的各异等诸多因素的影响。

（一）引起闭经的病因

（1）垂体性闭经：①肿瘤；②前叶缺血坏死等；③空蝶鞍综合征；④先天性垂体前叶功能低下或发育异常；⑤炎症和外伤；⑥垂体分泌功能紊乱，如特发性高泌乳素血症；⑦继发性垂体前叶功能低下，如垂体瘤手术后垂体。

（2）下丘脑性闭经：①特发性低促性腺激素性性腺功能低下；②精神性下丘脑性闭经；③假孕；④神经性厌食症；⑤运动性闭经；⑥炎症和外伤；⑦药物性；⑧肿瘤（如颅咽管瘤、下丘脑肿瘤、第三脑室肿瘤等），先天性畸形（如错构瘤）。

（3）生殖道病变：①子宫内膜受损；②处女膜闭锁；③阴道横膈；④阴道闭锁；⑤先天性无子宫副中肾管不发育（MRK）综合征。

（4）卵巢性闭经：①先天性性腺发育不全（如Turner综合征，单纯性、混合性性腺发育不全）；②卵巢不敏感综合征；③卵巢早衰；④17, 20碳链裂解酶缺陷；⑤17-α羟化酶缺陷；⑥免疫因素；⑦精神因素；⑧医源性；⑨感染因素；⑩特发性。

（二）闭经类型

（1）子宫性闭经。

1）子宫发育不全或缺如：是一种先天性疾病，由染色体异常引起，是原发性闭经的主要原因。

2）子宫内膜炎：最常见的子宫内膜炎是结核性子宫内膜炎，其次是各种细菌或性传播的病原体所导致的子宫内膜炎，类似的这些因素都会引起闭经。

3）子宫内膜损伤或粘连综合征：现代性生活的混乱、不计划生育、多次反复人工流产或刮宫，是造成子宫内膜损伤形成宫腔粘连的直接原因，女性群体应主动采用有效的避孕方法，以保护自身的生殖健康。

4）子宫腔内放射治疗或者子宫切除后而导致的闭经为医疗性闭经。因此医生对接受任何医疗操作会引起医疗性闭经的后果，需充分得到患者的理解。

（2）卵巢性闭经。

1）先天性卵巢发育不全或缺失。

2）卵巢功能早衰：部分妇女在40岁以前绝经称为卵巢功能早衰，多数日后成为继发性闭经。

3）卵巢功能性肿瘤：有分泌激素功能的卵巢肿瘤严重地干扰了下丘脑-垂体-卵巢轴的正常功能而发生闭经，常见的有颗粒细胞瘤等。

4）无反应卵巢。

5）卵巢已切除或组织被破坏。卵巢功能的检查方法很多，患者应到妇科就诊，查找病因，接受合理的治疗。

（3）垂体性闭经：垂体疾病造成的闭经，包括单一性促性腺激素缺乏症、席汉综合征、空蝶鞍综合征以及垂体肿瘤等多种症状。

1）垂体前叶功能减退造成垂体性闭经：多见于产后大出血，使垂体前叶缺血，功能减退，严重的表现为表情淡漠、浑身无力、怕冷、闭经、第二性征萎缩，称为席汉综合征，过去也称之为"席汉氏综合征"，原发性垂体促性腺功能低下是一种罕见的遗传病。

2）垂体肿瘤：最常见的一种颅脑肿瘤是垂体前叶肿瘤，多伴有闭经发生。根据发病年龄的不同，闭经种类各异，青春期前发病常为原发性闭经，青春期后发病为继发性闭经。

（4）下丘脑性闭经：是一种丘脑下功能失调影响垂体和卵巢而引起闭经的现象。脑部肿瘤及外伤、过度紧张、生活环境改变、精神因素、全身性疾病、药物或其他内分泌功能紊乱也可影响丘脑下功能紊乱而导致下丘脑功能失调性闭经。垂体丘脑下的功能异常或疾病引起的闭经溢乳综合征、多囊卵巢综合征以及其他内分泌腺疾病均可导致闭经。

（5）肿瘤：功能性卵巢囊肿，如滤泡囊肿、黄体囊肿；功能性卵巢肿瘤，如颗粒细胞瘤；肾上腺肿瘤；垂体肿瘤，如催乳素腺瘤、颅咽管瘤等。

（6）全身性闭经：营养不良、贫血、慢性消耗性疾病与急性传染病、寄生虫病、中毒及药物等因素引起的闭经；环境变化、生活压力以及情绪波动等精神因素也可致暂时性闭经。

（三）检查及诊断要点

（1）详细病史：对患者的各种前史进行详细的询问，着重了解月经史包括初潮的时间、月经异常的发展过程、在发生这些状况时所用的治疗方法和效果。了解患者的其他病史，例如有无精神神经刺激史的遗传性疾病史，社会生活、学习以及环境因素的改变等可能诱发闭经的原因。过去疾病或手术史，特别对月经和体质有直接影响者，如生殖道结核、流产或产后因出血而刮宫所伴随的并发症等。要考虑到原发闭经，注意幼年发育与疾病情况，母亲孕期所患的疾病及其服用的药物等病史，同时还要考虑家族史的影响。

1）现病史：询问闭经和每次月经的时间，每次月经是否行人工周期后撤药性出血；发病前的可能诱因，如学习紧张、生活压力、环境的频繁改变、精神和情绪的刺激、疾病、有重大手术史等；闭经前的月经周期、月经持续的时间、月经期经量的情况，是否有多毛、肥胖、恶心、溢乳、呕吐、头痛、视力改变等症状；曾做过何种检查；接受何种治疗，如手术、放射及药物等，如若进行药物治疗，需了解清楚药物用法、剂量以及疗效等。

2）既往史：是否患过腮腺炎、结核、脑炎、脑膜炎、头部创伤、生殖器等疾病，是否采用过手术治疗方式，有无减肥史及胃肠道疾病等。

3）婚育史：通常在对患者进行检查时，要询问患者的结婚时间、结婚年龄、性交情况、事后是否进行避孕及避孕采取的方式，是否口服过避孕药或与之相似的药物，有无感染史，如淋病、艾滋病及梅毒等，是否发生过不孕育的状况。

（2）体格检查。

1）全身检查：全身情况有神志、营养、身长、体重、毛发分布等，第二性征的发育程度，主要检查营养状况及智力发育水平，对躯体有无影响。体查须注意有无肥胖、多毛、溢乳现象。

2）妇科检查：仔细检查是否有阴蒂肥大、处女膜等畸形症状；毛发的多少及分布；卵巢是否增大，必须仔细观察外阴和下生殖道是否有异常情况存在。

（3）辅助检查与诊断：项目繁多，一般皆根据检查的深入，按需要加以选择，常规用作测定卵巢功能的简易方法有宫颈黏液检查、阴道脱落细胞计数和测定基础体温。

1）功能试验。

A. 孕激素试验：肌内注射黄体酮，每天20mg，连续3～5d，停药后1周内有撤退性出血者为阳性，表明有功能性子宫内膜，受一定水平的雌激素作用，因而孕激素反应能产生分泌期变化，即为 I 度闭经。若无阴道流血者为阴性，在排除妊娠后提示体内雌激素水平过低，或内膜异常。

B. 雌激素试验：适用于孕激素试验阴性的闭经患者口服己烯雌酚，每天1mg，连续20d，继以肌内注射黄体酮，每天20mg，连续3～5d，停药后1周内有阴道流血者为阳性，表明子宫内膜反应正常，因为体内雌激素不足导致闭经，即为 Ⅱ 级闭经；若无阴道流血者为阴性，表明子宫或其内膜不正常，为子宫性闭经。

C. 卵巢功能检查：也包括宫颈黏液评估、阴道脱落细胞检查、基础体温测定等，能够了解卵巢分泌雌激素功能是否低下，进行治疗效果的监测。①基础体温：测定显示为双相，说明卵巢功能正常；②内分泌激素测定：主要分为雌二醇和黄体酮等的测定。

2）测量血清激素浓度：血清激素浓度的测定对于闭经的定位诊断起到决定性的作用和价值，目前主要采用放射免疫法，检查 PRL、FSH、LH 等激素的水平。如果 LH 水平过高，结合雌激素水平降低，表明病变部位处于卵巢；如果 FSH 水平正常或低下，结合 LH 水平低下，表明病变在下丘脑或垂体；如果 LH 水平过高，则可能为多囊卵巢综合征；如 PRL 高于正常，提示垂体瘤或特发性高催乳素血症；如伴有溢乳现象，称闭经-溢乳综合征。

3）GnRH 兴奋试验：可通过了解垂体分泌 LH、FSH 的储备，鉴别闭经的原因在垂体或下丘脑。将戈那瑞林 25μg 溶于 2mL 生理盐水中，静脉注射，在注入前与注入后的 25min、45min、90min 和 180min，分别取血，以放射免疫法测定 LH、FSH，若 25min 时 LH 较基础水平上升 3～5 倍，则为正常反应，表明垂体功能正常；总 LH 上升倍数低于3，FSH 反应倍数低于2或无反应，提示垂体功能低下；检 LH 比 FSH 高于3，GnRH 兴奋试验反应亢进者，提示属于多囊卵巢综合征。

4）超声检查：可了解生殖系统的发育情况，对鉴别病因有所帮助。

5）甲状腺功能检查：甲状腺功能亢进或低下亦出现闭经或溢乳。

6）肾上腺皮质功能检查：大部分肥胖的闭经患者应进行此项检查。

（4）蝶鞍检查：血 PRL 水平高者应做蝶鞍断层摄影或 CT 检查，确定有无垂体瘤。

（5）染色体检查：应该进行染色体检查的患者有高促性腺激素性闭经患者和两性畸形患者，有少部分高促性腺激素性闭经患者的染色体通常称为单纯性性腺发育不全。

（6）性腺探查：只有组织学证实体内同时有卵巢组织和睾丸组织才能诊断为真两性畸形。真两性畸形的诊断依赖性腺探查，真两性畸形的性腺有两种：一侧为卵巢或睾丸，另一侧为卵睾，两侧均为卵睾，其中最常见的为第一种。混合性性腺发育不全的诊断有时也需要做性腺探查明确诊断。

（7）鉴别诊断：依据明显体征分类后，再进一步深入，进行鉴别诊断。

1）先天性外阴发育异常。

A. 处女膜无孔或阴道横膈：身材和第二性征发育正常，周期性腹痛。

B. 先天性肾上腺皮质增殖症：常染色体隐性遗传病，核型 46，XX，X 染色质阳性。

C. 睾丸女性化不完全型：男性假两性畸形核型 46，XY，X 染色质阴性，没有女性内生殖器。

D. 有母亲患男性化肿瘤或在孕期曾服雄激素史者，亦可具有女性假两性畸形征象。

E. 真两性畸形：核型 46，XX，46，XY 或嵌合体，性腺：卵睾或卵巢与睾丸共存。

2）外阴正常，无子宫。

A. MRKH 综合征：核型 46，XX，X 染色质阳性。本症常具有子宫残角，但在正常子宫部位扪不到宫体。

B. 男性假两性畸形：完全型睾丸女性化，核型46，XY，X染色质阴性。

3）正常女性内外生殖器。

A. 第二性征发育正常：①子宫性：子宫内膜损伤或粘连，包括子宫内膜结核；②中枢性：H-P-O轴功能失调性闭经，神经性厌食症；③卵巢性：卵巢对抗性综合征，卵巢早衰，卵巢破坏性损伤包括肿瘤、炎症或手术切除，多囊性卵巢综合征；④垂体性：席汉综合征，垂体肿瘤，高雄激素血症，高催乳素血症。

B. 第二性征不发育：①特纳综合征：身材矮小、盾胸、肘外翻、核型为45X/XO；②单纯性性腺发育不全：FSH升高、染色质阴性，核型46，XY或46，XX；③体质性青春期延迟：与低促性腺素性性腺功能减迟的鉴别比较困难。一般在13岁第二性征尚还没有开始发育的患者大多数被认为是发育不良。18岁尚未初潮者中，只有10%可能会有月经；④垂体侏儒征：身材矮小、均匀，智力正常，核型46，XX。

（四）治疗

（1）一般治疗：由于现代生活节奏的紧迫感和社会生活的压力感，使大多数人群处于长期的疲劳和紧张的学习、生活和工作状态，为避免人的精神紧张或过度劳累，应合理安排学习、工作及生活，加强休养，提高生活品质，对于短期闭经及不定时定量服用避孕药后发生闭经的患者，若经检查后，没有明显的异常，可进行短期观察。

（2）内分泌治疗。

1）雌孕激素疗法。

A. 雌孕激素序贯疗法：如果闭经引起的原因为卵巢早衰、垂体性、卵巢抵抗综合征或下丘脑性等，则可使用此法。对要求生育的患者，应该选择天然制剂类的雌激素。

B. 雌孕激素联合疗法：适用于多囊卵巢综合征、高雄激素血症。一般可选用半量或全量避孕药，对暂时不需要生育的患者，可长期服用，甚至可达数年。

2）应用性激素撤退出血模拟月经：适用于短期闭经、高龄、不期盼生育的患者。

A. 孕激素：通常使用的是甲羟黄体酮，每天8~10mg，连服5d，停药后发生撤退性出血症状。

B. 雌激素：通常使用的是己烯雌酚，每天0.5mg，连服20d为1个疗程，后7d加服甲羟黄体酮，每日8~10mg，停药后撤退出血，连用3~6周。

3）要求生育的患者，在全身情况改善后，可以进行促排卵治疗

A. 氯米芬：仅对轻型下丘脑性闭经及垂体性闭经有效，其作用机制是竞争结合下丘脑垂体的雌激素受体（ER），使其保留在靶细胞核内更长的时间，从而使脑浆内ER的补充减少，使内源性雌激素的负反馈作用解除消失，进而使释放出的雌激素量显著增加，以刺激卵泡发育，撤退出血之后的第5d开始应用排卵用法，每日50mg，连续服用5d，可以连用3个周期。

B. 绝经期促性腺激素：撤退性出血后3~5d开始，坚持每日肌注150μL促性腺激素，在用药期间要求使用B型超声波手段，随时缜密地观察卵泡发育情况。如果观察发现很多卵泡发育，却又没有优势卵泡，卵巢增大达4个月以上时，应该停止使用促性腺激素，以防止发生卵巢过度刺激综合征。

C. 促性腺激素释放激素（MH）：对下丘脑功能不足、垂体功能正常的闭经患者可用作替代治疗。一般在撤退出血后1~3d，每日经静脉或皮下给戈那瑞林，每次5~20μg，每隔90~120min 1次。

4）对引起闭经的器质性疾病应该针对病因进行治疗，如治疗结核、分离宫腔黏膜、治疗垂体肿瘤等。

（3）卵巢性闭经的治疗：如果卵巢内的卵母细胞已经耗尽，就不存在再生的可能。但是，也有些患者的卵巢功能减退为短暂的，经过相当时间后，又能自然恢复。目前还未完全判断哪些患者是可以恢复、哪些又是不可恢复的可靠方法。可以通过腹腔镜观察卵巢形态及做卵巢活检对鉴别十分有帮助，但这种方法也不是完全可靠的。患者如果期盼生育，可以使用借卵助孕的方式。不考虑生育的患者可以采用雌、孕激素替代，诱发人工月经。

（4）子宫性闭经的治疗：由子宫器质性病变引起的子宫性闭经，应针对病因进行治疗。例如对子宫腔粘连的患者可以在宫腔分离同时，随即放置宫内节育器，给予雌激素刺激作用，加速子宫内膜生

长，防止新的粘连的形成，直到月经来潮之后的2～3次后取出；有条件的医院最好在宫腔镜直视下分离粘连。

（5）手术治疗：针对患者的具体病因，采用适当的手术进行诊断和治疗。对先天性生殖道畸形的闭经，多有周期性腹痛的急诊情况，需要紧急进行矫形手术，以开放生殖道引流月经血；对多囊卵巢综合征的患者，可通过经腹或腹腔镜进行卵巢楔形切除或卵泡烧灼、打孔术，促进卵巢排卵；对垂体肿瘤的患者，可行肿瘤切除手术。

（6）其他治疗：根据患者的具体情况，可针对性地采用适当的治疗方法。

1）针对高泌乳素血症的患者，可以使用溴隐停进行治疗。

2）针对胰岛素抵抗的高胰岛素血症，可用胰岛素增敏剂与减轻体重的综合治疗。

3）针对高雄激素血症的患者应用螺内酯、环丙黄体酮等抗雄激素制剂进行治疗。

4）针对肾上腺来源的高雄激素血症可用地塞米松进行治疗。

5）针对甲状腺功能降低的患者应给予补充甲状腺素。

6）针对卵巢早衰、先天性性腺发育不良或Turner综合征可采用激素替代，用增卵的辅助生殖技术帮助妊娠。

（五）疗效评估

（1）治愈标准：①恢复自发的有排卵的规则月经。②月经周期长于21d，经量少于80mL，经期短于7d。③对于自发排卵不能恢复的患者，如卵巢早衰等，进行有规律的周期人工月经即可。

（2）预后评估。

1）针对器质性闭经，如卵巢早衰、子宫内膜损坏，目前是很难治愈的。但有的器质性疾病可以通过"人工月经"的周期治疗，防止远期并发症；或通过辅助生殖技术帮助解决妊娠的问题。

2）功能性原因的闭经，经过针对病因的合理治疗，是可以痊愈的。

3）无论是何种原因引起的闭经，除了子宫内膜不可逆的损伤，大部分均是可以治疗的，保持周期性的雌孕激素治疗，直至绝经期后。

第三节 原发性痛经

痛经（dysmenorrhea）指月经来潮时出现小腹痉挛性疼痛，是妇女常见的一种症状。根据痛经出现的时间将其分为原发性和继发性两种。原发性痛经指的是从月经初潮时即出现痛经症状并在以后每次来潮时均出现反复疼痛；继发性痛经是指在女性初潮后一段时间再出现痛经的情况，常并发于子宫内膜异位症。

一、病因

原发性痛经的发生主要与经期子宫内膜合成和释放的前列腺素增加有关，同时也受精神神经因素影响，精神过度紧张、敏感、劳累、受寒、生活习惯突然改变、健康状态不良等，也可以引起子宫的痉挛性收缩，导致痛经。子宫内膜整块剥脱，排出不畅引起的痉挛性收缩而导致的痛经，称膜样痛经。

二、临床表现

从初潮开始每次月经来潮即感小腹坠胀与痉挛性疼痛，严重者伴恶心、呕吐、肛门坠胀，疼痛可放射至后背部与大腿内侧，经量增加后疼痛方能缓解。妇科检查常无异常发现。

三、治疗

（一）一般治疗

进行体育锻炼，增强体质。平日注意生活规律，劳逸结合，适当营养及充足睡眠。重视月经生理的宣传教育，通过解释说服，消除患者恐惧、焦虑及精神负担。加强经期卫生，避免剧烈运动、过度劳累和防止受寒。

（二）抑制排卵

如患者愿意控制生育，则口服避孕片（复方炔诺酮片或复方甲地黄体酮片）为治疗原发性痛经的首选药物。应用口服避孕药物，90%以上症状可获得缓解，可能由于内膜生长受到抑制，月经量减少，PG量降到正常水平以下导致子宫活性减弱。治疗可试服3～4个周期，如疗效满意，可继续服用；如症状改善不明显，可适当加用PGs合成抑制剂。由于要在整个月经周期用药，而发生效应仅在周期末1～2d，除非需要同时避孕，一般不受患者欢迎。

（三）前列腺素合成抑制剂（PGSI）

对不愿避孕的患者，则宜选择PGSI，它抑制内膜的PGs合成，显著降低子宫收缩的振幅和频度，但不影响垂体-卵巢轴功能，也不会发生像口服避孕药那样的代谢性不良反应，只要在疼痛发作前开始服用，持续2～3d即可，为其最大优点。但须试用一个阶段，来确定每个人疗效最满意的药物种类及最适宜的剂量。试用调整阶段有时可长达半年。

常用的PGSI按其化学结构可分为如下。①吲哚吲唑类：如吲哚美辛、苄达明（benzyrin）：25mg，口服3～6次或50mg，一日3次。②灭酸类：甲芬那酸，商品名朴湿痛（ponstan），初次剂量500mg，以后250mg，6～8h1次；氯芬那酸，商品名抗炎灵，氟芬那酸，初次剂量400mg，以后200mg，6～8h1次。③苯丙酸衍生物：对异丁苯丙酸，通用名布洛芬（ibuprofen），400mg，日4次，甲氧萘丙酸钠盐，通用名萘普生（naproxen），首次剂量500mg，以后250mg，6～8h1次。④保泰松类：保泰松或羟基保泰松，首次剂量200mg，以后100mg，6～8h1次。

上述4类药物都能很快吸收，在月经来潮的头48h内服用即可，但因月经来潮时间常有差异，一般宜在月经的前3天给药，以保证疗效，缓解率在70%左右。如将上述药物更换使用，有效率可达90%，有消化道溃疡及对上述药物过敏者禁忌。不良反应较轻微，多数均能耐受。其中只有吲哚美辛肠道反应发生率较高，还可发生头晕、疲乏虚弱感、头痛等症状，以致中途停药者甚多。灭酸类或苯丙酸衍生物一类药物，尤其萘普生作用持续时间长，其钠盐在血中迅速达到高值，因而发生作用快，不良反应也小，为目前临床最多选用之药物。

PGSI用量较大时，偶尔出现较严重不良反应，故应注意，必要时停止用药。已知不良反应有如下几点。①胃肠道症状：消化不良、胃灼痛、恶心、腹痛、便秘、呕吐、腹泻及由于消化道出血所致的黑粪症。②中枢神经症状：头痛、头昏、晕眩、视力模糊、听力障碍、烦躁、抑郁、倦怠及嗜睡。③其他症状：皮疹、水肿、支气管痉挛、液体潴留、肝肾功能损害（转氨酶升高、黄疸、蛋白尿、血尿）。

（四）β受体兴奋剂

通过兴奋肌细胞膜上β受体，活化腺苷酸环化酶，转而提高细胞内cAMP含量。一方面，促进肌质网膜蛋白磷酸化，加强Ca^{2+}的结合；另一方面，抑制肌凝蛋白轻链激酶活性，导致子宫肌松弛，痛经得到迅速缓解，但同时有增快心率、升高血压之不良反应。

近年临床应用单独兴奋子宫$β_2$受体之药物，不良反应显著减少。常用的$β_2$受体兴奋剂有：羟甲异丁肾上腺素，药品通用名沙丁胺醇（salbutamol）及特布他林（terbutaline），商品名间羟舒喘宁。给药方法有口服、气雾吸入、皮下、肌内注射及静脉给药等。

在剧烈疼痛时宜用注射法：沙丁胺醇0.1～0.3mg，静注或特布他林0.25～0.5mg，皮下注射，4～8h1次。中、轻度疼痛可口服，沙丁胺醇2～4mg/6h或特布他林2.5～5mg/8h，亦可气雾吸入0.2～0.25mg，2～4h1次。以气雾吸入较好，因用药量少而起效迅速。气雾吸入时应注意：①首先大口把气呼完。②开始深吸气时把药液吸入。③吸气完屏气3～4s。④然后卷唇将气慢慢呼出。常用量每次吸入2口，可维持4～6h。但一般反映β受体兴奋剂疗效不太满意，且仍有心悸、颤抖等不良反应，因而未能被普遍采用。可是气雾法应用方便、作用迅速，仍可一试。

（五）钙通道阻断剂

该类药物干扰Ca^{2+}透过细胞膜，并阻止Ca^{2+}由细胞内库存中释出而松解平滑肌收缩，为心血管疾病治疗上的一项重要进展。应用硝苯地平（nifedipine，尼非地平）20～40 mg 治疗原发性痛经。给药后 10～30min 子宫收缩减弱或消失，肌肉收缩振幅、频率、持续时间均下降，基础张力减少，同时疼痛减轻，持续 5h，无特殊不良反应。

（六）维生素 B_6 及镁 – 氨基酸螯合物

利用维生素 B_6 促进镁离子（Mg^{2+}）透过细胞膜，增加胞浆内 Mg^{2+} 浓度之作用，来治疗原发性痛经。每日量 200 mg，4 周后可见红细胞镁含量显著增加。亦可与镁 – 氨基酸螯合物合用，每种各 100 mg，每日服 2 次，治疗 4～6 个月，痛经的严重程度及持续时间均呈进行性下降。

（七）中医中药治疗

中医学对痛经的认识主要是气血运行不畅，不通则痛。气滞血瘀者以血腑逐瘀汤为主，如桃红四物汤活血化瘀；寒凝淤滞者常用处方为温经汤；气血不足者常用十全大补汤。中成药有桂枝茯苓丸或桃仁承气汤，每日量 5 g，分次于早、晚餐前 30 min 服用，连续 30d。有人报道缓解率可达 80%，未发现有消化道症状及皮疹等不良反应。用穴位敷贴"痛经膏"效果甚好，还可用针灸的方法进行穴经注射。

第四节　多囊卵巢综合征

多囊卵巢综合征（polycystic ovary syndrome，PCOS）是育龄妇女最常见的内分泌疾病，占育龄妇女的 5%～10%，占无排卵性不孕的 75%。PCOS 临床表现多样，它不仅涉及生殖系统，而且是一个复杂的多系统综合征，高雄激素血症、高胰岛素血症及胰岛素抵抗（insulin resistance，IR）为其重要特征。关于 PCOS 的报道最早可追溯到 1845 年，Chereau 首先描述卵巢质韧、增大的形态学改变，1904 年 Frindley 称之为囊性退化卵巢，1935 年 Stein-Leventhal 将其归纳为一组表现为肥胖、多毛、不孕和卵巢囊性增大的综合征，由于病因不清楚，称为 Stein-Leventhal 综合征。自 20 世纪 50 年代起，人们开始注意到这类患者尿 LH 升高，1962 年 Goldziebel 和 Geen 总结 1 079 例病例后认识到 Stein-Leventhal 综合征有许多非典型征象，如多毛、排卵功能障碍，并发现雄激素增高是其主要的特征，因而从 20 世纪 60 年代开始逐渐改称为 PCOS。现在已经知道 IR/ 高胰岛素血症是 PCOS 的又一重要特征。由于 PCOS 临床表现的高度异质性，导致其诊断标准难于统一。PCOS 的诊断标准历经了许多变迁，2003 年欧洲人类生殖和胚胎学会与美国生殖医学学会（ESHRE/ASRM）鹿特丹专家会议推荐的标准是目前较为公认的国际标准。即稀发排卵或无排卵；高雄激素的临床和（或）生物化学征象；卵巢 PCO 征。以上三项中具备两项即可诊断，但需除外其他病因（先天性肾上腺皮质增生、库欣病、分泌雄激素的肿瘤）。

过去对 PCOS 的治疗，不论医师还是患者，都只专注于是否排卵和妊娠。但近年来，对 PCOS 的治疗观念已不仅仅限于促排卵和妊娠，PCOS 与糖尿病、高血压、心血管疾病、子宫内膜癌等之间的关系日益明确，PCOS 患者的远期结局超出了生殖健康的范畴，使 PCOS 的远期保健问题日益突出。目前临床上使用胰岛素增敏剂治疗 PCOS，不仅可改善机体胰岛素抵抗状态，而且可明显改善排卵和受孕，而其蕴涵的真实意义可能还远不止于此。口服避孕药调整 PCOS 患者的不规则月经，可能是另一种从保健角度介入 PCOS 治疗的方法。因此 PCOS 的治疗措施除传统的降低雄激素水平、建立排卵性月经周期外，还应包括纠正肥胖和脂代谢紊乱、降低心血管疾病发生的风险、保护子宫内膜、治疗 IR 和高胰岛素血症、纠正糖代谢紊乱等治疗策略，要根据患者年龄、病变程度及就诊目的不同权衡考虑相应的治疗方案。

一、有生育要求的 PCOS 患者的治疗

治疗原则是促使无排卵的患者达到排卵及获得正常妊娠。

（一）一般治疗

1. 改变生活方式，减轻体重　肥胖本身在 PCOS 的发病中起重要作用，60%～70% 的 PCOS 妇女有肥胖问题。肥胖同时亦可引起并加剧胰岛素抵抗和内分泌代谢紊乱。控制体重尤其是减少内脏脂肪

细胞，对肥胖的PCOS患者非常重要。减轻体重可改善PCOS患者内分泌环境，减轻痤疮、多毛，恢复正常月经，减少远期并发症的发生。Saleh等发现肥胖PCOS患者减轻体重的5%，89%可恢复规则月经，其中30%能自然受孕，并可改善血脂、高胰岛素和高雄激素血症。通过摄入低热量饮食、增加体育锻炼、改变生活方式和饮食结构来减轻体重，这种方法疗效确切、廉价、无不良反应。因此，有必要加强健康宣教，使患者认识到调整生活方式对改善PCOS症状、预防远期并发症的作用。

2. 高雄激素血症的治疗　高雄激素血症不仅有痤疮、多毛、脂溢性皮炎等外在表现，影响美观，而且研究发现高雄激素血症与高胰岛素血症关系密切。PCOS患者，通过降低雄激素可以增加卵巢对氯米芬（clomiphene citrate，CC）的敏感性，进而发生周期性撤退出血改善子宫内膜状态。

常用药物有醋酸环丙黄体酮（cycloprogesterone acetate，CPA）和达英–35（由2mg CPA和35μg炔雌醇配合而成）。CPA为具有较强的抗雄激素活性的孕激素制剂，可抑制P450c17-α/17～20裂解酶活性，减少雄激素合成并在靶器官与雄激素竞争性抢占受体，阻断外周雄激素的作用；通过下丘脑–垂体–卵巢轴的反馈能降低黄体生成素（LH）水平，逐渐使LH/FSH比率恢复正常，降低由高LH诱导的卵泡膜细胞产生的雄激素水平，减少卵巢性雄激素的产生。炔雌醇可以升高性激素结合球蛋白（sex hormone binding globulin，SHBG）水平，抑制5α还原酶，使睾酮（testosterone，T）转化为双氢睾酮（dihydrotestosterone，DHT）减少，降低游离睾酮水平。用法：达英–35自月经第5d起，每日1片，共21d，可服3～6个月。达英–35对多毛及痤疮的疗效确切。常见的不良反应有性欲减退、眩晕和水潴留，呈剂量依赖性。

螺内酯（spironolactone，SPA）：为人工合成的17-螺内酯甾类化合物，其作用是醛固酮受体，并抑制卵巢P450c17-α羟化酶活性从而拮抗雄激素生成。治疗应根据患者的耐受性采用个体化用药方案。一般可给予每日50～100mg分两次口服，使用2～6个月后减量，以日剂量25～50mg长期维持。

SPA和口服避孕药联合应用效果更佳。螺内酯是保钾利尿药，使用期间应注意监测水、电解质平衡及肾功能。常见不良反应有月经频发、不规则出血、乳房胀痛、情绪不稳及性欲降低等。目前尚无致胎儿畸形的报道，但一般认为在停用螺内酯至少4个月后才能考虑妊娠。

氟他胺（flutamide）：是一种非甾体的抗雄激素制剂，对硫酸脱氢表雄酮（dehydro epiandrosterone sulfate，DHEAS）抑制效果最好。因无内在激素活性，即使长期应用，也无明显不良反应。氟他胺可使患者多毛症状明显减轻，血脂水平有所改善。Ajossa等报道氟他胺能降低DHEAS水平和提高子宫灌注，因而不仅能使多毛症改善且有助于恢复生育能力。因存在可能使男婴畸形的潜在危险性，用药期间应避孕。

非那甾胺（finasteride）：是一种5α还原酶抑制剂，能降低双氢睾酮与雄激素受体的相互作用，应用非那甾胺治疗后，血清DHT水平降低而T水平增加。不良反应较小，通常表现为胃肠道反应，因可引起男婴生殖器两性畸形，用药期间应避孕。

激动剂通过降调节抑制垂体分泌达到促性腺激素短暂低下的状态，造成短期性药物性卵巢切除状态，降低卵巢的雄激素水平，对治疗严重的卵巢雄激素生成过多症非常有效，需连续治疗3～6个月。但由于严重的低雌激素状态，可引起严重不良反应，如骨质疏松等，因而推荐雌激素反向添加疗法。

地塞米松：是糖皮质类固醇类药，有效抑制表雄酮硫酸盐，抑制雄激素分泌。其用法为地塞米松0.25mg/次，3次/周（隔日1次），长期服用应监测血和尿的皮质醇，并控制饮食，监测体重。

二甲双胍（metformin，Met）：最新研究发现二甲双胍可直接抑制卵泡膜细胞产生雄激素，改善PCOS的高雄激素症状。多毛是胰岛素抵抗的相对指标，PCOS患者多毛症是体内雄激素过多或毛囊对雄激素反应过强造成的。研究报道，使用Met治疗PCOS患者12～14个月后，其毛发直径显著缩小，Ferrimarr-Gallwey（F-G）评分、毛发生长速率亦有显著下降，并与IR改善程度显著相关。说明Met通过改善胰岛素抵抗，降低高胰岛素血症，可达到治疗PCOS多毛症状的效果。Harbome等比较了52例有多毛症状的PCOS患者使用Met和达英–35改善多毛的效果，药物治疗12个月后，Met组和达英–35组多毛症状均显著改善，但Met组的F-G评分改善更为显著。这说明Met有潜在的治疗多毛症作用，尤其适用于有生育要求的 PCOS 患者，有比传统的抗雄激素类避孕药更广泛的应用前景。

3. 代谢综合征的防治　PCOS 肥胖患者常伴有脂代谢异常，其特点为高甘油三酯，低高密度脂蛋白（HDL）。早在 1921 年就已经有人注意到糖尿病与雄激素之间的关系，但直到 1980 年 Burghen 首次报道 PCOS 患者存在胰岛素抵抗。由此可引发 PCOS 患者中年后患糖尿病、高脂血症及心血管疾病的风险增加。

目前治疗 PCOS IR 的一线药物为二甲双胍，它通过抑制肠道对葡萄糖的吸收减少肝糖原异生，促进糖的无氧酵解，增加外周对糖的摄取和利用，从而改善糖代谢紊乱；在受体后水平提高胰岛素受体的敏感性，从而改善 IR，降低血胰岛素水平；降低游离 T、增加 SHBG 和高密度脂蛋白水平，改善月经，恢复或协助促排卵。二甲双胍还可减少餐后胰岛素分泌，增加卵巢对氯米芬（clomiphene citrate，CC）的敏感性。用法：250 mg，每日 3 次，一周后根据患者 BMI 改为 500 mg，每日 2 次或 3 次，每日总量 1 000～1 500 mg，有些国家报道最大剂量可达 3 000 mg/d（可能与人种差异有关），连续治疗 3～6 个月。Met 的优点是不会引起低血糖。不良反应以胃肠道反应，如腹胀、恶心、呕吐、口中有金属味、腹胀及腹泻最常见，发生率为 5%～20%，这些症状为剂量依赖性，通常延续 10d 左右缓解或消失，餐中服用症状减轻。Met 严重的不良反应是肾功能损害和乳酸性酸中毒，发生率极低。二甲双胍是妊娠期 B 类药物，目前无证据证明该药物对动物和人类胚胎有毒性或致畸作用，但妊娠妇女使用的安全性未得到证实。Glueck 等追踪调查了 61 例月经稀发的 PCOS 患者，在妊娠期口服 Met 2 550 mg/d，发现其自然流产率和妊娠期糖尿病的发病率下降，同时未发现二甲双胍有致畸作用。而且这些患者的新生儿出生时和出生后 3 个月、5 个月时的体质量、身长、动作、社会行为发育无异常，因此，认为妊娠期应用二甲双胍是比较安全的。当然，还需要进行更大范围、更长时间的追踪调查才能得出定论。尤其在我国，目前二甲双胍的药品说明上并未将妊娠后妇女列为适应人群，妊娠后是否继续应用需根据患者具体情况和医师建议并经过患者充分知情选择后慎重决定。

新一代胰岛素增敏剂为格列酮（glitazone）类，包括曲格列酮、帕格列酮、罗格列酮、噻格列酮等，能有效地改善 IR 和高胰岛素血症，降低血清雄激素水平，改善卵巢微环境，调节卵巢本身糖代谢异常所致的局部胰岛素抵抗，使其恢复对促性腺激素的敏感性，恢复排卵，并可改善血脂异常，预防动脉粥样硬化，对伴肥胖的 PCOS 胰岛素抵抗患者效果更加显著。但由于有程度不同的肝脏毒性，长期应用受到限制。

右旋肌醇（D-chiro-inositol）：有研究认为，PCOS 患者之所以具有 IR 及高胰岛素血症，可能是由于介导胰岛素作用的含右旋肌醇的磷酸多聚糖的缺乏而引起的，因此服用右旋肌醇，可补充外源性介质，从而改善胰岛素敏感性。Nestler 等将 44 例肥胖型 PCOS 患者分为两组，治疗组 22 例，服用右旋肌醇 1 200 mg/d，连用 6～8 周；对照组 22 例，服用安慰剂，连用 6～8 周。结果表明，治疗组平均血胰岛素曲线下面积由（81±69）nmol/（L·min）降至（31±40）nmol/（L·min），血游离 T 浓度由 387 pmol/L 降至 173 pmol/L；血浆甘油三酯浓度由（2.1±0.2）mmol/L 降至（1.2±0.1）mmol/L；而对照组无显著变化。治疗组 22 例中 19 例排卵，对照组 22 例中仅 6 例排卵。认为右旋肌醇增强了 PCOS 患者的胰岛素作用，提高了排卵率，降低了血雄激素、血压和血甘油三酯水平，其安全性、有效性及最佳剂量还待临床进一步论证。

奥曲肽（octreotide）：是近年来人工合成的生长抑制素类药物，对人体多种内分泌腺体有抑制作用，可抑制生长激素释放和调节胰岛素、胰高血糖素和胃泌素分泌。实验研究证明，奥曲肽可降低 PCOS 患者的高胰岛素血症，并降低雄激素水平，从而调节受孕。Ciotta 等研究表明，PCOS 高胰岛素血症患者经奥曲肽治疗后，LH、雄激素水平明显下降而 SHBG 水平明显上升，并恢复了糖耐量试验中胰岛素的正常反应。Morris 等研究表明，联合使用奥曲肽和 FSH 可降低 HCG 注射日血 E_2 水平，减少卵泡数，从而可减少 OHSS 的发生率。但亦有研究表明，使用奥曲肽可使 PCOS 患者的血糖稳态受到破坏，认为不适于体型偏瘦 PCOS 合并高胰岛素血症患者的长期治疗。

此外，还有应用 N-乙酰半胱氨酸（N-acetyl-cysteine）治疗 PCOS 高胰岛素血症的报道（0.6mg，每天 3 次），观察血中高胱氨酸水平，N-乙酰半胱氨酸可降低外周血胰岛素、胆固醇、甘油三酯及低密度脂蛋白水平，提高 HDL 水平。Fulghesu 等将 6 例消瘦者及 31 例肥胖 PCOS 高胰岛素血症者列为研究对象，其中 6 例肥胖者服用安慰剂作对照，余者服用 N- 乙酰半胱氨酸 1.8～3.0g/d，连服 5～6 周，高胰岛素血症的 PCOS 患者治疗后胰岛素曲线下面积显著下降，外周胰岛素敏感性增加，血雄激素及游离 T 水平明显下降，而安慰剂组及胰岛素水平正常者上述指标无改变。N- 乙酰半胱氨酸有可能成为 PCOS 胰岛素抵抗患者治疗的一种新选择。

（二）促排卵治疗

1. 一线促排卵治疗　氯米芬应用至今已有 50 年的历史，为 PCOS 促排卵的一线药物，Guzick 推荐 CC 治疗 PCOS 为简单、价廉、安全有效的促排卵方法。CC 作用于下丘脑 - 垂体水平，通过竞争雌激素受体阻断内源性雌激素的负反馈作用，促进促性腺激素释放激素释放，刺激卵泡发育。在滤泡早期使用 CC 可以促进卵泡成长至成熟而能排卵。由于 CC 有抗雌激素作用，应用后虽排卵率高，但妊娠率低。应用方法：从自然月经或撤退出血的第 3～5d 开始，50 mg/d，共 5d，如无排卵则每周期增加 50 mg/d 直至 150 mg/d。在月经第 2d、3d、4d、5d 应用 CC 排卵率、妊娠率没有差异。如连续应用≥ 3 个周期的 CC 促排卵治疗，且至少 1 个周期 CC 150 mg，5d，而均无排卵，BBT 单相，为 CC 抵抗，其发生率为 15%～20%。对 CC 治疗反应正常但经过 6～12 个周期治疗仍未妊娠称作 CC 治疗失败。由于 CC 具有抗雌激素作用影响宫颈黏液，精子不宜生存与穿透；同时影响输卵管蠕动及子宫内膜发育，不利于胚胎着床。此外，CC 还有包括血管舒缩的潮热，腹部膨胀或不适，胸部疼痛，恶心和呕吐，头痛，视觉症状等在内的不良反应。对于 CC 耐药的 PCOS 患者可根据患者的具体情况更换药物或选择联合用药，如 IR 者可合用二甲双胍；如肾上腺来源雄激素增高者，可加用地塞米松；对甲状腺功能低下者，应加用甲状腺素。对于 CC 引起的子宫内膜发育不良可根据卵泡发育酌情适量加用戊酸雌二醇等天然雌激素对抗，以改善内膜状态，提高妊娠率。

2. 二线促排卵治疗（主要应用于 CC 抵抗或 CC 治疗失败者）

（1）药物治疗。

1）促性腺激素：主要用于 CC 抵抗的患者。包括人绝经期促性腺激素（HMG）、高纯度 HMG（HP-HMG）、FSH、高纯度 FSH（HP-FSH）和基因重组 FSH（r-FSH）。r-FSH 中几乎不含 LH 量，特别适用于 PCOS 患者。用药要根据患者情况酌情采用传统的递增方案、低剂量少量递增方案或逐渐减少方案以及序贯低剂量方案等。

传统的递增方案（conventional step up dose regimen）是 20 世纪 70 年代 PCOS 患者的经典促排卵方案。应用 HMG 150U/d，每 3～5d 增加 1/2 剂量直至卵巢有反应。但是卵巢过度刺激综合征（OHSS）发生率高（1.1%～14%）。

低剂量递增方案（low dose step up protocol），PCOS 患者因高水平 T 的影响，卵泡发育停滞，抑制素分泌增加，长期处于低 FSH 水平。考虑到单卵泡发育所需 FSH 阈值的个体间差异，逐步增加 FSH 水平，推荐每 3～5d 增加原剂量的 10%～30%，可以增加卵泡的数目。常用的方案是 FSH 或 HMG 75 U/d 起始，持续 14d，然后每周根据卵巢反应增加 37.5U/d。这种方案的 OHSS 发生率低，多胎妊娠率低，起始周期妊娠率较高，是目前 PCOS 患者最广泛应用的促排卵方案。

低剂量递减方案（low dose step down protocol）是根据起始 FSH 高剂量可以复制中期 FSH 峰的假想和优势卵泡比小卵泡对 FSH 更敏感的事实提出的。起始剂量一般为 150U/d，然后根据超声监测结果每 2～3d 递减 35～40IU。周期妊娠率为 10.8%～17%，与递增方案比较差异无显著，多胎妊娠和 OHSS 发生率低。比较低剂量递增方案和递减方案在促排卵的应用，两组单卵泡发育、排卵率和妊娠率无明显差异。低剂量递减方案用药较少，OHSS 发生率低。但是此方案患者卵泡期较长，尤其是 FSH 阈值较高的患者。

序贯低剂量方案（sequential low dose protocol）结合了以上两种方案的特点，开始用低剂量递增方案，当主导卵泡直径达 14mm 时，FSH 剂量减半直至绒毛膜促性腺激素日（HCG 日：当主导卵泡达 18 mm，给予 HCG 5 000～10 000U 注射促卵泡排卵）。其机制是 FSH 的起始剂量是为了超过 FSH 阈值以促使卵泡募集，优势卵泡选择后血清 FSH 水平的降低和主导卵泡在卵泡后期对 FSH 的敏感性增强。当优势卵泡形成后,若仍维持 FSH 剂量,则增大 FSH 阈值窗,造成多卵泡发育。随机前瞻性研究显示序贯低剂量方案和低剂量递增方案同样有效。两种方案妊娠率、安全性相同,而且序贯低剂量方案降低 HCG 日的雌激素水平及中等大小卵泡数目(14~15 mm)。因此基于卵泡选择机制的顺序低剂量方案可能为更符生理要求的促排卵方案。

2)CC 与 HMG 联合应用(CC 50 mg,自月经第 3~7d 应用;HMG 75IU,月经第 5d、7d、9d 肌内注射),可减少 HMG 用量,效果良好。不良反应:增加多胎妊娠及 OHSS 发生率;费用较高,且需要反复超声和血清雌激素监测。因此只有具备超声及雌激素监测条件,具有治疗 OHSS 经验的医院才能开展促性腺激素治疗,用药前必须做好有关不育的彻底检查除外其他不育因素。优势卵泡达到 4 个或 4 个以上时,发生 OHSS 的风险大大提高,因此如果有 3 个以上卵泡直径 > 16 mm 的卵泡发育,应取消该周期。

另有文献报道 CC、HMG 单次用药联合方案,于月经第 3d 始用 CC 100 mg/d,共 5d,第 9d 单次给予 HMG 150IU,可避免 OHSS,适于基层应用。

3)促性腺激素释放激素(GnRH):由于 PCOS 之致病机制可能与 GnRH 之间歇分泌异常有关,因此也可使用 GnRHa 来促排卵。该药对垂体的首发效应,可促使垂体产生内源性的类似正常排卵前的 LH 峰和 FSH 峰;加上其可刺激卵巢颗粒细胞合成前列腺素,增加卵巢中组织型纤溶酶原激活因子活性,故可诱发排卵。方式有两种,一种方式是脉冲治疗,以一种辅助装置,可以调整适量的 GnRH 分泌频率和剂量,使 GnRH 频率减低,而不改变每次剂量(幅度),达到使 LH 分泌减低而不影响 FSH 水平的目的,因而减低 LH/FSH,有利于优势卵泡的选择及生长发育。虽然理论上此种方法最接近正常生理状态,但由于操作繁杂,患者依从性差,临床应用较少。另一种方式则是连续使用 GnRH,例如,使用 GnRH 类似物,GnRHa 作用强度比天然 GnRH 高许多,作用时间也较长,形成连续作用,使脑垂体去敏感化(desensitization),导致性腺激素分泌降低,当然如果有必要诱导排卵,则可根据需要再给予 HMG 或 FSH。

4)GnRH 拮抗剂有竞争性结合作用,通过用药剂量变化调节性激素被抑制程度;短期内可抑制性激素水平,无骤升效应,停药后性腺功能恢复快。文献报道 20 例 PCOS 患者,于前 1 个周期口服避孕药,月经第 2d 予 FSH + GnRH 拮抗剂至 HCG 日,临床妊娠率为 44%,继续妊娠率为 28%。

5)其他促排卵药物:二甲双胍近年来应用于 PCOS 促排卵辅助治疗,可增加胰岛素敏感性,降低血中胰岛素浓度,进而改善高雄激素血症,调节月经周期,单独应用亦可引起自发排卵。CC 抵抗的患者加用二甲双胍可改善其反应,提高排卵率和妊娠率。

二甲双胍单独应用的促排卵效果:许多研究表明,单用 Met 即可取得较好的促排卵效果。这些研究多针对肥胖者,但也有非肥胖者的报道。Ibanez 等研究 18 例非肥胖者,平均体重指数(body mass index,BMI=21.4 kg/m^2),单用 Met 1 275 mg/d,6 个月后 14 例患者(78%)排卵,表明 Met 也可改善非肥胖 PCOS 者的排卵功能。对 PCOS 合并肥胖的患者研究较多。Costello 等对 9 个单用 Met 的研究进行荟萃分析,其中 5 个无对照实验的研究总排卵率为 61%;4 个 RCT 实验总排卵率为 56%;安慰剂组为 35%(P=0.002)。Homburg 总结 4 个单用 Met 的研究,排卵率为 78%~96%。Fleming 等对 94 例 PCOS 患者进行双盲 RCT 实验,45 例应用 Met 850mg,每天 2 次,共 16 周;47 例用安慰剂。两组的排卵频率(黄体期周数/总观察周数)分别为 23% 和 13%(P < 0.01),平均首次排卵时间分别为 23.6d 和 41.8d(P=0.02),未排卵人数分别为 8 例(17.8%)和 17 例(36.2%),P=0.04。Met 可显著提高非肥胖 PCOS 患者的妊娠率,降低其流产率。Palomba 等研究了二甲双胍治疗后排卵的 PCOS 患者子宫内膜情况,二甲双胍组包括 37 例非肥胖、原发不孕的 PCOS 患者,对照组包括 30 例年龄和 BMI 与 PCOS 组相匹配的健康妇女。PCOS 组口服二甲双胍 6 个月(850 mg/d),对照组不予治疗。通过超声测量子宫、子宫内膜、子宫内膜下肌层血流和子宫内膜厚度和形态,反映子宫内膜的容受性。研究发现,治疗前 PCOS 组子宫、子宫内膜、子宫内膜下血流比对照组低,治疗后这些血流参数得到改善,但和对照组相比无统计学差异,也就是说改善幅度并不大。治疗后 PCOS 组子宫内膜厚度和形态也发生了同样变化。二甲双胍在改善卵巢功能的同时改善子宫的容受性,从而提高妊娠率。但也有不支持上述观点

的报道。一些研究表明 Met 对极度肥胖者效果不明显。Fleming 等的研究中比较 11 例极度肥胖 BMI > 37kg/m² 的患者与其他 BMI < 37 kg/m² 者,虽 16 周内的平均排卵次数相似(分别为 1.6 和 2.1),但前者的 BMI 和高密度脂蛋白等心血管高危因素的变化不如后者显著,提示极度肥胖者对 Met 治疗的反应较差,故尚需深入研究是否需增大 Met 剂量,或者是 PCOS 极度肥胖者存在 Met 抵抗。最近的两项双盲 RCT 研究也显示(平均 BMI 分别为 28 kg/m² 和 35 kg/m²),Met 在增加排卵率、妊娠率,降低流产率方面并不优于 CC。

Met+CC 序贯疗法促排卵治疗:近来许多研究显示对于 CC 抵抗的 PCOS 患者,Met+CC 序贯疗法促排卵效果显著。Khorram 等研究发现加用 2 周 Met 后 CC 抵抗改善,排卵率显著提高(使用前 6.7%,使用后 44%)。Kashyap 等比较了以往的 RCT 研究后认为,Met+CC 组的排卵率和妊娠率比单用 CC 组高 3～4 倍。Kocak 等报道一项前瞻性双盲 RCT 实验,受试者均为 CC 抵抗的 PCOS 患者,28 例口服 Met 850 mg,每天 2 次,两周,另 28 例服同剂量安慰剂,在下一月经周期的 3～7d 均服 CC 100 mg/d,两组排卵率分别为 77.7%(21 例)和 14.2%(4 例)(P < 0.001),妊娠率分别为 14%(4 例)和 0%(P=0.04),表明 Met 可增强 CC 抵抗者对 CC 的反应性,其机制可能是 Met 影响颗粒细胞中胰岛素样生长因子-Ⅰ(insulin-like grouth factor-Ⅰ,IGF-Ⅰ)的作用而改变了卵泡甾类激素的生成状态。但也有研究者不同意这一说法。Moll 等的研究得出了相反结论。他们将 228 例 PCOS 患者分为 Met + CC 组和 CC + 安慰剂组。治疗后两组的排卵率分别为 64% 和 72%,Met + CC 组低于 CC + 安慰剂组;两组的妊娠率和流产率无显著性差异。2007 年 NIH 对 626 例 PCOS 妇女(平均 BMI 为 35 kg/m²)进行大样本多中心的双盲 RCT 研究,经过 6 个月的治疗后,CC 组活婴分娩率是 Met 组的 3 倍,Met 与 CC 联合应用并不优于 CC 单独应用。所以加用二甲双胍能否改善 CC 抵抗尚有争议,另外,尚需进一步探索 Met 先期治疗的适宜剂量和 CC 应用的适当时机。

来曲唑(letrozole,LE)用于促排卵的研究:来曲唑是特异的、可逆的、非甾体类芳香化酶抑制剂,最初用于乳腺癌的治疗。近年来应用来曲唑促排卵,获得良好的排卵率和临床妊娠率,与 FSH 联合使用,可以降低 FSH 的用量,对子宫内膜无负面影响。LE 促排卵作用的具体机制尚不清楚,可能通过中枢和外周机制起作用。在中枢,LE 通过抑制芳香酶的活性,阻碍雄激素向雌激素的转化,降低机体内雌激素水平,从而解除雌激素对下丘脑和(或)垂体的负反馈作用,使促性腺激素分泌增加,促进卵泡的发育和排卵。现有研究发现,在灵长类动物中雄激素对卵泡早期的发育和募集有促进作用。LE 用于促排卵的推荐剂量有两种,即 2.5 mg/d 和 5 mg/d(月经周期的 3～7d)。研究发现应用两种剂量 LE 方案促排卵,子宫内膜厚度无差异性,而 5 mg/d 组可获得更多优势卵泡,有更高的成功率。但目前在我国,来曲唑药物说明书上未注明其促排卵的用途,且应用于促排卵治疗时间尚短,尚处于试验性治疗阶段,有待更多的临床实践来证明其疗效、适应证及安全性。来曲唑是否会对胎儿产生远期影响尚不得而知,因此应用时最好慎重,如非应用不可,应对患者充分知情同意。

(2)手术治疗:早期对于 PCOS 的治疗是手术楔形切除卵巢,但复发率高,易形成粘连,影响受孕,现逐渐被淘汰。微创技术的发展使 PCOS 手术治疗重新受到关注。手术治疗仍然存在一些缺陷,如麻醉风险、术后输卵管卵巢粘连等,容易造成新的不孕因素,而最大顾虑在于对卵巢的破坏和对储备卵泡的消耗,可能会影响卵巢的寿命和功能。

1)腹腔镜下卵巢打孔／电凝术(laparoscopic ovarian drilling/electrocoagulation,LOD):腹腔镜手术具有简单易行、创伤小、恢复快、粘连轻、患者易于接受等优点,已基本取代传统的卵巢楔形切除术。

主要适用于难治性 PCOS,以及因其他疾病需腹腔镜检查盆腔者。通过破坏产生雄激素的卵巢间质,间接调节垂体-卵巢轴,血清 LH 浓度下降,LH 及 T 水平下降诱发排卵,增加妊娠机会并可降低流产危险。Amer 等回顾分析了 116 例无排卵 PCOS 患者 LOD 后不同时期的月经恢复、妊娠率、多毛和痤疮改善情况。术前患者排卵率为 8%,术后 1 年内、术后 1～3 年、4～9 年恢复规律月经周期者分别为 67%、37%、55%;妊娠率分别为 49%、38%、38%,且多毛和痤疮也大大改善。2/3 的 PCOS 患者应用 LOD 后月经恢复正常,而约 1/2 的患者的月经恢复可维持较长时间。多数妊娠发生在术后 1～6

个月，约 1/3 的人生育能力可持续多年。若未妊娠，血清激素水平又渐恢复到术前水平。

方法：应用电针或激光，采用功率 30 W，每孔持续作用 5 s。建议术前仔细超声检查，观察卵巢不同平面卵泡数目，详细计数卵泡数目，根据卵巢内现有卵泡数目个体化处理，避免打孔过多造成卵巢功能下降或衰竭，或者由于打孔过少而起不到治疗效果。一般每侧卵巢打孔 5～10 个，直径约 2 mm，孔深 8mm。

术中注意事项：打孔个数不要过多，打孔不要过深，电凝的功率不要过大，避开卵巢门打孔，促排卵引起的 PCOS 不是 LOD 的指征。

可能的不良反应：治疗无效，增加盆腔粘连风险，卵巢功能减退，卵巢早衰。

最近出现了一种用超声刀（harmonic scalpel）进行 LOD 的新技术。超声刀是 20 世纪 90 年代开创的兼切割和凝固功能的新型手术器械，Takeuchi 等将其应用于 LOD 也取得了较好效果。他们对 34 例 CC 抵抗者分别用超声刀和 NYAG 激光进行 LOD。将超声刀能量水平调至 3 级，在腹腔镜下每侧卵巢穿刺 20～30 次，每次 2～4 s，打孔深度 2～3 mm。两组排卵率均为 94%，2 年内妊娠率分别为 77% 和 60%。

2）经阴道未成熟卵泡穿刺抽吸术（immature follicle aspiration，IMFA）：月经周期第 3d 阴道超声计数窦卵泡数，在月经第 10～12d 复查超声，如双侧无直径 8 mm 以上的卵泡，则在阴道超声引导下行 IMFA。在随后的月经周期第 3d，复查血内分泌激素并计数卵巢窦卵泡数，如窦卵泡数每个卵巢 ≤ 10 个，T < 1.6 nmol/L，可促排卵治疗；如果未达到上述标准，则再行 IMFA。IMFA 能使 CC 抵抗的 PCOS 不孕患者获得良好的单卵泡发育和单胎妊娠率，缺点是也可能引起盆腔粘连。至今尚无导致卵巢功能衰竭的报道。

3）经阴道注水腹腔镜（transvaginal hydro laparoscopy，THL）：是一种新的微创手术，经阴道后穹隆注入生理盐水或林格液使盆腹腔膨胀，可更好地暴露卵巢和输卵管的结构，无须牵拉即可进行盆腔操作。Femandez 等对 13 例 CC 抵抗、不排卵的 PCOS 患者行 THL，术中采用双极电凝针，功率 110～130W，进针深度 10mm，根据卵巢的体积大小打孔 10～15 个，所有手术操作均在 30min 内完成。术后观察无 1 例出现并发症，6 例恢复正常月经，6 例妊娠，其中 3 例自然妊娠，THL 后 3 个月妊娠率 33%，6 个月为 71%，无 1 例流产发生。

4）经阴道超声引导卵巢间质水凝术（ultrasonography guided ovarian stroma hydraulic operation）：阴道超声引导下将 75℃ 无菌生理盐水注入卵巢间质，术后排卵率较高，但妊娠率较低，目前应用不多，尚有待大样本研究进一步证实。

5）微型腹腔镜下卵巢楔形切除术（ovarian wedge resection by minilaparoscopy）：最近报道该术式效果较好，并发症少，有较好的发展前景。Yildirim 等选择经 CC 和 FSH 治疗无效的 134 例无排卵的 PCOS，在微型腹腔镜下按照微创手术的原则行卵巢楔形切除术，术后 2 年 121 例妊娠（90%），其中 104 例在术后 6 个月内妊娠（78%）。其中 44 例后来行剖宫产或诊断性腹腔镜手术，发现仅 5 例有轻度粘连。

3. PCOS 的三线治疗——体外受精-胚胎移植（IVF-ET） 对于应用 6 个月以上标准的促排卵周期治疗后有排卵但仍未妊娠的 PCOS 患者，或多种药物促排卵治疗及辅助治疗无排卵并急待妊娠的患者，可以选择体外受精-胚胎移植的辅助生育技术。可以说，IVF-ET 是难治性 PCOS 患者一种有效的治疗方法。但由于 PCOS 的高雄激素血症和胰岛素抵抗，造成其生殖、内分泌系统的多种功能紊乱，使 PCOS 患者在进行 IVF 治疗时易发生 Gn 高反应，导致卵泡数过多、血 E_2 过高，进而增加 OHSS 的发生率；过高的 LH 水平还可使卵质量下降，受精率降低。所有这些使 PCOS 患者成为 IVF 治疗中的相对难点问题。Hwang 等报道 PCOS 患者行 IVF/ICSI 治疗可能提高受精率。

PCOS 患者 IVF 治疗过程中为避免上述问题可采取下述方法：

（1）应用 r-FSH 低剂量递增方案诱导排卵可以获得单个成熟卵。

（2）可不在促排卵后当月移植，而将其冷冻保存。

（3）未成熟卵母细胞的体外成熟（IVM）。

其中IVM技术是近年来发展起来的新兴技术。哺乳动物卵的未成熟培养成功是在1996年，韩国Kwang Cha于1991年把这项技术应用于人类临床。1994年最早报道IVM-IVF获新生儿的是澳大利亚的Eoumson，从PCOS患者卵巢中取未成熟卵。IVM是指从卵巢采取的卵-冠-丘复合体，在体外培养至成熟并受精，然后将胚胎植入子宫腔内。与传统的体外受精相比，虽然妊娠率及种植率不如后者高，但避免OHSS风险，因此，将有可能取代传统的IVF，而作为不育患者新的助孕技术。法国的一项调查结果显示，33例患者接受45个IVM周期，11例血清HCG阳性（穿刺周期妊娠率26.2%，移植周期妊娠率27.5%），其中9例临床妊娠穿刺周期妊娠率20%，移植周期妊娠率22.5%。后又有学者对PCOS患者进行无刺激周期IVM，亦取得较好效果。虽然至今IVM已出生婴儿中出生缺陷与正常妊娠相比无差异，但IVM技术在PCOS治疗中的地位需通过更多的随机对照实验加以明确。

（三）促排卵前的预治疗

PCOS患者常常存在高雄激素血症和高胰岛素血症，多数文献报道，存在高雄激素血症和胰岛素抵抗时，先采用达英-35和二甲双胍纠正内分泌紊乱将会提高促排卵药物的促排卵效果。Mulders等研究表明正常促性腺激素的无排卵妇女其肥胖、LH水平、胰岛素抵抗与妊娠率呈负相关，且流产率增高。

因此，减肥及增加胰岛素敏感性等促排卵的前期治疗在临床上已日益得到重视。但在具体应用过程中，可根据患者具体情况个体化决定。

1. 胰岛素增敏剂　近年来，有许多研究报道评价使用胰岛素增敏剂来降低PCOS患者的高胰岛素血症对排卵的影响。随机对照研究结果显示，胰岛素增敏剂可以改善子宫内膜功能，而且降低PCOS患者的流产率。有研究将CC抵抗的PCOS患者随机分组，在FSH促排卵周期前接受一个月的Met（1 500mg/d）治疗，对照组不用Met治疗。结果接受Met治疗组HCG日直径大于15 mm的卵泡数目显著少于对照组（平均2.5个对4.5个卵泡），血清E_2的浓度显著低于对照组。表明二甲双胍可以降低FSH治疗对OHSS和多胎妊娠的危险性。

2. 达英-35　可有效降低血LH、FSH、T水平，而且能升高SHBG、胰岛素生长因子-1（IGF-1）结合蛋白水平，降低游离IGF-1水平，从而减少IGF-1在合成雄激素过程中的协同作用，增加PCOS患者对促排卵的反应性。

二、无生育要求患者的治疗

近期目标为调节月经周期、治疗多毛和痤疮、控制体重；远期目标为预防糖尿病、保护子宫内膜、预防子宫内膜癌、预防心血管疾病的发生。

（一）生活方式调整

通过控制饮食、运动、改变生活方式、戒烟、戒酒等行为方式调整，减轻体重以改善IR，体重降低至正常范围可以防止PCOS远期不良结局，如糖尿病、高血压、高血脂和心血管疾病等代谢综合征。

（二）口服避孕药（oral contraceptive，OC）

适用于有高雄激素血症或高雄激素表现，主要有各种短效口服避孕药，达英-35为首选。达英-35可改善高雄激素血症，还能较快改善高雄激素的临床表现，可有效地避孕和建立规律月经，使子宫内膜周期性脱落，避免子宫内膜癌的发生。

注意事项：PCOS患者是特殊人群，常常存在糖、脂代谢紊乱，用药期间应监测血糖、血脂变化；对于青春期女孩在应用OC前应做充分的知情同意；服药前排除口服避孕药的禁忌证。

（三）孕激素

对于无明显高雄激素临床和实验室表现及无明显胰岛素抵抗的无排卵患者，可单独采用定期孕激素治疗，以恢复月经。主要有甲羟黄体酮（MPA）及琪宁（黄体酮胶丸）、地屈黄体酮（达芙通）、黄体酮等天然孕激素。孕激素可保护子宫内膜，减少子宫内膜癌的发生；月经后半期应用可改变LH的分泌频率，在一定程度上降低雄激素水平，费用较低。但不能改善严重代谢紊乱状况。

（四）二甲双胍（metformin，Met）

1. Met对月经周期、体重、血脂及糖代谢的影响　Essah等回顾性研究发现，Met可以有效恢复

PCOS 患者的规律月经。将患者分为服用 Met 3~6 个月组和 6 个月以上组，两组比较后发现 6 个月以上组中恢复规律月经的患者更多。说明 Met 治疗时间越长，PCOS 患者恢复并保持规律月经的比率更高。

关于 Met 能否降低 PCOS 患者的体质重量，近年来的研究结论不一。Harborne 等研究了不同剂量 Nlet 对肥胖 PCOS 患者体质重量和代谢的不同影响。肥胖组包括 BMI 为 30~37 kg/m^2 的 PCOS 患者 42 例，肥胖组包括 BMI ≥ 37 kg/m^2 的 PCOS 患者 41 例。实验随机给予患者 Met 1 500 mg/d 或 2 550 mg/d 治疗，治疗后 4 个月和 8 个月时测定各项指标。治疗后两组的体质重量都下降，但只有肥胖组表现出剂量相关性（P=0.04）。病态肥胖组两种剂量引起的体质重量下降相似（3.9 kg 和 3.8 kg）。也有学者研究发现，Met 治疗后体质重量、BMI 和腰臀比无显著变化。改变生活习惯、降低体质重量仍然是肥胖 PCOS 患者的一线治疗方案。

2. Met 对 PCOS 远期并发症的作用　Met 对 PCOS 患者的血脂水平异常有改善作用。目前关于 Met 降低 PCOS 患者患心血管疾病风险的研究都是间接的，无直接证据证明其改善 PCOS 心血管病发病率和死亡率。不过很多研究证明，Met 可以降低心血管疾病相关因子，例如：血胰岛素、低密度脂蛋白和载脂蛋白 α。Banaszewska 等发现，Met 治疗 6 个月后，PCOS 患者的胆固醇、低密度脂蛋白和甘油三酯水平下降，Met 可以作为 PCOS 患者心血管疾病的预防用药。Met 可以使 PCOS 患者的血压有所下降，但无统计学意义。

3. Met 对青春期 PCOS 的治疗作用　PCOS 起病于青春期，肥胖和多毛症状多在月经初潮之前出现，并伴有雄激素水平的升高。部分患者成年后随着年龄的增长可能转为正常，而大多数患者继续发展为典型的 PCOS。Met 能安全可靠地调整月经稀发的青春期 PCOS 患者的内分泌状态，提高血清 E$_2$ 和 P 水平，恢复正常月经，降低体质量。De Leo 等使用 Met（1 700 mg/d）治疗 18 例 15~18 岁肥胖的青春期 PCOS 患者 6 个月，所有患者的月经恢复规律。这些患者每个月经周期都有排卵，同时，T、雄烯二酮和游离 T 下降。患者的 BMI 在治疗期间降至 21~24 kg/m^2。结果证实，Met 对青春期 PCOS 患者治疗作用可以改善月经、排卵以及多毛、痤疮、肥胖等高雄激素血症表现，不仅能纠正卵巢的高雄激素水平，而且可通过降低肾上腺类固醇的生成，纠正功能性的肾上腺高雄激素水平，治疗青春期 PODS。

（五）子宫内膜癌的预防

对于 PCOS 闭经患者，子宫内膜增厚或子宫淋漓出血的患者应刮取子宫内膜，行组织病理学检查，如有子宫内膜增生可应用孕激素来对抗雌激素的作用，减少子宫内膜增生及子宫内膜癌的发生。

第五节　围绝经期及绝经期相关疾病

围绝经期综合征过去称更年期综合征，1994 年世界卫生组织人类生殖特别规划委员会决定废弃"更年期"一词，推荐使用"围绝经期"，并对一些术语做了阐述。围绝经期（perimenopause）是指从接近绝经，出现与绝经有关的内分泌、生物学和临床特征（卵巢功能衰退的征象）起至绝经 1 年内的时期。绝经（menopause）是指女性月经最后停止。可分为自然绝经和人工绝经。自然绝经是由于卵巢卵泡活动的丧失引起月经永久停止，无明显病理或其他生理原因。临床上，连续 12 个月无月经后才认为是绝经。人工绝经是指手术切除双卵巢或医疗性终止双卵巢功能，如化疗或放疗。绝经过渡期（menopausal transition）指从出现卵巢功能开始衰退的征象至绝经的一段时间，通常在 40 岁后开始，经历 2~8 年，平均约 4 年。绝经年龄受遗传、营养、体重、居住地区的海拔高度、嗜烟等多种因素的影响。我国城市妇女的平均绝经年龄为 49.5 岁，农村妇女为 47.5 岁。围绝经期妇女约 1/3 能通过神经内分泌的自我调节达到新的平衡而无自觉症状，2/3 妇女则可出现一系列性激素减少所致的躯体和精神心理症状，称为围绝经期综合征（perimenopause syndrome）。

一、围绝经期的内分泌变化

围绝经期的内分泌变化首先表现为卵巢功能衰退。由于卵巢功能下降，全身许多系统与器官的组织结构也受到影响，因而或早或晚地出现一系列衰退症状。卵巢功能衰退表现为卵泡发育较差，内分泌功能不足，卵泡对促性腺激素作用的反应较差。颗粒细胞所分泌的雌激素量低，甚至不能排卵。因此，垂体分泌较多的促性腺激素以达到排卵的需要。故在绝经前10年，虽尚有正常的有排卵的月经周期，但血中促卵泡素水平已开始升高，以促使卵泡可以达到成熟与排卵的状况，此时的黄体生成素尚保持原有的正常水平。随着卵巢组织的逐渐衰退，卵巢中卵泡群明显减少，雌激素水平明显降低，虽FSH及LH均升高，也不能使卵泡继续生长。

（一）卵巢的变化

卵巢体积缩小，其重量仅为性成熟期妇女卵巢的1/3至1/2。卵巢门血管硬化，动脉分支减少。卵巢皮质变薄，原始卵泡几已耗尽，遗留的少数卵泡对促性腺激素又不敏感，以致卵泡成熟发生障碍，不再排卵。

（二）性激素

1. 雌激素　正常月经妇女体内雌激素主要是17β雌二醇（E_2）。血E_2 95%来自卵巢的优势卵泡和黄体，平均产生率为60～600 μg/24h，血浓度呈周期性变化。在绝经过渡期，与卵泡的不规则发育相应，E_2水平变化大。绝经后E_2平均产生率为12 μg/24h，主要来自周围组织雌酮的转化和睾酮的芳香化，无周期性改变，并明显低于正常月经周期任何时相的水平。正常月经妇女另一主要雌激素是雌酮（E_1）。血中E_1少量直接来自卵巢和肾上腺，主要为E_2的可逆性代谢产物；雄烯二酮的芳香化是E_1的另一主要来源；E_1还部分来自硫酸雌酮的转化。绝经后E_1成为体内的主要雌激素，主要来自雄烯二酮的转化，转化率约为青年妇女的2倍，与体重呈正相关，肥胖者转化率高。绝经后硫酸雌酮仍是E_1的另一来源。血E_1的下降程度较E_2轻，仍保持昼夜节律。

2. 孕激素　黄体酮在生育期主要由排卵后的黄体所产生。黄体期黄体酮水平反映黄体分泌活性。卵泡期孕酮水平很低。绝经过渡期早期卵巢尚有排卵，但黄体功能不健全，黄体分泌黄体酮减少。绝经后血黄体酮水平进一步降低，约为青年妇女卵泡期的1/3，可能来自肾上腺。

3. 雄激素

（1）雄烯二酮：雄烯二酮为正常月经妇女体内主要雄激素之一。主要来源于卵巢发育中的卵泡及肾上腺，两者各占50%。绝经后卵巢产生雄烯二酮的能力明显下降，血中浓度约为青年妇女的50%，以肾上腺来源为主，卵巢来源仅占20%。

（2）睾酮：睾酮是妇女体内活性最高的雄激素，其活性比雄烯二酮高5～10倍。卵巢与肾上腺来源各约占25%，其余50%来自周围组织中雄烯二酮的转化。绝经后卵巢卵泡来源睾酮减少，但在增高的LH作用下，间质分泌睾酮增多，因此卵巢来源睾酮与绝经前大致相同。总产生率比青年妇女低1/3。

（三）抑制素

最近研究指出抑制素（inhibin）与卵巢功能开始衰退有密切关系。抑制素抑制FSH分泌，与FSH构成一个关系密切的反馈回路，当卵巢开始老化时，血E_2尚未降低，而抑制素已降低，使FSH升高。绝经后，抑制素很低，难以测出。

（四）促性腺激素

接近绝经时血中FSH及LH均逐渐升高，绝经2～3年时其水平可达到最高水平，此时FSH水平为正常早期卵泡期的13～14倍，LH的水平约为3倍，持续这种水平达5～10年之久，然后开始逐渐下降，但20～30年后仍高于生育年龄时的水平。

（五）促性腺激素释放激素

促性腺激素释放激素的活动情况可以通过猴实验结果来推测。GnRH水平在绝经后与LH水平一样是升高的，并且也有周期性释放。此时LH水平虽已较高，但若再给予静脉注射GnRH，血中的FSH及

LH 水平仍可升高，这种现象说明了绝经后下丘脑与垂体之间仍保持一定的功能。

（六）泌乳素

由于雌激素具有肾上腺能耗竭剂的功能，可抑制下丘脑分泌泌乳素抑制因子（PIF），从而使泌乳素浓度升高，绝经后雌激素水平下降，下丘脑分泌 PIF、增加，致使泌乳素浓度降低。

（七）其他内分泌系统

1. 肾上腺　肾上腺雄激素脱氢表雄酮（DHEA）和硫酸脱氢表雄酮（DHEAS）均为妇女体内的主要雄激素前身物。从 30 岁以后随年龄增长，血浓度逐渐下降，到 50 岁左右，分别下降 50% 和 25%，这种下降与绝经无关。肾上腺糖皮质激素与盐皮质激素也不受绝经的影响。

2. 甲状腺　绝经后血总 T_4 与游离 T_4 水平无改变，T_3 随年龄增加下降 25%～40%，但不存在甲低。

3. 胰岛 β 细胞　绝经前后 10 年左右，女性糖尿病发生率高于男性，说明绝经影响胰岛 β 细胞功能，有学者观察到绝经后妇女空腹和各时相的胰岛素、C 肽水平均明显高于青年女性，表明绝经后妇女存在高胰岛素血症，胰岛素抵抗。

二、临床表现

围绝经期综合征的持续时间长短不一，一般 2～5 年，严重者可达 10 余年。

（一）月经改变

（1）月经频发（polymenorrhea）：月经周期短于 21d，常伴有经前点滴出血致出血时间延长。其发生原因多为黄体功能不足，此时的黄体期由正常的 14d 左右缩短为 9d 以内。

（2）月经稀发（oligomenorrhea）：月经周期超过 40d，因排卵稀少引起，常伴有经血量减少。

（3）不规则子宫出血：因停止排卵而发生的无排卵性功能失调性子宫出血。

（4）闭经（amenorrhea）：卵巢合成性激素大幅度减少后，子宫内膜失去雌激素及孕激素的影响而处于静止状态，因而不再增殖及脱落，此时发生闭经。

多数妇女经历不同类型和时期的月经改变后，逐渐进入闭经，而少数妇女可能突然闭经，取决于卵巢的功能变化。

（二）血管舒缩功能不稳定症状

表现为潮热及出汗，有时伴头痛。典型的表现是突然上半身发热，由胸部冲向头部，或伴头胀、眩晕或无力，持续数秒至 30 min 不等，症状消失前常大量出汗或畏寒，轻者数日发作一次，重者日夜发作几十次。潮热发作的体征是面、颈及胸部潮红，上肢温度升高，躯体温度正常或稍降低，血压不变，手指血流量增加。潮热是围绝经期及绝经后妇女特征性的症状，只有少数妇女（15%～25%）不发生，症状严重者占 10%～20%。

血管舒缩不稳定的机制尚未阐明；雌激素降低是重要原因。雌激素降低时，下丘脑 β-内啡肽释放减少，降低了内源性鸦片肽对脑干去甲肾上腺素能神经元的抑制能力，使后者的冲动增加，刺激正中隆起近处的体温调节中枢及 GnRH 中枢，引起外周血管扩张和 GnRH 释放脉冲增多，出现潮红及血 LH 升高。绝经后妇女血中 5-羟色胺水平升高，已证实它有升高体温的作用，并能兴奋交感神经节前纤维，由颈部交感神经纤维传出冲动，产生上半身及头、颈部皮肤发红。

（三）自主神经系统功能不稳定症状

如心悸、眩晕、失眠、皮肤感觉异常等。常伴随潮热症状，少数妇女无潮热发作，只表现此类症状的一种或数种。

（四）精神、心理症状

如抑郁、焦虑、多疑、自信心降低、注意力不集中、易激动、恐怖感，甚至癔症发作样症状。

（五）泌尿、生殖道症状

（1）外阴及阴道萎缩，阴毛渐少：阴道壁的上皮细胞随着雌激素的降低而渐萎缩，绝经数年后，则可发生老年性阴道炎。阴道弹性减低，缩短，皱褶消失，阴道分泌物减少，呈碱性，有利于细菌生长，并且易受损伤。可发生一系列症状，如外阴瘙痒，性交疼痛，阴道出现血性分泌物，易遭受真菌、滴虫或细菌的侵犯而发生继发感染。

（2）膀胱及尿道症状：尿道缩短，黏膜变薄，括约肌松弛，常有尿失禁；膀胱因黏膜变薄，易反复发作膀胱炎。

（六）心血管系统疾病

绝经后妇女易发生动脉粥样硬化、心肌缺血、心肌梗死、高血压和脑卒中。

雌激素通过影响循环脂类的代谢或直接作用于心血管系统起到保护心血管的作用。①雌激素影响肝脏脂类代谢，使高密度脂蛋白和三酰甘油升高，低密度脂蛋白降低。②心肌血管和主动脉均存在雌激素受体，雌激素直接作用于心血管，抑制动脉粥样硬化斑块的形成，减少粥样硬化斑块的体积。③雌激素能通过调节血管内皮细胞分泌合成血管活性物质改善心脏供血，雌激素能使动脉内皮产生一氧化氮增加，一氧化氮可以增加动脉平滑肌细胞内一磷酸鸟苷的浓度，从而引起血管扩张，它也可以抑制血小板和巨噬细胞对动脉内皮的黏附作用；乙酰胆碱能刺激人类和猴类的冠状动脉扩张，雌激素可能增加内皮细胞上蕈毒碱受体量，引发乙酰胆碱诱导的内皮依赖性血管扩张。④雌激素能通过调节动脉壁突触前连接处肾上腺素、去甲肾上腺素释放及摄取起到保持动脉张力、稳定血流的作用。⑤雌激素使纤溶酶原活性及浓度增加，纤维蛋白原浓度降低，从而促进纤溶系统功能，保护心血管系统。

绝经后雌激素水平低下，使血胆固醇水平升高，各种脂蛋白增加，而高密度脂蛋白／低密度脂蛋白比值降低，失去了对心血管系统的保护作用。

（七）骨质疏松

绝经后妇女骨质吸收速度快于骨质生成，促使骨质丢失变为疏松，围绝经期过程中约有25%妇女患有骨质疏松症，其发生与雌激素下降有关。雌激素可通过多种途径影响骨代谢：①甲状旁腺激素（PTH）是刺激骨质吸收的主要激素，血中PTH没有改变时，雌激素降低骨对PTH的敏感性，绝经后由于甲状旁腺功能亢进，或由于雌激素不足使骨骼对PTH的敏感性增强，导致骨质吸收增加。②雌激素可促进甲状腺分泌降钙素，降钙素是一强有力的骨质吸收抑制物，对骨骼有保护作用，绝经后降低，应用雌激素后合成增加。③雌激素使肠吸收钙增加，降低肾排泄钙量。④骨组织上有雌激素受体，雌激素可直接作用于骨骼。⑤雌激素使转移生长因子-β（TGF-B）及胰岛素样生长因子-Ⅰ（IGF-Ⅰ）增多，它们促进骨形成。⑥雌激素抑制促骨吸收的细胞因子，如白细胞介素-1及白细胞介素-6。⑦雌激素也可抑制PGE_2的合成，其促进骨形成，也抑制骨吸收。因此，雌激素不足使骨质吸收增加。骨质疏松主要是指骨小梁减少，最后可能引起骨骼压缩使体积变小，严重者导致骨折，桡骨远端、股骨颈、椎体等部位易发生。

（八）皮肤和毛发的变化

雌激素不足使皮肤胶原纤维丧失，皮肤皱纹增多加深；皮肤变薄、干燥甚至皲裂；皮肤色素沉着，出现斑点；皮肤营养障碍易发生围绝经期皮炎、瘙痒、多汗、水肿；暴露区皮肤经常受日光刺激易致皮肤癌。绝经后大多数妇女出现毛发分布改变，通常是口唇上方毫毛消失，代之以恒久毛，形成轻度胡须，阴毛、腋毛有不同程度的丧失；躯体和四肢毛发增多或减少，偶有轻度脱发。

三、诊断和鉴别诊断

（一）诊断

根据年龄、月经改变及自觉症状如阵发性潮热、躁汗等可诊断，测定血中激素水平，显示雌激素水平下降、促性腺激素水平升高，对诊断更有意义。

（二）鉴别诊断

其他多种疾病均可引起与围绝经期相似的症状和体征，综合分析，进行鉴别。

1. **闭经** 绝经的主要症状是闭经，但引起闭经的原因很多，应根据年龄、症状及其他检查相鉴别。

2. **血管运动性潮热** 有数种疾病会产生与潮热相混淆的潮红感症状，如甲亢、嗜铬细胞瘤、类癌综合征、糖尿病、结核及其他慢性感染等，应注意鉴别。

3. 异常阴道出血　月经紊乱是围绝经期的一个主要表现，应与子宫内膜癌、子宫内膜息肉等鉴别，必要时行诊刮或宫腔镜检查。

4. 外阴阴道炎　许多特殊的外阴阴道炎症表现与雌激素缺乏引起的外阴阴道炎相似，应通过检查、化验相鉴别。外阴有白化、增厚、皲裂，须行活检除外外阴癌。

四、治疗

（一）一般治疗

使患者了解围绝经期是正常生理过程及在这个过程中身体可能发生的变化，消除其对围绝经期变化的恐惧心理，对将会发生的变化做好思想准备。了解绝经前后减轻症状的方法，以及预防绝经后疾病的措施。加强锻炼，保持积极乐观的精神状态，可减轻患者的心理负担，在此基础上加用药物治疗。

（二）药物治疗

1. 非激素类药物

（1）镇静药：失眠较重的患者，可于睡前服用镇静药。

（2）可乐定（clonidine）：为 α-肾上腺素受体激动药，可稳定下丘脑调温中枢，使潮热降低 30%～40%。

（3）甲基多巴（methyldopa）：作用机制与可乐定相同。

（4）佳蓉片：为纯中药制剂，具有改善神经-内分泌功能，增强机体抵抗力及抗衰老的作用。主要成分为肉苁蓉、倒卵叶五加、肉桂、熟地黄等。其不影响出血而只控制症状，特别适用于尚未绝经或伴有月经紊乱者。

2. 激素替代治疗（hormone replacement therapy，HRT）　性激素治疗中以补充雌激素最为关键。雌激素受体分布于全身各重要器官，合理应用雌激素可有效控制围绝经期症状及疾病。

（1）适应证：雌激素缺乏所致的潮红、潮热及精神症状，老年性阴道炎、泌尿道感染，预防心血管疾病、骨质疏松等。

（2）禁忌证：妊娠、严重肝病、胆汁淤积性疾病、血栓栓塞性疾病、原因不明的子宫出血及雌激素依赖性肿瘤患者、血卟啉病、红斑狼疮、镰形红细胞贫血等。

（3）用药原则：HRT 的原则是以小剂量进行生理性补充，维持围绝经期妇女健康的生理状况。

在绝经过渡期，根据卵巢功能及雌、孕激素缺乏的程度、临床调整月经的需要、患者的症状进行补充治疗，基本上是以孕激素为主的个体化治疗，必要时可应用人工周期样的激素替代治疗。

在绝经后，HRT 是以补雌激素为主。预防绝经后退化性疾病需要长期补充，为缓解围绝经期症状可短期使用。因雌激素能刺激子宫内膜异常增生及诱导某些妇女乳腺细胞的异常增生及癌的发生，故原则上有子宫的妇女在使用雌激素时要加用孕激素。孕激素在子宫内膜能增加 17β 雌二醇脱氢酶的活性，促进雌二醇的代谢，降调细胞核雌激素受体浓度，抑制 DNA 合成，周期性地加用孕激素可使受雌激素作用后呈增殖状态的子宫内膜分化，或与雌激素同时用，对抗雌激素对子宫内膜的促增殖作用。用药剂量应为最小有效量，并对患者采取个体化原则，对不同年龄、不同症状、不同需要的患者采取不同的方案，在使用过程中根据疗效和不良反应及时进行调整。

（4）用药方案。

1）单用雌激素：适用于子宫已切除，不需保护子宫内膜的妇女，但应检测乳房的变化。

2）单用孕激素：分周期性使用及连续性使用两种，前者适用于绝经过渡期，体内有一定雌激素水平者；后者可短期用于症状重，需激素替代治疗又存在雌激素使用禁忌证者。

3）合用雌、孕激素：适用于有完整子宫的妇女。分为序贯合用和同时连续联合使用两种方法。前者模拟生理性月经周期，在使用雌激素的基础上，每月序贯地加用孕激素 10～14d；后者为每日同时使用雌孕激素。上述两种方法又有周期性使用和连续性使用两种方案，周期性即每个月停用 4～6d，连续性即每日使用不停顿。周期性方案常有周期性出血，连续性方案避免了周期性出血，但用药早期可有非计划性出血。

（5）用药途径。

1）口服：其疗效肯定，口服途径是绝大多数HRT妇女的用药方法，除非患有肝病或血栓栓塞性疾病。因雌激素摄入后除首过肝脏时30%剂量与葡萄糖醛酸结合，经尿及胆汁排泄外，还通过肝肠循环，80%再吸收返回肝脏，导致门脉中雌激素浓度比全身循环中浓度高4~5倍。因此，口服给药对肝脏有一定损害，还可刺激产生肾素底物及凝血因子。口服给药的有利方面是通过肝效应可以改善血脂及糖耐量。

2）胃肠道外途径：包括阴道、皮肤及皮下给药。无论哪种途径，均能解除潮热症状，预防骨质疏松，但尚未证明能降低心血管疾病的发病率。阴道给药：当萎缩性泌尿生殖道症状为主时适合阴道局部用药，阴道用药不但有强烈的局部作用，且易被黏膜吸收进入全身血循环。皮肤贴片：可提供恒定的雌激素水平，方法简便。皮下埋藏：作用维持3~6个月，缺点是需要停药时难以去除。

（6）用药时间。

1）短期用药：用药的目的是为了解除围绝经期症状，待症状消失后即可停药。

2）长期用药：用于防治骨质疏松，HRT至少持续5~10年以上，有人主张绝经后终身用药。

（7）不良反应及危险性。

1）子宫出血：单独应用雌激素及连续联合应用雌、孕激素时都有可能发生非计划性出血，尤其是在用药早期，需根据出血情况及内膜厚度处理，必要时需行诊断性刮宫排除子宫内膜病变。

2）雌激素的不良反应：剂量过大时可引起乳房胀、白带多、头痛、水肿、色素沉着等，应酌情减量或使用雌三醇。

3）孕激素的不良反应：子宫出血。周期性加用孕激素停药后可有月经样出血，连续联合使用者有不规则出血，但很少发生；可能影响雌激素对心血管的保护作用，如降低高密度脂蛋白、促血管收缩、增加胰岛素抵抗等；可引起乳房胀、恶心、腹胀、口干、阴道干、情绪压抑、烦躁等症状。

4）子宫内膜增生及肿瘤：雌激素促进内膜细胞分裂增殖，如长期应用雌激素未予孕激素拮抗，则内膜将从单纯增生、复杂增生、不典型增生发展到早期癌，无拮抗的单用雌激素治疗，内膜癌的危险可增加2~10倍。用结合雌激素0.625 mg/d，应用5年以上，发生子宫内膜癌的相对危险性为4.8，用药8年以上相对危险性上升至8.22，其对策是每日加用孕激素（甲羟黄体酮2.5 mg）或每月加用孕激素至少10d（最好12~14d），剂量为甲羟黄体酮10 mg/d，可以完全阻止单纯型和复杂型子宫内膜增生，内膜癌的相对危险性降至0.2~0.4。

5）乳腺癌：根据流行病学调查研究，激素替代治疗短于5年者，并不增加乳腺癌的危险性；长期用药10~15年以上，是否增加乳腺癌的危险性尚无定论。

（8）用药过程中的检测：实施HRT前要了解患者的一般情况，主要症状、绝经时间，行妇科检查除外生殖器病变，了解子宫内膜及乳腺的基础情况及体内激素水平，酌情检查骨密度、血糖、血脂、肝肾功能、凝血因子等，一般在初剂后4~8周随访，如无异常可半年至1年随访1次。HRT应用过程中要检测疗效及安全性。疗效主要包括症状、血雌二醇水平、血脂变化及骨密度。安全性主要包括血压、体重、乳房、子宫内膜厚度、阴道出血情况及有无新发疾病。乳房的检测方法有自检、超声检查、乳腺X线检查等。子宫内膜的检测方法有吸取宫内膜组织行细胞病理学检查，阴道超声检查测量内膜厚度，如厚度>5mm，可行内膜活检。

五、骨质疏松症的预防和治疗

绝经后雌激素水平降低是骨质疏松的主要原因，骨质疏松以预防为主，因骨质一旦丢失，很难恢复到原有水平。激素替代治疗是预防骨质疏松的有效方法。维持骨质的雌激素水平为150~180 pmol/L（40~50 pg/mL），结合雌激素0.625mg/d、微粒化17β雌二醇1mg/d、炔雌醇15~25μg/d，能有效地防止骨质丢失。孕激素有拮抗雌激素的作用，但对减少骨质的重吸收与雌激素起着协同作用。这些预防性作用应尽可能在绝经初期开始。

预防和治疗骨质疏松需补充钙及维生素 D，绝经后妇女钙需要量为 1 500 mg/d，补充雌激素者为每日 1 000mg，除食用含钙丰富的食物外，还应根据需要服用补钙制剂。户外活动少的妇女补钙同时应每日服用维生素 D 400 ~ 500U，与钙剂合用有利于钙的吸收。

降钙素可抑制破骨细胞的活性，有效地抑制骨吸收，降低血钙。还作用于肾脏的近端小管，加强 1a-羟化酶的活性，使 $25\text{-}OH\text{-}D_3$ 产生 $1,25\text{-}(OH)_2D_3$。可缓解骨痛，稳定或增加骨量。有效制剂为鲑降钙素（salmon calcitonin，商品名 Miacalcic，密钙息）。

氟化物中的氟离子对骨有特殊的亲和力，聚集在身体发生钙化的部位，对维持骨和牙齿的生长代谢非常重要。绝经后妇女适量补充氟化物能预防和治疗骨质疏松。

运动对预防骨质疏松有益，适量运动可减少骨量丢失，因此老年人每天应坚持适当锻炼。

第四章 妇科急腹症

第一节 异位妊娠

正常妊娠主要是受精卵在子宫体腔内膜着床后并生长发育，异位妊娠（ectopic pregnancy）又可命名为宫外孕（extrauterine pregnancy），主要是子宫体腔以外出现受精卵着床的情况，通过分析受精卵着床位置的区别，分成阔韧带妊娠、腹腔妊娠、卵巢妊娠、宫颈妊娠以及输卵管妊娠等类型，输卵管妊娠发生率较高，在宫外孕患者中高达 90%~95% 的概率。妇产科急腹症中宫外孕是较为常见的一种，其发生率越来越高，是造成孕产妇出现死亡的危险因素。

一、输卵管妊娠

（一）概述

输卵管妊娠（fallopian pregnancy）是指受精卵在输卵管的某一部分着床并发育，妊娠位置从高到低的排序分别为壶腹部、峡部，分别占 50%~70%、25%~30% 的概率，极为少见间质部妊娠、伞部妊娠。

（二）发病机制

通常情况下，输卵管壶腹部出现精子卵子结合后，接着受精卵慢慢地往输卵管内移动，经历 3~4 天的时间进入宫腔。多方面的原因对受精卵及时进入宫腔产生阻碍、影响受精卵发育、延迟受精卵运行速度等均会造成输卵管妊娠的发生。

1. 输卵管异常　输卵管异常包括结构和功能上的异常，是引起异位妊娠的主要原因。

（1）慢性输卵管炎：输卵管管腔狭窄，呈通而不畅的状态，影响受精卵的正常运行。

（2）输卵管发育异常：影响受精卵运送过程及着床。

（3）输卵管手术：输卵管妊娠保守性治疗、输卵管整形术、输卵管吻合术等以后，均可引起输卵管妊娠。

（4）输卵管周围疾病：不仅引起输卵管周围粘连，而且引起相关的内分泌异常、免疫异常以及盆腔局部前列腺水平、巨噬细胞数量异常使导致输卵管蠕动异常以及输卵管痉挛症状。

2. 受精卵游走　一侧输卵管出现卵子受精的情况，通过宫腔组织在对侧输卵管进入后着床，或者在腹腔内游走，与对侧输卵管结合，因为长时间的游走，在一定程度上增大受精卵的发育，在对侧输卵管着床后构成输卵管妊娠。

3. 避孕失败　如下所述。

（1）宫内节育器：一旦带器妊娠则输卵管妊娠的可能性增加。

（2）口服避孕药：低剂量的纯孕激素不能有效地抑制排卵，却能对输卵管蠕动产生影响，从而造成输卵管妊娠症状。若女性通过大剂量的雌激素作紧急避孕，不能成功避孕则会增加输卵管妊娠概率。

4. 辅助生育技术　辅助生育技术如人工授精、促排卵药物的应用、体外受精-胚胎移植、配子输卵管移植等应用后，输卵管妊娠的危险性增加。有报道施行辅助生育技术后输卵管妊娠的发生率约为 5%。

5. 其他　内分泌异常、精神紧张、吸烟等也可导致输卵管蠕动异常或痉挛而发生输卵管妊娠。

(三) 病理

1. 输卵管妊娠流产　多见于妊娠 8～12 周输卵管壶腹部妊娠。受精卵逐渐长大向管腔膨出，以发育不良的蜕膜组织为主形成的包膜难以承受胚胎的膨胀张力，胚胎及绒毛自管壁附着处分离，落入管腔。由于比较接近伞端，通过逆蠕动挤入腹腔，则为输卵管完全流产，流血往往不多。如受精卵仅有部分剥离排出，部分绒毛仍残留管腔内，形成输卵管不全流产。

2. 输卵管妊娠破裂　输卵管峡部妊娠是导致输卵管妊娠破裂的常见因素，输卵管间质部妊娠较为少见。输卵管峡部管腔狭窄，故发病时间较早，多在妊娠 6 周左右。绒毛侵蚀输卵管后穿破管壁，胚胎由裂口流出。输卵管肌层血管丰富。因此输卵管妊娠破裂的内出血较输卵管妊娠流产者严重，可致休克。亦可反复出血在阔韧带、盆腔和腹腔内形成较大的血肿。输卵管间质部局部肌肉组织较厚，妊娠可达 12～16 周才发生输卵管破裂，此处血管丰富，一旦破裂出血极为严重，可危及生命。输卵管妊娠流产或破裂患者中，部分患者未能及时治疗，由于反复腹腔内出血，形成血肿，以后胚胎死亡，内出血停止，血肿机化变硬，与周围组织粘连，临床上称陈旧性宫外孕。

(四) 临床表现

输卵管妊娠的临床表现与病程长短、发病缓急、是否出现流产或者破裂、病变位置等因素具有一定的关系，阴道流血、腹痛以及停经是主要的临床表现。

1. 临床症状　总结如下。

(1) 停经：除输卵管间质部妊娠停经时间较长外，多数停经 6～8 周。少数仅月经延迟数日，约 20%～30% 的患者停经史并不显著，常会把宫外孕时出现的不规则阴道流血作为月经判断，或者因为月经延期数日而不作为停经判断。

(2) 腹痛：95% 以上患者以腹痛为主诉就诊。输卵管妊娠在为出现破裂或者流产之前因为胚胎在不断生长发育导致输卵管处于膨胀的状态，从而出现一侧下腹部胀痛或者隐痛的情况。一旦出现输卵管破裂或者流产等症状时，一侧下腹部会出现突然撕裂样的疼痛感，同时合并呕吐恶心的感觉。内出血积聚在子宫直肠陷凹，刺激直肠产生肛门坠胀感，进行性加重。随着病情的发展，疼痛可扩展至整个下腹部，甚至引起胃部疼痛或肩部放射性疼痛。血液刺激横膈，可出现肩胛部放射痛。

(3) 阴道流血：大部分患者流血以不规则点滴状呈现，与月经对比，流血量较少且颜色暗红，仅有 5% 的宫外孕患者出现阴道出血量较多的情况。流血可发生在腹痛出现前，也可发生在其后。当出现阴道流血症状时，表示胚胎已经死亡或者受损，从而降低 HCG 水平，卵巢黄体所分泌的激素不能达到保持蜕膜生长的需求从而出现剥离出血的情况。通常情况下，在去除宫外孕病灶后，阴道流血的情况方能消失。也有无阴道流血者。

(4) 晕厥与休克：其发生与内出血的速度和量有关。出血越多越快，症状出现越迅速越严重。由于骤然内出血及剧烈腹痛，患者常感头晕眼花，恶心、呕吐、心慌，并出现面色苍白，四肢发冷乃至晕厥，诊治不及时将死亡。

2. 临床体征　总结如下。

(1) 一般情况：若患者出现宫外孕症状时会大量出血，常会出现贫血的情况，出血量较大的情况下，会出现脉搏细数，血压下降。体温一般正常，休克患者体温略低。病程长、腹腔内血液吸收时可有低热。如并发感染，则体温可升高。

(2) 腹部检查：若出现内出血症状，腹部反跳痛以及压痛情况较为明显，特别是存在明显的下腹患侧疼痛，腹肌紧张的情况较为轻微。腹部叩诊可有移动性浊音，内出血多时腹部丰满膨隆。

(3) 盆腔检查：阴道内可有来自宫腔的少许血液，子宫颈着色可有可无，停经时间较长未发生内出血的患者子宫变软，但增大不明显，部分患者可触及膨胀的输卵管，伴有轻压痛。一旦发生内出血宫颈摇摆痛或者举痛情况较为明显，主要是由于腹膜刺激加重引起的。内出血较多时触摸后穹隆有疼痛感觉，子宫呈漂浮感。子宫直肠陷凹位置或者子宫后侧方会触摸到血肿，而血肿质地、形状以及大小不一，边界可不清楚。病程较长时血肿与周围组织粘连形成包块，机化变硬，边界逐渐清楚，当包块较大、位置较高时可在下腹部摸到压痛的肿块。

（五）诊断要点

根据上述临床表现，有典型破裂症状和体征的患者诊断并不困难，无内出血或症状不典型者则容易被忽略或误诊。当诊断困难时，可采用以下辅助诊断方法。

1. 妊娠试验　β-HCG测定是早期诊断异位妊娠的重要方法，动态监测血HCG的变化，对诊断或鉴别宫内或宫外妊娠价值较大。由于异位妊娠时，患者体内的β-HCG水平较宫内妊娠低，正常妊娠时血β-HCG的倍增在48小时上升60%以上，而异位妊娠48小时上升不超过50%。放射免疫法具有较高的灵敏度，通过该方法对β-HCG开展定量测定，可为评价保守治疗效果提供良好的依据。

2. 超声诊断　已成为诊断输卵管妊娠的重要方法之一。输卵管妊娠的声像特征：①子宫直肠陷凹位置可发现积液症状。②宫腔旁一侧位置可以发现混合性包块，具有回声不均匀、边界不清晰等特征，部分可发现宫旁包块内出现原始血管搏动、胚芽、妊娠囊等症状，可为治疗输卵管妊娠奠定良好基础。③子宫内未发现妊娠囊，且内膜呈增厚症状。由于子宫内有时可见假妊娠囊，易误诊为宫内妊娠。

3. 腹腔穿刺术或者阴道后穹隆穿刺术　上述两种诊断方法具有可靠性好、简单等基本特征，在疑是腹腔内出血的临床中适合使用。由于子宫直肠陷凹是盆腔的最低点，少量出血即可积聚于此，当疑有内出血时，可用穿刺针经阴道后穹隆抽吸子宫直肠陷凹，若抽出物为陈旧性血液或暗红色血液放置10分钟左右仍不凝固，则能确诊为内出血，内出血量不多且血肿位置较高的情况下，加上子宫直肠陷凹存在粘连症状时，会出现难以抽血的问题，因此，对于穿刺结果显示阴性的患者无法确诊是否存在输卵管妊娠疾病。如有移动性浊音，亦可行腹腔穿刺术。

4. 腹腔镜检查　适用于早期病例及诊断困难者。若患者休克或者内出血量较大，则禁止使用腹腔镜检查。最近几年，宫外孕临床开始广泛应用腹腔镜检查，不仅可用于诊断，而且可用于治疗。

5. 子宫内膜病理检查　诊断性刮宫在临床上较少使用，在对阴道流血量较大的患者进行检查时，通过该方式来达到排除正常妊娠的目的。通过病理切片检查可发现绒毛组织，能作为功能妊娠确诊，若只发现蜕膜没有发现容貌，能为宫外孕的诊断提供依据。

（六）治疗纵观

1. 超声、血清β-HCG、孕酮测定在异位妊娠诊治的进展　如下所述。

（1）经分析研究资料可以得知，利用彩超对附件区包块血流信号进行监测时，能提高早期诊断宫外孕的准确率，为临床治疗提供依据，对改善患者治疗预后具有至关重要的作用。彩色多普勒超声血流图（color doppler flow imaging，CDFI）不仅可了解血流空间信息，并具有直观性，对病变性质能直接显示，而且能准确地定量估价。

超声诊断宫外孕时宫腔内未发现孕囊是主要的依据，通过超声检查发现孕囊在宫内则作为正常妊娠判定，但需要注意的是避免和宫外孕时由于蜕膜反应造成宫腔积液呈现的假孕囊互相混淆：①CDFI显示假孕囊内未出现血流信号，假孕囊周围也没有发现环形滋养动脉血流信号；②可发现单环假孕囊，并具有较低的回声，真孕囊为双环状态，且回声较高；③宫腔中间位置发现假孕囊，与宫腔回声相似，但真孕囊的位置会在偏中央位置查到，并呈扁圆形或者圆形形状；④假孕囊内未查找到胚胎，且未出现胎心搏动以及卵黄囊。

Mahony指出，若在宫内未发现孕囊，且于附件区查找到包块时，表示出现宫外孕的可能高达90%以上。大多数宫外孕患者能在附件区查找到包块，通过分析患者妊娠转归以及临床症状轻重情况以不同类型划分，其声像图表现也有一定的区别。①陈旧性：子宫旁发现试行包块，以不规则、边界不清呈现，肿块内部以不均质高回声或者中等回声呈现，缺乏丰富的血流型号，和包块分界较为模糊，并发现较少的盆腔积液。②破裂型：子宫旁具有较大的肿块，缺乏清晰的边界，内部回声相对复杂，点状血流信号散在不规则类型的肿块内，少数患者可发现类滋养层可发现血流频谱，且发现大量液性暗区在盆腹腔内。③流产型：超声检查可以发现子宫旁小肿块以不规则形、边界不清晰型呈现，肿块内部发现液性暗区以及不规律的高回声，可发现少量液性暗区在盆腔内。④未破裂型：超声检查附件区可以发现和妊娠囊相似的环状高回声结构，且呈小液性暗区征象，部分患者可以发现质地大小不一的小肿块，囊性无回声区位于包块中心。

宫外孕超声检查时盆腔积液是常见的征象，由于受到出血影响，超声检查可以发现子宫直肠陷凹位置呈现不规则液性暗区，积液量大小与出血量大小有关，液体透声不一。如果发现严重盆腔粘连症状，能于髂窝三角内位置发现液性暗区征象，三角底部出现肠管会伴随着呼吸呈上下移动。

（2）正常妊娠状态下 β-HCG 以及 HCG 的表达，大概会在精子和卵子结合后的第 6 天形成受精卵滋养层，与滋养细胞合成后将微量 HCG 分泌，于妊娠早期会快速的增加分泌量，大概在 1.7～2.0 天时会以成倍的速度增长，HCG 水平在妊娠 9～13 天时上升幅度较为明显，达到高峰状态的时间为妊娠 8～10 周之间，维持 7～14 天后会明显降低，HCG 水平在妊娠中期、妊娠后期会以高峰状态数值的 10% 持续到足月分娩，在分娩后显著下降，14 天会降低到正常状态。

相对于正常早孕来说，β-HCG 以及 HCG 在宫外孕时增高幅度较小，并会延长倍增时间，延长周期为 3～8 天，通过对血 β-HCG 指标进行 ≥2 次的检测，分析数值上升的情况，可对异位妊娠、宫内妊娠的鉴别诊断提供依据。大量资料表示，若血 β-HCG 指标在 48h 内升高幅度小于 65% 的情况，需要根据临床表现明确是否为宫外孕症状。因为水平变异具有较大的幅度，加上异常妊娠以及正常妊娠的血清水平指标交叉较大，因此，宫外孕利用血清 β-HCG 进行诊断时，主要是对其倍增时间进行观察，仅一次测量获得的数据并不能达到确诊的要求。β-HCG 水平用于对滋养细胞活跃度的反映，其包块改变以及下降程度可对药物作用的有效性进行反映。

（3）β-HCG 能对滋养细胞存活情况给予反映，且孕酮对于滋养细胞功能的正常性能准确地反映，血液循环中孕酮指标的半衰期小于 10 min，但 β-HCG 半衰期为 37h。孕 5 周～20 周时，孕酮水平处于较为稳定的状态，而宫外孕时，孕酮值呈偏低，其与血 β-HCG 水平无明显的关系，因此，对于宫外孕诊断仅需要通过单独检测，可不作动态检测。宫外孕早期确诊以及制定治疗方案中，对血 β-HCG 水平进行测定具有敏感性高、特异性强等优势，特别是在不能确定末次月经的前提下，测定其值更有意义。

（4）据分析研究得知，药物治疗成功率会受到血孕酮水平的影响。宫外孕患者采用药物治疗获得有效的效果时，其血孕酮值降低幅度较为明显，相对于血 β-HCG 来说，其从妊娠水平降低到正常水平的速度较快，若孕酮值低于 <1.5 ng/mL 时，则没有必要开展手术治疗或者药物治疗。Dart 表示，宫外孕临床确诊以孕酮低于 5 ng/mL 作为主要的诊断依据，诊断特异性 44%，诊断敏感性 88%，尽管诊断特异性不高，但诊断宫外孕方面有着较高的特异性以及敏感性，高达 97%、84%。因此，宫外孕患者在采用药物治疗前需要对血清孕酮水平进行监测，为选择合理的药物提供保障，促进药物治疗有效率明显提高。

2. 无症状的早期输卵管妊娠处理　2004 年美国妇产科医师协会（ACOG）通过分析 B 型超声检查结果以及妊娠试验，对缺乏症状的早期输卵管妊娠进行判断，并制定临床治疗对策。

（1）当血清 β-HCG 水平高于 1 500IU/L 时，需要综合阴道 B 型超声结果进行确诊。①子宫附件没有发现肿块、子宫内未发现妊娠囊，对于此症状的患者，需要在 2d 后采用阴道 B 型超声、血清 β-HCG 进行复查，如果子宫内仍然没有发现妊娠囊，且血清 β-HCG 指标呈不便或者增加趋势，可怀疑是否为输卵管妊娠疾病。②子宫附件出现肿块、子宫内没有查找到妊娠囊，可确诊为输卵管妊娠疾病。③子宫外可以发现原始心管搏动、胚芽搏动以及妊娠囊搏动等情况，可确诊为输卵管妊娠疾病。

（2）当血清 β-HCG 水平低于 1 500IU/L 的情况下，通过阴超检查没有发现子宫附件肿块、子宫内以及子宫旁未出现妊娠囊，可以在 3 天后对阴超以及血清 β-HCG 进行复查。①如果 β-HCG 数值呈倍增，对于阴超检查发现子宫旁妊娠囊或者子宫内妊娠囊可给予期待。②如果 β-HCG 数值出现降低或者没有倍增，通过阴超检查未发现子宫内妊娠囊，即便是确定为宫内妊娠，也可以会出枯萎卵、胚胎停止发育的情况，能根据输卵管妊娠进行处置。

3. 超声引导下局部注射药物治疗异位妊娠的进展　1987 年，Feichtinger 首先报道了超声引导下局部注射甲氨蝶呤（MTX）成功治疗异位妊娠。超声引导下局部注射药物治疗异位妊娠的目的是抑制或杀死滋养细胞，终止异位胚胎发育，并尽可能减小对正常输卵管组织结构的损伤。与手术相比患者痛苦小，费用少，对组织的损伤小；缺点是完全缓解时间较长，并且需要较长时间随访。与全身用药相比，具有适应证广、副作用低等优势，能够利用高渗糖、氯化钾等多类型的药物种类，也可用于宫内外共同妊娠、肝肾功能异常但想继续妊娠的女性。

（1）治疗适应证：宫外孕通过超声辅助给予局部注射药物治疗时，需要需要利用超声能清晰的显示包块，在包块内发现孕囊样回声或者孕囊，宫外孕包块没有发生活动性出血或者破裂的情况。但治疗期间β-HCG值、异位妊娠包块大小、卵黄囊及胎心是否存在等因素会影响成功率，主要体现如下：① β-HCG值，该指标数值具有较大的波动范围，但指出＜5 000IU/L时成功率较高。②异位妊娠包块大小：通常情况≤4 cm。③是否存在胎心与卵黄囊：需要广大研究学者研究确定。通常情况下，研究资料在报道上述因素影响时没有统一的定论，考虑与患者因素与操作者操作技术有一定的关系。

（2）治疗方法：通常于经腹部超声引导或者经阴道超声引导辅助将穿刺针刺入孕囊，对孕囊内液体进行抽吸，接着将适量的药物注入，所获得的囊液需要送往病理科检查观察是否存在绒毛结构。若胚胎存活可直接在胎心内刺入。有资料显示，高渗糖、氯化钾、MTX等是常见是局部注射药物，而氯化钾、MTX使用率较高，应用药物应从初始剂量开始，资料显示，MTX药物剂量为1mg/kg时，其安全性、有效性较高，但药物剂量为0.5 mg/kg，其成功率仅为一般，把生理盐水与MTX混合稀释后，氯化钾浓度、药物浓度分别为20%、25 mg/mL。通过分析β-HCG数值降低情况来判断治疗效果，若β-HCG在用药后出现明显降低且恢复到正常状态的，可作为成功判断。若出现β-HCG数值升高或者没有降低、降低速度较慢等，则可作为治疗无效判断，应该给予全身用药或者再次局部注射治疗，若患者需要，可通过手术进行治疗干预。

（3）并发症及不良反应：大部分研究资料显示未发现显著的副作用以及并发症，经过用药干预后少数患者会发生腹痛、腹部不适等症状，停药后能缓解。一部分患者由于治疗无效或者腹腔出血需要经过手术进行干预。同时有研究表明，大概有10%～20%的患者用药后发生卵巢多发囊肿，考虑与MTX注射有一定的关系。

4. 宫外孕应用药物保守治疗的研究进展　宫外孕临床通过药物保守治疗具有非创伤性等基本特征，可使输卵管得到有效保留，符合育龄期妇女下次受孕的需求，加上不用通过开腹治疗，患者治疗依从性较高。目前，宫外孕临床应用的最广泛、疗效肯定的药物为MTX，可在阔韧带、腹腔、卵巢、宫颈等输卵管以外的宫外孕中广泛应用。因为上述宫外孕症状较为复杂，加上受到手术切除风险以及困难的影响，宫外孕临床第一线药物中MTX获得较为广泛的应用。

因为米非司酮可以发挥拮抗孕酮的效果，靶组织是一种蜕膜组织，其孕酮受体的浓度较高，在其他组织细胞作用不强，防止由于输卵管平滑肌、子宫收缩强烈引起输卵管破裂症状，可在宫外孕药物治疗中广泛应用。

宫外孕保守治疗不成功会存在腹腔内出血量增多、输卵管破裂、妊娠囊增大、腹部没有缓解或者越来越严重、腹痛持续存在等表现，需要改用手术进行治疗。而是否存在胎心搏动、β-HCG水平是导致治疗失败的危险因素。用药前β-HCG水平越低或者用药后β-HCG水平降低速度较为明显的患者，则越有可能获得效果。Potter学者对81例宫外孕患者通过MTX治疗，用药前β-HCG水平为＜1 000IU/L、1 000～4 999IU/L、＞5 000IU/L的成功率分别为98%、80%。38%。相关研究资料显示，NITX治疗是否成功可以将血清孕酮数值低于35 nmol/L作为判定标准，若＞35 nmol/L则不适合通过NITX进行治疗。

5. 宫外孕应用腹腔镜治疗的研究进展　据分析随近年来随机性比较、前瞻性资料可以得知，相对于单次MTX注射来说，腹腔镜手术的效果更好，腹腔镜手术具有术后盆腔粘连概率低、术后恢复快、易行、安全、准确、及时等优势，可以结合治疗以及诊断的优势。宫外孕保守治疗期间术后妊娠率与输卵管复通率是主要的关注点，而与药物治疗、剖腹手术治疗来说，腹腔镜手术术后妊娠率、术后输卵管复通率明显较高。对于输卵管间质部妊娠，既往研究资料均表示宫外孕患者需要谨慎考虑是否通过腹腔镜治疗，主要是由于腹腔镜会出现出血情况，造成中转开腹治疗。但越来越多的资料表示，腹腔镜治疗的成功率较高，以套圈套住妊娠部位边收紧边切开清除及妊娠部位底部缝扎后切开，这两种方法手术时间短、出血少。若医院可以开展腹腔镜手术进行治疗，可在宫外孕临床中选择该手术作为主要方法。只有并发腹腔内出血导致失血性休克，或严重盆腔粘连的患者，或医务人员无腹腔镜手术经验者，才采用剖腹手术。

6. 持续性异位妊娠（persistent ectopic pregnancy，PEP）　宫外孕患者通过药物治疗时没有完全取出滋养细胞组织会出现持续性异位妊娠症状则可作为PEP判断，导致其持续增长，血β-HCG指标出现上升或者降低缓慢的情况，患者会存在腹腔内出血、腹痛等症状，大部分患者要通过再次治疗。持续性异位妊娠的发生率报道不一，在4%~10%，腹腔镜手术略高于开腹手术，与选择病例条件及术者手术经验有关。据报道发生率在经腹腔镜手术为5%~20%，而经腹手术为3%~5%。根据研究资料显示得知，宫外孕手术以及合并持续性妊娠的患者，手术前血清β-HCG水平差别不大。

宫外孕利用保守性手术进行治疗时，MTX注射剂量为15 mg，经过保守性手术24 h后采用1 mg/kg MTX给予预防性单次给药，可以促进持续性异位妊娠概率明显降低。宫外孕患者血β-HCG水平经保守性手术治疗第3d后，降低幅度少于50%，完成手术后第7天没有下降或者出现升高的情况，需要立即采用MTX给予治疗，防止再次手术治疗。

宫外孕保守性手术方式、孕酮水平、术前血β-HCG水平、盆腔粘连、孕龄等因素与持续性异位妊娠的发生有一定的关系，为了降低持续性异位妊娠的发生率，需要从以下几个方面入手：①采用米非司酮或者MTX给予预防性应用，米非司酮药物能够与早孕蜕膜组织孕激素受体竞争性的结合对孕酮活性产生抑制，达到促进蜕膜萎缩坏死、绒毛蜕变等目的，对于滋养细胞增殖能直接抑制，对细胞凋亡发生可产生促进与诱导，能有效地消灭滋养叶组织细胞。②尽量防止从输卵管伞段去除胚囊。③对输卵管切开术或者输卵管切除术的优势与缺点进行考虑。④对宫外孕早期开展保守性手术的优点与缺点进行考虑。⑤手术前需要对患者的病史进行全面了解，手术前7d、手术后7d需要对HCG水平给予严密监测。

7. 生育技术辅助后发生宫外孕的治疗对策　近年来，生殖医学来时广泛的应用生育技术辅助治疗，配子输卵管内移植（GIFT）、体外受精-胚胎移植（IVF-ET）、人工授精等均有可能出现异位妊娠，其发生率较高。应用辅助生育技术后常在腹腔、卵巢、宫颈、输卵管等位置出现异位妊娠，最常见的妊娠位置为输卵管。其相关易患因素有：①输卵管炎症或异位妊娠史。②前次盆腔手术及输卵管整形。③子宫内膜异位症。④移植胚胎的技术因素。⑤激素环境影响。⑥受到胚胎质量的影响，胚胎在受到冷冻之后会导致损害，容易出现输卵管妊娠。⑦受到胚胎数量的影响，胚胎移植数量为2~6个容易出现异位妊娠疾病，但仍然没有明确宫外孕发生与移植数量的相关性。⑧受到激素环境的影响。⑨移植胚胎后引起子宫收缩。

IVF早期妊娠应通过具有丰富经验的B超医生采用经阴道超声检查，使异位妊娠得以排除后，开展针对性的治疗。对IVF-ET术后发生的异位妊娠症状给予及时确诊并开展针对性的治疗，特别是子宫内、子宫外同时妊娠有着至关重要的作用。宫内宫外同时妊娠已成为一个新问题越来越被临床医师所重视。手术切除输卵管是主要治疗方式。若需要大量的移植胚胎，需要采用术中探查结合B超的方式观察是否为双侧输卵管共同妊娠，并根据实际情况，采用双侧输卵管切除术进行治疗，避免出现漏诊的情况，因为IVF-ET术后容易出现双侧输卵管同时妊娠、子宫内与子宫外同时妊娠的情况，因此在手术期间需要对盆腔脏器进行仔细探查，手术后对血β-HCG指标改变情况进行严密最终。通过经验丰富的医生开展手术操作，采用轻柔的动作，避免对子宫触碰，防止由于过多刺激宫缩造成引产，手术后积极开展安胎有着非常重要的作用。同时，通过超声指导完成氯化钾等药物局部注射治疗操作，对宫内外同时妊娠想保留宫内胚胎者，亦是可选择的治疗方法。

（七）治疗方案

输卵管妊娠的治疗方法有：手术治疗和非手术治疗。根据病情缓急，通过针对性的措施给予治疗。若内出血量较大，且发生休克症状时，则需要立即开展吸氧、输血、建立静脉通道、快速备血等针对性的治疗，并开展手术干预。开腹之后通过最快的速度取卵圆钳对患侧输卵管病灶进行钳夹，使出血症状得到控制，并输血输液，达到纠正休克的目的，待腹腔积血得到全面清除之后，通过分析病变的具体情况，通过保守性手术或者根治性手术进行治疗。若患者病情较轻、无休克、少量出血等，可以根据情况采用手术或者药物进行治疗。最近几年，因为妇产科临床开始普及血β-HCG水平测定、阴道超声等检查，大概有70%~80%的宫外孕患者在没有破裂之前则可确诊，及时明确疾病为开展保守治疗奠定良好的基础。临床开始越来越重视采用保守性的方式进行治疗，输卵管妊娠治疗中全面应用药物治疗、腹腔镜微创技术治疗是必然的发展趋势。

1. 输卵管妊娠主要是通过手术治疗为主。若出现休克症状，需在抗休克治疗的同时尽快手术，手术方式可开腹进行，也可在腹腔镜下进行。

（1）根治性手术：对无生育要求的输卵管妊娠破裂者，可行患侧输卵管切除。开腹后迅速找到出血点，立刻钳夹止血，再进行患侧输卵管切除术，尽可能保留卵巢。腹腔镜下可以使用双极电凝、单极电凝及超声刀等切除输卵管。若开展输卵管间质部妊娠手术，需要切除患侧输卵管以及子宫角部楔形，若疾病需要，则要作切除子宫处理。

休克患者应尽量缩短手术时间。腹腔游离血多者可回收进行自体输血，但要求此类患者①停经不超过12周，胎膜未破；②内出血不超过24小时；③血液未受污染；④镜检红细胞破坏率小于30%。回收血操作时应严格遵守无菌原则，如无自体输血设备，每100 mL血液加3.8%枸橼酸钠10 mL（或肝素600U）抗凝，经8层纱布过滤后回输。为防止枸橼酸中毒，每回输400 mL血液，应补充10%葡萄糖酸钙10 mL。

（2）保守性手术：在未生育的女性、仍然需要再次妊娠妇女的治疗中可普及使用，主要如下：①输卵管没有明显的粘连、炎症，且未出现大区域的输卵管损伤；②患者病情在稳定的状态内，未出现急剧出血，且基本纠正休克症状；③年龄＜35岁，已切除一侧输卵管或者无子女。手术仅清除妊娠物而保留输卵管。一般根据病变累及部位及其损伤程度选择术式，主要有输卵管节段切除端—端吻合、输卵管造口（开窗）清除妊娠物、输卵管切开妊娠物清除、输卵管伞端挤出妊娠物等手术。

1）输卵管伞端妊娠物挤出术：对于伞端妊娠患者可以对其妊娠物进行挤压，使其从伞端位置排出，但容易导致持续性异位妊娠疾病，临床应引起重视。

2）输卵管线形切开术（开窗造口术）：切开输卵管取出胚胎后缝合管壁，输卵管妊娠保守性手术中应用得较为广泛的一种，若患者出现输卵管妊娠破裂大出血，且出现休克症状则禁止使用；若患者仍然有再次妊娠的需求，能维持平稳的生命体征，其输卵管妊娠囊直径低于6 cm，则可采用该手术进行治疗。

腹腔镜下可于局部注射稀释状态下的肾上腺素盐水或者垂体后叶素盐水之后，通过电凝的方式将膨大位置切开，接着通过电针在输卵管1cm位置作切开处理，取出妊娠物，对输卵管切开位置是否出现渗血的情况进行观察，并通过双极电凝给予止血处理，并缝合切口。

3）节段切除端端吻合输卵管成形术：对于峡部妊娠患者能在病灶切除术后再对输卵管进行温和，具有效果不明确、操作复杂等基本特征，临床应用次数较少。输卵管妊娠患者开展保守性手术治疗后，如果手术期间不能将囊胚全面清除，或者出现存活状态下的滋养细胞出现继续生长的情况，造成术后发生持续性异位妊娠风险增加。手术后要严格观察血β-HCG水平改善情况，并与B型超声检查结果综合考虑。及时的采用MTX治疗可获得较为理想的效果，若腹腔内出血较为严重，应该联合手术给予探查。

2. 药物治疗　部分药物治疗对滋养细胞产生抑制，加快妊娠物吸收速度，防止需要再次手术或者术后产生并发症。适应证如下。

输卵管妊娠：①无药物治疗禁忌证；②患者生命体征平稳无明显内出血情况；③输卵管妊娠包块直径≤4 cm；④血β-HCG＜2 000IU/L。

保守性手术治疗输卵管妊娠失败判定如下：通过输卵管开窗术等手术进行治疗后，患者仍然出现绒毛组织残留的情况，如果异位妊娠的情况一直得不到有效的解决，通过针对性的药物进行干预可降低再次手术的概率。

禁忌证：患者如出现明显的腹痛已非早期病例，腹痛与异位包块的张力及出血对腹膜的刺激以及输卵管排异时的痉挛性收缩有关，常是输卵管妊娠破裂或流产的先兆；则可能出现如B型超声已观察到有胎心，不宜药物治疗；有认为血β-HCG＜5 000IU/L均可选择药物治疗，但β-HCG的水平反映了滋养细胞增殖的活跃程度，随其滴度升高，药物治疗失败率增加；严重肝肾疾患或凝血机制障碍为禁忌证。

早期输卵管妊娠且需要保留生育能力的宫外孕患者适合采用药物治疗干预。

（1）甲氨蝶呤（MTX）治疗：MTX为药物治疗首选。

1）MTX口服：0.4mg/kg，每日1次，5天为一疗程。目前仅用于保守性手术治疗失败后持续性输卵管妊娠的辅助治疗。

2）MTX肌内注射如下。①单次给药：剂量为50 mg/m^2，肌内注射一次，可不加用四氢叶酸，成功率达87%以上；②分次给药：MTX 0.4 mg/kg，肌内注射，每日1次，共5次。

3）MTX-CF方案：见表4-1。

表4-1 MTX-CF方案

治疗日	1	2	3	4	5	6	7	8
用药方法	MTX 1mg/kg iv或im	CF 0.1mg/kg im	MTX 1 mg/kg iv或im	CF 0.1mg/kg im	MTX 1 mg/kg iv或im	CF 0.1mg/kg im	MTX 1 mg/kg iv或im	CF 0.1mg/kg im

4）局部用药：局部注射具有用量小、疗效高、可提高局部组织的MTX浓度，有利于杀胚和促进胚体吸收等优点。①能够通过B型超声辅助穿刺，在输卵管妊娠囊内直接注入MTX。②通过腹腔镜辅助对输卵管妊娠囊进行穿刺，将部分囊液吸出后，再注入10～50 mg MTX，适用于未破裂输卵管，血肿直径≤3 cm，血β-HCG≤2 000IU/mL者。③宫腔镜直视下，经输卵管开口向间质部内注射MTX，MTX 10～30 mg稀释于生理盐水2mL中，经导管注入输卵管内。

监测指标：①药物治疗14d后，应该定期对B型超声以及血β-HCG指标进行复查；②血β-HCG指标降低幅度少于15%，且临床症状未得到有效缓解以逐渐加重呈现，或者发现仍然存在内出血症状，需要采用手术进行治疗；③药物治疗7d后，血β-HCG指标降低幅度低于15%～25%，通过B型超声检查未出现改变，应该再次通过相同方案进行用药治疗；④药物治疗后，血β-HCG指标以降低趋势呈现，且显示阴性，明显缓解临床症状或者未发现有临床症状，在一定程度上缩小包块体积，可作为治疗有效判断；⑤用药后5周，β-HCG也可为低值，也有到用药15周以上者血β-HCG才降至正常，故用药2周后应每周复查β-HCG，直至降至正常范围。

MTX治疗注意要点。

A. MTX药理效果如下：①附件包块变化：大概有一半患者出现此症状；②反应性腹痛：药物治疗7d后出现此症状，大概有一半患者出现一过性腹痛，且在4～12 h内得以改善，考虑与输卵管妊娠流产有关，需要给予确认，避免与治疗失败相互混淆；③反应性血β-HCG以逐渐上升呈现，大部分患者在药物治疗后24～72h出现血β-HCG指标上升的情况，且在4～7d时出现降低；④异位妊娠破裂：与血β-HCG水平无明显关系，应及时发现，及时手术。

B. MTX的药物不良反应：MTX全身用药不良反应发生率在10%～50%。存在骨髓移植、转氨酶升高、口腔炎、胃炎等造血系统以及消化系统的表现。相对于单次用药来说，多次用药治疗会提高副作用发生率，局部用药则极少出现上述反应。MTX不会损伤输卵管组织，输卵管在接受针对性的治疗后，其畅通率为75%～80%。Sammour、Tulandi等学者站在循证医学角度出发，觉得相对于手术治疗来说，药物治疗机体恢复需要较长的时间，在一定程度上影响患者的生活质量、身体健康。

（2）氟尿嘧啶（5-FU）治疗：5-FU是一种常见的化疗药物，其对于滋养细胞的敏感性较高，在机体内能够以氟尿嘧啶脱氧核苷酸转变，对于脱氧胸苷酸合成酶可产生抑制，避免脱氧尿苷酸甲基化以脱氧胸苷酸物质转化的情况，对DNA生物合成产生影响，从而达到消灭滋养细胞的目的。局部注射给药途径同MTX，可经宫腔镜、腹腔镜或阴道超声引导注射，剂量为全身用药量的1/4或1/5，一次注射5-FU250mg。利用宫腔镜辅助开展输卵管插管操作后，将5-FU注入后能够促进药物直接接触滋养细胞，使其消灭胚胎的效果得到有效发挥。因为液压机械的效果，药液可在滋养层、输卵管壁中有效深入，对剥离滋养层起到促进的作用，使胚胎死亡以及细胞坏死。尽管5-FU用于临床中可达到消灭胚胎的效果，但是不会破坏输卵管的正常组织，吸收病灶之后可使输卵管维持通畅状态。

（3）其他药物治疗：①米非司酮为黄体期孕酮拮抗剂，可抑制滋养层发育，用法不一，口服25～100mg/d，共3～8日或25mg/次，每日2次，总量150mg或200～600mg一次服用；②局部注射前列腺素，$PGF_{2\alpha}$属于溶黄体剂，能够使输卵管动脉痉挛、输卵管蠕动明显增加，有效减少黄体分泌的孕酮，在腹腔镜辅助下将5～1.5 mg $PGF_{2\alpha}O$注入输卵管妊娠部位和卵巢黄体部位治疗输卵管妊娠，如用量大或全身用药，易产生心血管不良反应；③氯化钾不良反应不明显，可在心脏产生作用，造成胎儿死亡、心脏收缩不全等情况，在宫内宫外同时妊娠、胎心搏动宫外孕的治疗中适合使用，保留宫内胎儿；④通过局部注射高渗葡萄糖，造成滋养细胞坏死以及局部组织脱水的情况，加快吸收妊娠产物的速度。此外，中医采用活血化瘀，消癥杀胚药物，也有一定疗效。

3. 部分输卵管妊娠采用期待疗法可以出现溶解吸收自然消退或者自然流产的情况，对于症状不严重的患者不需要通过药物或者手术干预。适应证：①无临床症状或症状轻微；②随诊可靠；③输卵管妊娠包块直径 < 3cm；④血β-HCG < 1 000IU/L，且持续下降；⑤无腹腔内出血。

无论药物治疗还是期待疗法，必须严格掌握指征，治疗过程中需要对患者生命体征、临床表现进行密切观察，并对红细胞计数、血红蛋白、B型超声、血β-HCG给予连续测定。若血β-HCG指标经过2次检查后仍然显示升高或者未降低的情况，此状态下无须再继续观察，应该通过针对性的治疗方案进行干预，少数患者血β-HCG在较低状态下也会出现破裂的风险，需警惕。

输卵管间质部妊娠、严重腹腔内出血、保守治疗效果不佳均应及早手术。手术治疗和非手术治疗均应注意合理使用抗生素。

4. 输卵管妊娠治疗后的生殖状态　如下所述。

（1）生育史：曾经有不育史或者生育低下史，经输卵管妊娠治疗后，其功能妊娠概率大概为37%～42%，再次异位妊娠率增加8%～18%。

（2）对侧输卵管评估：若对侧输卵管无病变，其手术后再次异位妊娠的概率仅为9%，而术后宫内妊娠率则高达75%，若对侧输卵管存在损伤或者粘连情况，其手术后再次异位妊娠的概率以及宫内妊娠的概率分别为1%～56%和13%～20%。

（3）开腹手术和腹腔镜手术：近年大量研究表明，两者对异位妊娠的生殖状态没有影响。

（4）输卵管切除与输卵管保留手术：输卵管保守性手术（线形切开、造口、开窗术、妊娠物挤除），存在持续性异位妊娠发生率为5%～10%。

二、其他部位异位妊娠

（一）宫颈妊娠

1. 概述　宫颈妊娠（cervical pregnancy）指受精卵在宫颈管内着床和发育的妊娠，罕见而危险。临床上易误诊为难免流产。探查、搔刮子宫时可出现难以控制的大出血。

2. 病因　宫颈妊娠的发生与下述危险因素具有密切的关系：①最近几年，临床开始普及开展助孕技术，尤其是广泛应用IVF-ET，在一定程度上提高宫颈妊娠概率。②由于子宫肌瘤、子宫发育畸形、子宫发育不良等因素导致宫腔形状变化。③因为剖宫产、引产、刮宫、宫腔炎症等造成子宫内膜出现粘连、瘢痕形成、缺损等病变。孕卵发育迟缓或者具有极快的游走速度，子宫肌肉异常收缩或者子宫内膜纤毛运动亢进造成的。

3. 临床表现　如下所述。

（1）症状：患者停经后流血时间较早，阴道流血量逐渐增多或间歇性阴道大出血，不伴腹痛是其特点。由于胚胎种植部位不良，胚胎死亡时附着位置出现胎盘绒毛分离的情况，在一定程度上减弱宫颈管组织收缩能力，宫颈组织在排出妊娠物时有一定的难度，开放血窦后外流血液，导致未存在疼痛症状的大出血，一旦出现这种情况，通过宫缩剂的效果不理想，会导致死亡或者休克等症状。

（2）体征：宫颈改变的特点为：宫颈膨大、着色、变软、变薄，外口扩张，内口紧闭。

4. 诊断要点　如下所述。

（1）宫颈妊娠的临床诊断标准：①妇科检查发现膨大的宫颈上方子宫大小正常；②妊娠组织完全在

宫颈管内；③分段诊刮宫腔内未发现妊娠产物。

（2）宫颈妊娠通过B型超声检查的声像图特征：①子宫内口出现关闭的情况，胎物没有高于内口。②可在宫颈管内发现变形状态下的胚囊组织，若胚胎死亡，B超声像图显示结构不规则，并存在实性的小暗区以及光团。③宫颈出现球状膨大的情况，并相连宫体以沙漏状呈现，与宫体对比，宫颈体积较大。④子宫体以略大或者正常呈现，内部蜕膜较厚。

（3）血β-HCG的检查：血值的高低与孕龄及胚胎的存活有关，若血β-HCG指标出现明显增高的情况，代表胚胎具有较好的活性，胚床有着丰富的血运，活动出血发生率较高，因此，定期对血β-HCG指标进行检查，对明确诊断有着至关重要的作用。

5. 治疗现状　宫颈妊娠传统治疗方法以切除子宫为主，最近几年，临床开始重视保守治疗的应用。

（1）药物治疗：宫颈妊娠通过MTX方案进行治疗已经获得较为理想的效果。其治疗适应证主要体现如下几点：①血β-HCG＜10 000IU/L；②孕龄＜9周；③无明显胎心搏动；④胎体长（CRL）＜10mm。但MTX宜早期应用，否则有可能因大出血而切除子宫。

用药方法有：①静脉注射，0.5～1.0mg/kg，隔日1次，连用4次，每次用药后24小时内用四氢叶酸0.1mg/kg，减轻MTX的不良反应；②肌内注射，每次给药50mg/m²，如给药4～7天后，血β-HCG下降＜15%可重复给药；③局部用药，超声引导下羊膜囊内注射。

（2）微创治疗。若患者条件允许，可以通过宫腔镜辅助对胚胎组织进行切除，并利用电凝对创面进行止血干预。利用宫腔镜辅助胚胎切除治疗时，主要是通过宫腔镜对胚胎着床位置进行直视，确保能够全面地完成胚胎切除，具有清晰的视野，并能通过电凝给予准确止血。虽然宫腔镜用于临床治疗、临床诊断中的优点较为明显，但并不是所有类型的宫颈妊娠均适合利用宫腔镜辅助治疗。若妊娠囊体积过大，则会合并宫颈扭曲、胀大明显的情况，血供相对丰富，此种情况通过宫腔镜治疗则会导致患者发生大出血，对其生命安全产生一定的威胁。

（3）子宫动脉栓塞：采用MTX联合栓塞剂进行治疗。1970年开始，我国临床逐渐通过动脉栓塞术来达到控制出血的目的，并经过20多年的发展，在血管畸形、妇科肿瘤、产科出血等疾病中获得较为广泛的应用。宫颈妊娠通过经导管动脉栓塞术进行治疗，可对活动性出血的血管进行有效观察，栓塞剂尽可能采用可吸收、中效类型的新鲜吸收性明胶海绵颗粒，对宫颈病灶血供情况能直接阻断，可发挥不良反应小、止血快、创伤小等优势，对生育功能可有效保留。但是因为利用动脉栓塞术不能达到病灶去除的效果，加上需要支出较高的费用，该手术对于操作设备、操作技术的要求较高。

6. 治疗措施　虽然宫颈妊娠在临床较为少见，但一旦发病，则会严重威胁患者的生命安全，制定有效的治疗方法可有效改善患者治疗预后。若患者对生育功能无须求，可作全子宫切除处理；若患者仍然渴望再次妊娠，对于阴道出血量较少的患者，可以通过局部化疗或者MTX全身治疗进行干预；如果利用MTX治疗不能获得理想的效果，且仍然出血阴道大出血的情况，则需要采用MRX联合子宫动脉栓塞术进行治疗，根据是否存在胎心搏动、孕囊大小、血β-HCG值等指标对化疗成功率进行判断。如果患者存在介入治疗禁忌证，可以通过景观填塞术、子宫动脉下行支结扎、宫颈环扎术、髂内动脉结扎术达到止血的目的，并开展钳刮术治疗，上述治疗均不能获得理想的效果，需要立即作切除子宫治疗。

处理原则是在有效的止血措施的保障下终止妊娠。根据阴道流血量的多少采用不同的方法。

（1）根治治疗：对已有子女无生育要求的患者为避免失血性休克和感染可行全子宫切除术。

（2）保守治疗：

1）流血量多或大出血的处理：手术医师应具有全子宫切除术的经验；作好输血准备；预备填塞宫颈管止血纱布条，刮宫时常需使用纱布条压迫填塞止血，必要时行双侧髂内动脉结扎。或者在直视下切开宫颈对胚胎进行剥除，并对管壁作褥式缝合，并对宫颈管进行修复。若出现失血性休克情况，要立即对休克进行抢救，在通过以上的方法进行治疗。如无法控制出血情况，要立即作子宫切除对患者生命进行挽救。

2）流血量少或无流血：病情允许时首选MTX用药，MTX每日肌内注射20 mg，治疗时间为5天，或者采用MTX给予单次肌内注射，注射药物剂量为50 mg/m²，或者将50 mgMTX在妊娠囊内直接注入。

通过 MTX 治疗后，应该等到血 β-HCG 值降低明显后，再采用刮宫术进行治疗，防止刮宫时发生大出血症状。

（二）卵巢妊娠

临床上卵巢妊娠（ovarian pregnancy）发生率较低，主要是因为受精卵在卵巢内发育以及着床构成的。卵巢妊娠的诊断标准必须包括以下几点：①双侧输卵管完整；②囊胚位于卵巢组织内；③卵巢与囊胚是以卵巢固有韧带与子宫相连；④囊胚壁上有卵巢组织。与输卵管妊娠对比，卵巢妊娠具有基本相似的临床表现，术前很难明确诊断卵巢妊娠，通过手术探查时常会与卵巢黄体破裂误诊，通过常规病理检查方能作为卵巢妊娠确诊。多数卵巢妊娠有内出血和休克，手术时应根据病灶范围行卵巢部分切除术或患侧附件切除术，原则上尽量保留正常的卵巢组织和输卵管。

（三）腹腔妊娠

腹腔妊娠（abdominal pregnancy）主要是在阔韧带、卵巢以及输卵管以外腹腔组织出现受精卵着床的情况，容易导致胎儿死亡以及母体死亡等严重后果。腹腔妊娠常以继发性腹腔妊娠、原发性腹腔妊娠两种类型划分。继发性腹腔妊娠是极少数输卵管妊娠破裂或流产后，胚胎被排入腹腔，但绒毛组织大部分附着在原着床处，胚胎继续生长；或胚胎及全部绒毛组织排入腹腔后，种植于附近脏器组织，继续发育。继发性腹腔妊娠也可继发于宫内妊娠子宫破裂和卵巢妊娠破裂。原发性腹腔妊娠临床发生率较低，不高指腹腔内部出现卵子受精的情况并在大网膜、肠系膜、腹膜等位置直接种植，对原发性腹腔妊娠诊断需要达到以下 3 点要求：①腹腔内出现妊娠症状；②排除形成子宫腹膜瘘症状；③近期两侧卵巢以及输卵管没有妊娠的情况；腹膜存在子宫内膜异位症与受精卵在腹膜原发着床具有非常密切的关系。

腹腔内妊娠患者会出现早孕反应、停经等症状，并合并输卵管妊娠破裂或者流产等临床表现，随后出现腹痛缓解、流血停止等情况，在一定程度上增大腹部，孕妇在胎动时出现腹部疼痛、不适症情况，通过扪及腹部可对胎儿肢体有着清晰的了解，会发生子宫轮廓不清、胎头高浮、臀先露、肩先露等表现。即便能妊娠到 37 周，但也无法临产，会出现胎先露不下降、宫颈口不开等表现。通常情况下，腹腔内妊娠的胎儿无法生存，受到腹腔脏器以及大网膜的包裹，时间一长会成为石胎或者干尸化。通过 B 型超声检查发现胎儿没有位于子宫内，或者在子宫外部发现胎儿。

明确腹腔妊娠诊断后，应经腹取出胎儿，胎盘去留的时机和方式视其取决于胎儿死亡时间以及胎盘附着位置，对于在阔韧带、大网膜、输卵管以及子宫等位置附着的胎盘，可考虑一并切除；胎儿死亡已久可试行剥离胎盘，剥离有困难则将其留置；胎儿存活或死亡不足 4 周，胎盘附着于肠系膜、肠曲、肝脏等易大出血及损伤部位时均不宜触动胎盘，留在腹腔里的胎盘约需半年左右吸收，也有在 2～3 个月后因留置胎盘吸收不全发生感染等并发症再经腹取出或引流。手术前需要完善输血准备，完成手术后通过抗生素治疗达到降低感染的目的。若腹腔内出现遗留胎盘的情况，需要每隔一段时间通过检查血 β-HCG 指标以及 B 型超声对胎盘退化吸收程度进行了解。

（四）子宫内外同时妊娠

主要是指患者同时出现异位妊娠以及宫腔内妊娠的情况，近年来，随着临床开始广泛应用促排卵药物以及全面开展辅助生育技术后，其概率以逐年升高的趋势呈现。临床诊断难度较大，通常是经人工流产手术对宫内妊娠进行确定后，发现宫外孕疾病；或者通过宫外孕手术治疗后，发现存在宫内妊娠症状。通过 B 型超声对临床诊断可起到协助的效果，但仍然需要采用病理诊断方能明确诊断。

（五）阔韧带妊娠

阔韧带妊娠（broad ligament pregnancy）主要是指阔韧带两叶之间出现妊娠囊生长发育的情况，主要是腹膜后妊娠囊发生生长发育，属于腹膜后腹腔妊娠疾病，阔韧带叶上出现妊娠组织或者胎儿生长的情况，又可命名为腹腔外妊娠，发病率很低，据报道仅为异位妊娠的 1/163～1/75，或为在所有妊娠中占 1/183 900。胎盘破裂以及妊娠囊会造成急腹症以及腹腔积血症状，但由于阔韧带内血管填塞的效果，在一定程度上降低大出血概率。因此，在进行开腹探查之前确诊率较低，阔韧带妊娠患者通过 B 超检查期间，胎儿与空状态下的子宫腔出现分离的情况是可靠的影像学征象。

一旦诊断成立，需进行手术治疗。手术时机尚有争议，若胎儿仍然具有生命体征，需要立即开展手术终止妊娠，若胎儿已无生命迹象，要推迟6~8周待胎儿循环系统萎缩之后再开展手术治疗，降低出血概率。阔韧带内出血少，且胎儿为正常有生机儿，又羊水存在，无胎儿窘迫，可严密观察下保守处理，但必须征得患者及家属同意。

（六）子宫残角妊娠

子宫残角妊娠（pregnancy in rudimentary horn），残角子宫主要是指和发育较少的宫腔出现互相不连通的情况，是子宫畸形的一种症状。子宫残角妊娠主要是指精子与卵子结合后进入残角子宫侧输卵管并出现妊娠情况，常会在早孕期间出现胚胎死亡且具有与流产相似的表现。如果不能阻断胎儿生长，于中期妊娠期间会由于妊娠囊破裂造成严重内出血导致休克症状。即便妊娠时间能达37周，胎儿在临产后会出现死亡或者造成残角破裂的情况。因此，临床一经确诊，需要立即切除同侧输卵管以及残角子宫，如果妊娠时间已达37周，需要立即开展剖宫产手术后对残角子宫作切除处理。

（七）剖宫产后子宫瘢痕位置妊娠

剖宫产瘢痕部位妊娠（scar of cesarean pregnancy）主要是剖宫产后子宫下段复旧后，切口位置于子宫峡部恢复，在瘢痕位置出现妊娠的情况。子宫瘢痕位置出现受精卵结合的情况，自然细胞可在子宫肌层中直接进入并呈现不断生长的趋势，子宫肌层以及绒毛植入、粘连或者在子宫壁穿透，会造成子宫大出血症状，对生命产生威胁。近年来，我国剖宫产发生率逐渐升高，在一定程度上增加剖宫产后子宫瘢痕位置妊娠的概率，临床以阴道流血作为主要表现，常会与先兆流产相互混淆。其诊断多根据B超影像：①膀胱以及妊娠囊之间肌壁较薄；②子宫峡部前壁发现妊娠囊生长的情况；③经检查未在宫颈管内发现妊娠囊；④子宫内没有查找到妊娠囊。

剖宫产后子宫疤痕妊娠通过MTX给予临床治疗可有效杀死早期妊娠胚胎，对治疗适应证给予严格掌握，避免在治疗期间发生大出血的情况，与MTX保守治疗对比，经子宫动脉介入治疗无孕龄周期的限制，对孕龄较大的患者治疗亦安全有效。可有效控制剖宫产瘢痕妊娠大出血；加快妊娠物缺血缺氧坏死的速度，并与化疗药物结合促进妊娠物能够更加有效、快速的死亡，使清宫术期间发生出血的概率明显减少。

手术治疗是剖宫产瘢痕妊娠最终的治疗方法，根据患者的情况、临床的条件以及医师的技术，手术方式可选择妊娠包块去除或全子宫切除术。手术途径主要通过开腹手术，亦有腹腔镜治疗的报道。

第二节 卵巢破裂

卵巢破裂（ovariorrhexis）主要是指卵巢黄体囊肿、黄体、成熟状态的卵泡或者由于其他原因造成卵泡膜血管破裂的情况，会因为凝血块脱落、血液不凝固或者止血速度较慢等因素出现卵巢囊内液溢出或者出血的情况，甚至会导致腹腔内大量出血等症状。

（一）概述

卵巢黄体囊肿破裂（rupture of ovarian corpus luteum cyst），是临床上最为常见的卵巢破裂疾病，卵巢黄体囊肿破裂的常见原因如下。

（1）卵巢黄体血管化期间会出现破裂的情况，通常出血点在卵巢内部，明显增加卵巢囊内部压力，从而造成出血、破裂等情况。

（2）原有血液病导致凝血机制障碍，易出血且不易止血。

（3）自主神经系统影响，使卵巢纤维蛋白溶酶系统活力增强，造成凝血机制障碍。

（4）黄体囊肿破裂的发生与卵巢子宫充血、盆腔炎症、卵巢组织受到间接外力或者直接外力作用、外伤等因素具有密切的关系。

（二）诊断要点

黄体囊肿破裂除具有急腹症的临床特点外，还具有如下特点：①妇科检查、排便、性交等紧张性的活动也会导致发病；②在月经后期发生突然下腹部疼痛症状，且合并阴道出血症状；③后穹隆穿刺有暗红色不凝血或血水样液；④尿HCG一般阴性，若妊娠黄体破裂可阳性，此时易误诊为异位妊娠。

（三）治疗措施

卵巢非器质性病变中卵巢黄体囊肿破裂是较为常见的一种，大部分通过保守方式干预能达到痊愈的效果。对初步诊断凝血功能正常的患者，应根据其保守治疗成功率高的特点，尽量采用保守治疗。若患者存在血红蛋白呈进行性降低、内出血量大、临床症状严重、起病急等情况，需要立即通过手术进行治疗。即使手术，也要注意保护卵巢功能。

1. 保守治疗　适于出血少者，主要措施是卧床休息和应用止血药物。

（1）维生素 K_1：10 mg，肌内注射，每 8 小时一次。

（2）酚磺乙胺（止血敏）：0.25 g，肌内注射，每 8 小时一次。

（3）卡巴克洛（肾上腺色腙）：10 mg，肌内注射，每日 2 次。

（4）氨甲苯酸（止血芳酸）：0.2 g，加入 25% 葡萄糖 20 mL，静脉注射，每日 2 次。

2. 手术治疗　手术治疗适合用于出血量较多患者的临床治疗中，如果患者发生休克症状，在手术治疗期间需要开展抗休克治疗。部分卵巢切除修补术或者缝合卵巢破裂位置是常见的手术类型，切除病灶组织后送往病理科接受检查。若患者存在休克症状，应该选择下腹直切口作为手术切口，还能通过腹腔镜手术将腹腔内积血去除，并通过电凝或者激光给予止血，手术后对贫血症状进行纠正。若不能对卵巢肿瘤破裂或者扭转进行排除，则可通过腹腔镜进行诊断。近年来，随着医院全面开展自体回输血以及推广腹腔镜技术，通过手术治疗具有创伤少、明确诊断速度快、见效快等基本特征。

二、卵巢巧克力囊肿破裂

（一）含义

卵巢巧克力囊肿破裂（rupture chocolate cyst of ovary）又可称为卵巢巧克力囊肿，属于妇科急腹症疾病。近年来，我国子宫内膜异位症发生率逐年升高，在一定程度上提高其发生概率。以往临床对于该疾病缺乏一定的认识，临床容易出现忽视的情况，一旦发生病变，则会在腹腔内溢入陈旧性血液，从而导致严重的呕吐、恶心以及腹痛等症状，需要立即开展治疗。

（二）诊断要点

因为腹腔内流入囊内流液从而造成急腹症疾病，常会与急性盆腔炎、急性阑尾炎、宫外孕、卵巢囊肿蒂扭转等疾病相互混淆。患者发生卵巢巧克力囊肿破裂症状时，其临床特征不仅与急腹症一致，还存在以下特征。

（1）患者主诉存在子宫内膜异位症史、继发性或者原发性不孕史、继发性或者原发性痛经史；对无痛经者也不能忽视。

（2）发生时间多在月经期或月经后半期。

（3）会突然出现剧烈的下腹疼痛症状，且合并腹膜刺激、呕吐、恶心等表现。

（4）未存在闭经史，且没有发现不规律阴道出血的情况，没有休克症状。

（5）通过妇科检查发现附件区能够触摸到包块，其活动性不佳，且存在触痛的感觉，在子宫直肠窝能够发现出现疼痛的结节。

（6）通过 B 型超声检查发现卵巢囊肿合并盆腔积液症状，经后穹窿穿刺后可发现巧克力样液体，对疾病确诊至关重要。当囊肿出现破裂情况后，流出囊液体后逐渐缩小囊肿体积，部分患者在疾病发生后一段时间才到医院就诊，导致腹腔也在肠系膜与大网膜之间扩散，通过 B 型超声检查不能查找后盆腔积液以及卵巢囊肿，穿刺后穹窿未发现液体，从而出现无法确诊疾病的情况。

（三）治疗方案

1. 治疗原则　明确疾病诊断后要马上开展手术治疗，由于囊液流出会造成盆腔粘连症状，从而导致异位内膜再次种植以及播散或者不育的情况。因此，应该综合分析病情严重程度、是否有生育要求、粘连等情况合理的选择手术范围。若患者年龄较大，可以通过子宫切除术以及附件切除术进行治疗，不管通过哪种手术治疗，在手术期间需要对腹腔进行全面清洗，尽可能将病灶切除，达到松解粘连的目的；完成手术后进行关腹操作之前，需要将 25 mg 异丙嗪、500 mL 中（低）分子右旋糖酐 500mL、

100IU 透明质酸酶 5 mg 地塞米松、8 万单位的庆大霉素放入腹腔内部，避免出现术后粘连症状。通常情况下，手术后需要采用子宫内膜异位症治疗药物进行治疗，避免没能明确诊断的囊液或者病灶对腹腔产生污染出现种植病灶以及播散病灶的情况。

2. 手术治疗　分保守性手术、半保守性手术和根治性手术。未明确临床诊断治疗，通过腹腔镜检查可获得治疗、明确诊断的目的。通过腹腔镜扩大视野诊断能够达到清除囊液以及清除病灶的目的。随着腹腔镜手术技巧的提高使各种手术均成为可能。

（1）保守性手术：主要是指对双侧卵巢或者一侧卵巢、子宫作保留手术，从而满足患者的生育需求。①若双侧卵巢出现受累的情况，需要尽可能的剥除卵巢囊肿，如果囊肿和周边组织出现紧密粘连的情况，在剥除手术时会对脏器产生损伤，可以在囊腔内涂抹无水酒精，确保囊腔内上皮坏死，从而降低疾病复发概率。②对于仍然有生育需求的患者需要作彻底冲洗以及吸引治疗，将盆腔内溢入的囊液吸引之后，通过卵巢部分切除成形术或者巧克力囊肿剥除术进行治疗，手术期间对子宫位置进行校正，并松解盆腔粘连症状，尽可能将正常卵巢组织保留，有利于维持内分泌功能以及卵巢功能，从而提升再次妊娠成功率。

保守性手术后复发率较高，术后辅助药物治疗 3 个月，可用丹那唑、内美通、促性腺激素释放激素类似物或激动剂（GnRH-a）等，药物停止治疗后采用促孕药物进行治疗，少数患者要再一次接受手术治疗。最佳受孕时间是完成手术后的 12 个月内，如手术后 24 个月仍然没有妊娠，会显著降低妊娠概率。

（2）半保守性手术：对于年龄 < 45 岁，已经无再次妊娠的需求或者由于疾病需求要开展子宫切除治疗的患者，应对子宫进行切除治疗，因为卵巢得以保留，尽管术后复发率不高，但仍然需要警惕术后是否复发和切除子宫具有一定的关系。

（3）根治性手术：若患者年龄超过 45 岁，且由于病情严重卵巢组织无法保留，需要通过切除双附件以及子宫的方法开展根治性手术治疗。因为卵巢功能得不到保留，即便病灶出现小残留的情况，也会自行萎缩，不会出现复发的可能。但因为容易出现绝经期综合征，可以通过激素替代治疗。

3. 其他保守治疗方法　如下所述。

（1）钇铝石榴激光术：该手术方式的激活媒质主要是石榴石，通过涂上钕、铝结晶、钇结晶等构成。外国临床通过该手术的接触性效果，在病变临近组织作允许液体以及无损伤操作，通过平或者圆的探头在囊肿壁涂擦，能促进全部囊壁得到精确取出。手术期间能够作灌洗组织操作，具有病灶无残留、容易操作、止血速度快等基本特征。

（2）腹腔镜辅助无水乙醇固定术以及异位囊肿穿刺术治疗：通过腹腔镜辅助进行内膜异位囊肿穿刺术治疗，将囊液吸出之后把生理盐水注入作冲洗操作，接着将 5 ~ 10 mL 的无水乙醇注入，最后将生理盐水注入后进行全面冲洗便吸出。利用无水乙醇治疗可以促进子宫内膜异位细胞粘连、缩小、囊肿硬化、坏死以及变性等。据报道经这一保守手术后，术后妊娠率达 33.3%，复发率为 16.6%。

（3）阴道超声导引下子宫内膜异位囊肿穿刺及无水乙醇固定疗法：术后给予药物治疗三个月。

三、卵巢肿瘤破裂

（一）概述

卵巢囊肿并发症中卵巢肿瘤破裂（rupture of ovarian tumor）具有极高的发病率，卵巢囊肿患者中大概有 3% 的患者会出现破裂情况。通过分析腹腔内流入的囊液性质与量、破裂口的大小来判断病情的轻重。若成熟性畸胎瘤或者大囊性肿瘤出现破裂的情况，则会合并恶心、呕吐、持续性剧烈腹痛或者突然性剧烈腹痛等症状，甚至会造成休克、腹膜炎以及内出血等严重并发症。若肿瘤破裂口较小，患者则会感觉到中等度腹痛或者轻微腹痛症状。

（二）诊断要点

（1）原有卵巢肿瘤病史。

（2）突然出现腹痛、腹壁紧张拒按、甚至休克症状。

（3）发病前多有腹部重压、妇科检查、性交等诱因。
（4）原有肿块缩小、腹部出现移动性浊音、穿刺有囊内液或血液。

（三）治疗方案

若临床确诊为卵巢肿瘤破裂疾病或者疑似为该疾病，需要马上进行处理，可以采用剖腹探查或者腹腔镜检查实施干预。手术期间需要尽可能将囊液吸取干净且完善细胞学检查，对盆腔以及腹腔进行清理，标本切除后马上送往病理科接受检查，明确疾病类型。疑为恶性卵巢肿瘤破裂，则做快速切片检查，特别注意是否是恶性肿瘤，后者按恶性卵巢肿瘤处理原则处理。

第五章 子宫肿瘤

第一节 子宫肌瘤

子宫肌瘤是由子宫平滑肌组织或子宫肌层血管壁平滑肌组织增生而形成的子宫良性肿瘤，其年龄 > 35 岁的发生率为 20% ~ 40%，恶变率为 0.5% ~ 1.2%。

一、病因

子宫肌瘤居女性生殖器官良性肿瘤的首位，确切的发病原因并不明了，但根据临床及实验发现与雌激素、孕激素、胰岛素、生长因子及表皮生长因子的刺激及某些遗传因素有关。

1. 雌激素　子宫肌瘤好发于生育年龄妇女，绝经后肌瘤大多停止生长，甚至萎缩消失，提示肌瘤的发生可能与雌激素有关；实验研究发现肌瘤组织中雌激素受体雌二醇含量较正常组织高。

2. 孕激素　妊娠期子宫肌瘤生长迅速，容易发生红色样变，患子宫肌瘤妇女在服用炔诺酮后引起肌瘤增大，使用抗孕激素治疗后肌瘤可缩小，均提示肌瘤的发生可能与孕激素水平升高相关。

3. 生长因子　近年研究发现表皮生长因子（EGF）、胰岛素样生长因子（IGF）、嗜碱性成纤维细胞生长因子（BFGF）与子宫肌瘤发生有关。

4. 遗传因素　子宫肌瘤具有家族聚集倾向，40% ~ 50% 的肌瘤细胞具有染色体结构异常。最常见的异常染色体为 1，7，12，13 号染色体。

二、病理改变

1. 大体　子宫肌瘤为实性肿瘤，与周围组织有明显界限，可单个或多个生长在子宫任何部位，95% 为宫体，宫颈肌瘤仅为 5% 肌瘤体积，小为米粒，大为球形或多个肌瘤融合或充满整个腹腔的巨大肿瘤，肌瘤膨胀性的生长与肌壁间形成假膜，肌瘤可因循环障碍发生各种退行性变，如玻璃样变、囊性变、黏液性变、脂肪样变、红色样变、钙化、坏死等。切面呈白色，旋涡状或编织状，质地较子宫为硬。

2. 显微镜检查　梭形的平滑肌细胞大小不均匀，排列成栅栏状或漩涡状，细胞染色深，平滑肌细胞间嵌有不等量的纤维结缔组织。当纤维结缔组织明显超过平滑肌成分时，则称为肌纤维瘤；当肌瘤中肌细胞成分占绝大部分或全部时，胞核染色深，结构致密均匀，称为富于细胞性肌瘤。

3. 潜在恶性倾向　肿瘤细胞核分裂数（MFC）≥ 10 个 /10HPF 为诊断恶性的标准，凡 MFC ≤ 5 个 /10HPF 的子宫肌瘤，其生物学行为几乎都为良性，但临床上发现一部分子宫肌瘤，不能单按 MFC 明确将其诊断为良性或恶性，且病理学形态亦不能预测其临床结局，MFC 5 ~ 10 个 /10HPF，而将这类平滑肌瘤命名为恶性倾向或交界性平滑肌瘤。

4. 恶性变　子宫肌瘤极少恶变为子宫肉瘤，文献资料显示绝经后妇女，肌瘤组织软而脆，应高度疑诊为肌瘤恶变，肌瘤恶变率为 0.41%。镜下特征：核分裂数 ≥ 10 个 /10HPF。

三、临床表现

(一)症状

主要与肌瘤生长部位、生长迅速有关。

1. 子宫出血　最常见为月经量增多,经期延长或周期缩短,月经淋漓不净或不规则出血。
2. 腹部包块　多见于浆膜下肌瘤,突向膀胱时可出现尿频、尿潴留,突向直肠时可出现便秘,大便不畅,阔韧带肌瘤可压迫输尿管引起输尿管扩张,肾积水。
3. 腹痛　当浆膜下肌瘤蒂扭转,带蒂的肌瘤脱出宫颈管嵌顿或伴发感染,肌瘤变性时常出现急腹痛并有呕吐,体温升高。
4. 不育　发生率占子宫肌瘤的20%~30%,与肌瘤致宫腔变形或压迫输卵管使之扭曲有关。
5. 贫血　长期出血导致继发性贫血,严重时可发生贫血性心脏病。
6. 白带增多　子宫黏膜下肌瘤因宫内膜面积增大,腺体分泌增加所致。

(二)体征

与肌瘤位置、大小、数目及有无变性有关,妇科检查及触及子宫均匀增大或表面不规则突起,或在附件区扪及带蒂的肌瘤与子宫相近,或在宫颈口、阴道内见到红色质硬肿瘤或宫颈变形呈巨大包块突向阴道内。

四、辅助检查

1. 超声　肌瘤多呈低回声,检查经腹或经阴道超声显示肌瘤位置大小及子宫关系。
2. 宫腔镜检查　了解宫腔形态,有无黏膜下突起占位病变,同时可刮取宫内膜,将赘生物送病检。
3. 腹腔镜检查　直视下观察子宫大小,肿瘤生长部位与卵巢肿瘤或消化道肿瘤相鉴别。
4. 子宫输卵管碘油造影　可了解宫腔有无充盈缺损,对不孕患者还可了解输卵管通畅情况。
5. 诊断性刮宫　简单易行,可探查宫腔情况,有无内膜腺瘤样增生或子宫内膜癌,刮取内膜送病检。

五、诊断与鉴别诊断

根据病史、临床表现及辅助检查诊断并不困难。

鉴别诊断须与以下情况进行鉴别,如妊娠子宫、充盈膀胱、卵巢肿瘤、子宫内膜异位症、子宫腺肌瘤、子宫内膜癌、宫颈癌、子宫肌肥大症、盆腔炎性包块、子宫肉瘤等。

六、治疗

子宫肌瘤的处理,需根据患者年龄、婚姻、生育情况、肌瘤大小、部位、症状轻重等全面考虑,制定个体化处理方案。

(一)期待疗法

对于有生育要求,子宫<10周,无月经过多或近绝经年龄者应定期随诊,3~6个月复查1次,注意子宫增长速度,肌瘤是否出现变性,如病情有变化,肌瘤增长速度较快、出现月经过多或压迫症状时则应改手术治疗。

(二)药物治疗

子宫肌瘤属激素依赖性肿瘤,对肌瘤小、症状轻、年轻或近绝经期妇女,可采用激素治疗。

1. 雄激素　睾丸素具有对抗雌激素致子宫内膜萎缩作用,直接作用于平滑肌,使其收缩,减少出血。
2. 促性腺激素释放激素激动药(GnRHa)　通过激活垂体-性腺轴功能,抑制FSH和LH分泌,降低E_2至绝经水平,达到缩小肿瘤、抑制肿瘤生长的作用。适应体积大的子宫肌瘤术前辅助用药,及肌瘤合并不孕,近经期或有手术禁忌的患者。

3. **米非司酮（RU486）** 米非司酮是炔诺酮衍生物，有更强的与PR相结合能力，通过与PR结合阻断了孕激素对促进肌瘤细胞生长及扩张肌瘤血管的作用。RU486可抑制排卵，用药后可出现闭经，对月经周期正常、经量增多、贫血重或不愿手术治疗者，能在短时间内控制症状，减少失血，对于绝经前的肌瘤患者，不仅可控制肌瘤生长，而且可促发提前绝经，使瘤体继续缩小。

4. **内美通（nemestran）** 为人工合成的19-去甲睾酮衍生物，具有较强的抗孕激素、雌激素及中度抗促性腺激素及轻度雄激素作用。

（三）手术治疗

手术治疗是治疗子宫肌瘤最常采用的方法，应根据疾病个体选择手术方式。肌瘤切除术适用于<35岁、未婚或已婚未生育、要求保留生育功能者；位于宫腔内和黏膜下肌瘤若<5cm可采用宫腔镜切除肌瘤；若黏膜下肌瘤带蒂脱出宫颈口可经阴道切除肌瘤；如为子宫壁间肌瘤，则应经腹行肌瘤切除或挖除恢复子宫正常形态。术后复发率可达20%~30%。

1. **手术指征** 具体如下。
（1）较大的单个或多发性子宫肌瘤，子宫超过2.5个月妊娠大小，易发生变性。
（2）肌瘤合并内膜增生，引起月经过多，导致继发性贫血，药物治疗无效者。
（3）肌瘤短期内增大迅速或绝经后肌瘤体积增大，疑有恶变者。
（4）因肌瘤引起明显压迫症状者。
（5）年轻不育妇女合并子宫肌瘤者。
（6）特殊部位肌瘤，如宫颈部位、黏膜下或阔韧带内肌瘤。

2. **手术方式** 根据患者年龄，肌瘤大小生长部位及对生育要求而定。
（1）黏膜下肌瘤带蒂脱出宫颈口外者可选择经阴道肌瘤切除，对浆膜下、肌壁间肌瘤可经腹或腹腔镜下行肌瘤剥除术，术后妊娠率可达40%~50%，但应注意术后复发率为20%~30%。
（2）次全子宫切除术：适于有手术指征不需保留生育功能的较年轻的患者，术前必须经宫颈病理检查，确认宫颈完全正常。次全子宫切除术的优点在于术后可保持阴道解剖及功能上的完整，不影响患者性生活，术后应定期行妇科检查，以便及早发现宫颈残端癌。
（3）全子宫切除术：适用于年龄超过40岁，有手术指征患者，对肌瘤较小、子宫<2个月妊娠、盆腔无手术粘连史，且阴道壁较松弛者可经阴道行全子宫切除术，或选择腹腔镜辅助下的经阴道全子宫切除，优点为手术对腹腔脏器干扰少，创伤小，术后恢复快，并发症少。对于较大的子宫肌瘤或特殊部位的肌瘤应选择经腹全子宫切除，优点是术中直视下分离出肌瘤，恢复子宫与膀胱、输尿管正常解剖关系，以降低手术损伤率。

（四）介入栓塞治疗

放射介入学的飞速发展为子宫肌瘤非手术治疗提供了新的途径，通过髂内动脉插管，选择性地将栓塞药注入子宫肌瘤供血区血管，造成肌瘤局部供血障碍，有效控制肌瘤生长，适用于年轻有生育要求的壁间或黏膜下子宫肌瘤患者。子宫动脉栓塞术（UAE）既往用于治疗妇科急性出血，现已拓展到子宫肌瘤的非手术治疗。子宫的血供来自髂内动脉的前干支的分支，由左右子宫动脉的上下行支向子宫发出的螺旋供血支分布均匀，排列规整。子宫肌瘤患者动脉造影显示，子宫动脉明显增粗，两侧供血支在肌瘤部位形成杂乱的血管网。通过经皮股动脉穿刺，可将导管插至子宫动脉，并注入一种永久性的栓塞微粒，阻断子宫肌瘤的血供，使其发生缺血性改变而逐渐萎缩，达到治疗的目的。

1. **适应证** 具体如下。
（1）经专科检查，确属由肌瘤引起月经过多，经期延长。
（2）由肌瘤引起的慢性下腹痛。
（3）肌瘤引起的膀胱、输尿管压迫症状。肌瘤挖除术后复发者。

2. **禁忌证** 具体如下。
（1）存在血管造影禁忌证，包括心肝肾功能障碍、凝血功能异常。
（2）妇科急慢性炎症，未能得到控制者。

（3）绝经后出血严重动脉硬化为相对禁忌证。

3. 栓塞时间和注意事项　具体如下。

（1）时间：除急诊止血外，一般应避开月经期，以月经前2周为宜。

（2）准备：术前应完成血管造影术前的常规检查，施术前3个月应行诊断性刮宫，除外宫内膜不典型增生导致出血。术后穿刺侧下肢制动24h，使用抗生素3~5d，主要反应为发热、疼痛。主要注意观察穿刺部位有无血肿形成。

（五）聚焦超声治疗（HIFU）

高强度聚焦超声治疗子宫肌瘤是利用超声波的生物学效应。将体外发射的声波聚焦于子宫肌瘤组织，利用靶点组织内产生瞬间高温，使肌瘤细胞通过空化效应即组织吸收超声后产生气泡，强烈膨胀致肌细胞破坏消融直至局部肿瘤缩小甚至消退，适用于育龄期子宫肌瘤要求保留子宫的患者。

（六）射频消融治疗

射频消融是利用高频率的交流电磁波，通过治疗电极导入肌瘤组织，再经弥散电极回路，使肌瘤组织中带电荷离子受电流影响发生振荡产生生物热，当局部温度超过45~50℃时，肌瘤细胞内蛋白变性，肌瘤组织凝固性坏死，射频消融治疗技术可通过B超实施术中监测，术后随访。临床资料显示，射频消融治疗子宫肌瘤安全、可靠，对周围组织损伤小，已成为子宫肌瘤微创治疗方法。

第二节　子宫颈癌

子宫颈癌是常见的妇科恶性肿瘤之一，发病率在女性生殖道恶性肿瘤中居第2位，仅次于乳腺癌。统计资料显示我国每年宫颈癌新发病例超过13万人，约占世界宫颈癌新发病例的1/3，并呈现发病年轻化趋势。

一、病因

宫颈癌的发病原因复杂，人类对宫颈癌的发生已经历了近百年的探索。20世纪50年代初人类认为宫颈癌的发生主要与性生活、早婚及多产有关。60年代还提出宫颈癌与男性包皮垢中的致癌物质、吸烟等有密切关系。70年代后研究多集中在生殖道人疱疹病毒感染，提出HSV-Ⅱ可能是宫颈癌的病毒病因。

1974年，Zur Hausen首次提出HPV感染与宫颈肿瘤有密切关系。1983年Dursl和Zur Hausen发现了HPV16，随着原位杂交、聚合酶链反应PCR技术的建立，大量的HPV研究在世界各国相继完成。人类对HPV感染与宫颈癌病变关系的认识日渐统一。Jaw M. Walboomers报道了几乎所有宫颈癌病理样本中均能找到HPV，印证了HPV感染是宫颈上皮内瘤变及宫颈癌发生的主要因素。无论是实验室还是流行病学的证据都证实了这一观点。宫颈癌的生物病因学研究取得了突破性的进展，宫颈癌已成为目前人类所有癌症中唯一病因明确的癌症。

二、危险因素

1. HPV感染危险因素　直接皮肤接触被认为是HPV的主要传播方式，HPV可能通过宫颈上皮的微创进入上皮基底细胞。

（1）年龄因素：30岁以后HPV感染下降，可能是由于对HPV获得性差，也可能是以往妇女较当今妇女感染于HPV的可能性小。

（2）性行为因素：阴茎HPV的存在可使宫颈受感染的危险增加9倍。男性性伴侣的数量，以及男性性伴侣本身有多个性伴侣或有HPV感染。可增加妇女患HPV感染的危险性。在只有单一男性伴侣的妇女中，宫颈和外阴的HPV检出率为17%~21%，而有五个以上性伴侣的妇女中，HPV感染高达68%~83%。

（3）男性因素：国际癌症研究机构（IARC）研究表明，行包皮环切术男性的HPV感染率明显下降，未环切男性阴茎 HPV 感染率为 19.6%，环切者为 5.5%，行包皮环切术男性的性伴侣发生宫颈癌的危险性明显低于未环切术者的性伴侣。

（4）避孕方法：使用工具避孕是否减少 HPV 感染的危险性，尚无一致意见。

（5）免疫因素：免疫抑制状态可使 HPV 感染的危险性增加。

2. 致癌危险因素　具体如下。

（1）行为因素：性生活过早（< 18 岁）、多个性伴侣、多孕多产、社会经济地位低下、营养不良及性紊乱。

（2）生物因素：包括细菌、病毒和衣原体等各种微生物感染。

（3）遗传因素：少量研究证实宫颈癌可能存在家族聚集性。

（4）基因因素：在致癌因素作用下，癌基因 ras 被激活，抑癌基因 p53 突变或失活。

三、病理改变

子宫颈癌的形成是一个渐进的过程，宫颈上皮由瘤样病变→原位癌→浸润癌，CIN 和浸润癌分别代表着同一种病的不同阶段。

1. 宫颈上皮内瘤变（cervical intraepithelial neoplasia，CIN）　定义为子宫浸润性鳞癌的前驱病变，是指从宫颈正常的鳞状上皮转化为浸润癌的中间过程，即包括宫颈上皮内瘤变增生和宫颈原位癌。CIN 为宫颈鳞状上皮细胞表现不同程度的异型性，如核增大深染，形态不规则；极向紊乱，不典型核分裂，按累及上皮的范围和异型程度分为 CIN Ⅰ、CIN Ⅱ 和 CIN Ⅲ，如病变占据整个上皮层则归入宫颈原位癌。

2. 宫颈浸润癌　以往统计鳞癌占 90% 以上，腺癌和非鳞癌不足 10%。近代研究资料显示，鳞癌只占 74%，腺癌等占 25% 以上，鳞腺之比由 10∶1 降低到 4∶1。宫颈癌病理类型的变化对诊疗方案的选择有很大的影响。

（1）宫颈鳞癌：包括鳞癌、疣状鳞癌。

（2）宫颈腺癌：包括原位腺癌、微偏腺癌、黏液腺癌、宫内膜样腺癌、浆液乳头状腺癌、透明细胞癌和中肾管腺癌。

（3）混合癌：包括腺鳞癌、黏液表皮样癌、腺样囊腺癌。

3. 微小浸润性鳞癌　限定标准浸润间质深度 < 5 mm，横向扩展范围在 7 mm 以内。

四、临床表现

（一）症状

1. 阴道出血　初期表现为接触性出血，随病情进展出现月经紊乱，不规则阴道出血，宫颈癌溃疡型易出血且发生时间早，出血量多，而内生型病灶出血常发生在绝经后，出血量较少，晚期病例长期出血可导致严重贫血。

2. 阴道出血分泌物增多　宫颈癌腺体在致癌因素作用下，分泌亢进，癌灶合并感染时阴道分泌物呈脓血性或米泔汁样，混有坏死癌组织时呈现恶臭。内生型病灶如阻塞宫颈口可形成宫腔积脓。

3. 疼痛　多为晚期特点，由于癌组织侵犯或压迫盆腔神经、大血管、输尿管等引起腰骶部痛、下腹痛、输尿管痉挛、肾盂积水、腹壁外阴及下肢水肿。

4. 邻近器官侵犯　如侵犯膀胱则可出现尿频、尿痛、血尿、肾盂积水、尿毒症、肾衰竭，如侵犯直肠可出现腹泻、血便、排便困难及肠梗阻。

5. 远处器官受累　最常见的远处转移为肺、肝转移。

（二）特征

早期宫颈癌肉眼不易识别，但随病情进展，宫颈可出现不同形态的病灶。

1. 糜烂型　呈单纯型、颗粒型或乳头型糜烂，也有表现为息肉样增生。

2. 外生型　癌组织向宫颈表面生长，呈乳头状、菜花状，质脆，易出血。

3. 内生型 癌组织向颈管及周围组织浸润，向上蔓延可使宫颈增大，质硬，继而向宫颈旁浸润，盆腔淋巴结转移率高。

4. 溃疡型 宫颈癌病灶由于血供不足引起坏死，或继发感染癌组织脱落形成火山口状空洞。

五、临床分期

子宫颈癌分期有临床分期、组织病理分期（GNM）和手术病理分期三种。国内多采用临床分期，子宫颈癌的国际临床分期，70多年来虽经多次修改，其分期基本原则无改变，全世界均采用国际妇产科联盟（FIGO）临床分期标准（表5-1）。仔细的临床检查是确定分期的依据，妇科检查是分期的基础，宫颈的组织病理是诊断的金标准。

表 5-1 宫颈癌 2009 FIGO 临床分期标准

Ⅰ期：肿瘤严格局限于宫颈（扩展至宫体将被忽略）
　　ⅠA 镜下浸润癌：间质浸润 ≤ 5mm，水平扩散 ≤ 7mm
　　　　IA_1 间质浸润深度 ≤ 3mm，水平扩散 < 7mm
　　　　IA_2 间质浸润深度 > 3mm，且 ≤ 5mm，水平扩散 ≤ 7mm
　　ⅠB 肉眼可见癌灶局限于宫颈，或者镜下病灶 > IA_2 > IA 期*
　　　　IB_1 肉眼可见癌灶最大径线 ≤ 4cm
　　　　IB_2 肉眼可见癌灶最大径线 > 4cm
Ⅱ期：肿瘤超过宫颈，但未达骨盆壁或未达阴道下 1/3
　　ⅡA 无宫旁浸润
　　　　IIA_1 肉眼可见癌灶最大径线 ≤ 4cm
　　　　IIA_2 肉眼可见癌灶最大径线 > 4cm
　　ⅡB 有明显宫旁浸润
Ⅲ期：肿瘤扩展到骨盆壁和（或）累及阴道下 1/3 和（或）引起肾盂积水或肾无功能者
　　ⅢA 肿瘤累及阴道下 1/3，没有扩展到骨盆壁
　　ⅢB 肿瘤扩散到骨盆壁和（或）无肾功能或引起肾盂积水；
Ⅳ期：肿瘤播散超出真骨盆或（活检证实）侵犯膀胱或直肠黏膜，泡状水肿不能分为 Ⅳ 期
　　ⅣA 肿瘤播散至邻近器官 [侵犯膀胱黏膜或直肠黏膜和（或）超出真骨盆]
　　ⅣB 肿瘤播散至远处器官

注：* 在首次诊断时确定的分期，不能因手术后病理或术前化疗、放疗而更改分期。

六、诊断

（1）异常子宫出血及阴道排液。
（2）宫颈癌变视诊可见癌肿、溃疡或空洞病灶。
（3）宫颈细胞学检查阳性。
（4）宫颈活检，在宫颈鳞柱交界区域多点活检。
（5）宫颈管组织刮取术，适用于老年患者移行带上移宫颈管内者。
（6）阴道镜检查，在放大 6~40 倍的状态下观察宫颈异常血管及组织。
（7）B 超检查显示宫颈浸润程度。
（8）MRI 检查显示宫颈浸润程度，与周围脏器关系及腹膜后有无淋巴结大。

七、治疗

宫颈癌的治疗是以手术为主，辅以放疗和化疗的综合性治疗，治疗原则应根据临床分期、病变范围、年龄、全身状况及并发症等决定治疗方案，无论早期还是晚期，都应遵循个体化的原则，现代宫颈癌的治疗对策强调了肿瘤治疗的整体化观念。对早期宫颈癌治疗趋向保守，强调综合治疗，注重生存质量。

1. 宫颈锥切术　适用于宫颈 CIN Ⅱ～Ⅲ级，年轻有生育要求的宫颈原位癌患者，可选择冷刀（CKC）和（或）LEEP 刀宫颈锥形切除，有报道 LEEP、CKC 治疗原位癌的复发率分别为 29% 和 6%，若病变广或已累及宫颈管深部，且为原位腺癌时不宜采用 LEEP 或 CKC，应施行全子宫切除为妥。

2. 扩大的筋膜外全子宫切除术　宫颈微灶浸润癌（Ⅰa）精确诊断较困难，治疗跨度大，可从锥切到宫颈癌根治术，近年来随着宫颈癌早期诊断水平提高，对宫颈微浸癌的治疗日趋保留，对宫颈癌Ⅱa期可采用单纯全子宫切除术。

3. 根治性宫颈切除术　1994 年，由法国 Dargent 首次提出，该手术最大优点是治疗宫颈癌的同时可以保留患者生育功能，已成为 21 世纪宫颈癌手术的发展标志。手术范围包括腹腔镜下盆腔淋巴结清扫术及宫颈切除术（laparoscopic vaginal radical trachelectomy，LVRT），先在腹腔镜下淋巴清扫，切除的淋巴结送冷冻病理，如病理为阴性，则经阴道行根治性宫颈切除术。子宫颈外口约 2 cm 处切开阴道穹隆部，分离阴道宫颈间隙，游离至宫颈内口水平，在宫颈峡部下切除 80% 宫颈，送病理检查确定，已无癌细胞残留时，可用 1 号线环扎宫颈阴道上部，重建宫颈内口，并将留下的宫颈和阴道部缝合衔接，该术式保留了子宫动脉，可保证妊娠时正常血供，手术适应证：①渴望生育的年轻患者。②不存在不孕因素。③宫颈病灶 < 2 cm。④FIGO 分期属 Ⅰa_2～Ⅰb_1。⑤鳞癌或腺癌。⑥阴道镜检查未发现宫颈内口上方浸润。⑦未发现区域性淋巴结转移。

4. 次广泛子宫切除术　适用于 Ⅰa_2 期早浸润宫颈癌，较筋膜外全子宫切除范围扩大，要求切缘距离病灶至少 2 cm，术中必须剪开输尿管隧道，将输尿管向侧方分离开，再进行宫颈与阴道壁切除，术中应注意保留输尿管的营养血管，不做盆腔淋巴结清扫。

5. 广泛性子宫切除术　为 Ⅰb～Ⅱb 期宫颈癌手术的基本术式。该术式要求全部清除区域性淋巴结及进行广泛性子宫切除，术中必须打开膀胱侧窝及直肠侧窝，高位分离切断主骶韧带。圆韧带与盆漏斗韧带，切除阴道壁 3～4 cm，盆腔淋巴结切除包括髂总、髂内外及闭孔组，腹股深组。

6. 超广泛性全子宫切除术　此术式用于 Ⅱb～Ⅲb 期，区域性淋巴清除范围较广，广泛性子宫切除的范围也更广，淋巴清扫上界应达腹主动脉旁淋巴结，手术须切断闭孔动静脉，髂内动静脉，臀下动静脉及阴部动脉的共同干，将主韧带从其盆壁附着根部切除。

7. 盆腔脏器切除术　适用于年轻、全身情况好 Ⅳa 期及中心复发病例，在广泛性全子宫切除术的同时，视脏器受累及范围而定，并将膀胱（前盆）或直肠（后盆）、二者（全盆）一并切除。并且需行粪尿分流术，手术损伤大，宫颈癌一旦波及膀胱或直肠，往往已发生远处转移，故选用此术式要慎重。

8. 腹腔镜下盆腔淋巴清扫术加宫颈癌根治术　适用于 Ⅰb～Ⅱa 期子宫颈浸润癌，能耐受麻醉者，迄今已有许多学者在腹腔镜下进行高位结扎切断卵巢血管，高位缝扎离断圆韧带，以超声刀分离膀胱与阴道间的疏松组织，双极电凝切断子宫动静脉，游离输尿管隧道，处理子宫主骶韧带，取出子宫切除阴道上段，切除盆腹腔淋巴结，镜下重建盆底。临床资料初步证实了该术式能达到与开腹手术相同的效果，国内目前已积累了超过千例的病例，并且提供了手术时间、术后病率、肿瘤复发与转移和并发症的资料。

9. 根治性宫颈切除加盆腔淋巴结清扫术　研究表明，子宫颈癌虽然以直接蔓延为主却很少向上侵犯宫体，而主要沿疏松的宫旁组织和主韧带蔓延，因而保留宫体的部分功能是完全可行的。该术式自 1932 年问世发展至今，已成为一种成熟的术式，近年在国内已逐渐推广，根治性宫颈切除指切除宫颈 2/3，部分主韧带，骶韧带及 2～3 cm 阴道，同时切除子宫动脉或其下行支，并将阴道与宫颈峡部缝合，并环扎，该术式应用于临床在国外已有 205 例的报道，术后妊娠率可达 31.6%，出生率达 18.7%。为年轻早期宫颈癌患者带来了生育的希望。

10. 卵巢移位悬吊术　宫颈癌发病呈年轻化趋势，国内外文献报道早期宫颈癌的卵巢转移率仅 < 1%，而年轻宫颈癌患者具备了手术保留卵巢的条件，对于年龄在 40 岁以下的Ⅱa 期以内的患者，可保留双侧或单侧卵巢，术中卵巢与输卵管自子宫切离后，沿卵巢悬韧带剥离，长度必须够悬吊高度，即髂翼上 4～5 cm，以避免放射线对卵巢造成损伤，两侧输卵管必须切除，而且需留取腹腔冲洗液做细胞学检查，以确定没有盆腔扩散，卵巢固定点可上钛夹作标记，作为术后放射治疗时探查卵巢所在位置的

根据。

八、化疗

放疗和手术治疗是宫颈癌主要治疗方法，然而宫颈癌治疗后的复发率仍较高，主要为肿瘤局部未控或复发，占 60%～70%，其次为淋巴结转移和远处转移。近年来宫颈癌的化疗越来越受到关注，其中以铂类为基础新辅助化疗的进展最为显著。

1. 化疗方式　包括：①放疗或手术前的辅助治疗，又称新辅助化疗。②放疗或手术后的辅助治疗。③与放疗同时进行的化疗。

2. 辅助化疗的目的　主要有四个目的：①缩小肿瘤体积，提高手术切除率。②减少肿瘤负荷和乏氧细胞，提高放疗效果。③降低癌细胞活力，减少术中播散及术后转移。④减灭亚临床病灶，减少复发和转移，术前化疗因肿瘤、盆腔血管尚未破坏，化疗药物容易进入瘤体，化疗效果较好，接受新辅助化疗的患者，术后病理检查显示盆腔淋巴结转移率，宫旁浸润率和血管受累均明显低于术前未化疗者。

3. 适应证　主要用于局部晚期宫颈癌和具有不良预后因素的高危患者：①宫颈局部癌灶直径 > 4 cm 者。②临床分期 Ⅰb_2～Ⅱ a。③组织学分化差的宫颈腺鳞癌，宫颈黏液腺癌。④有保留内分泌功能要求的年轻宫颈癌者；巨块型宫颈癌是新辅助化疗的主要适应证；化疗后 2～3 周选择手术为最佳时间。

4. 常用药物与化疗方案　铂类药物是目前治疗宫颈癌最有效的化疗药物，单独使用反应率达 23%～50%。

第三节　子宫内膜癌

子宫内膜癌又称子宫体癌，是指原发于子宫内膜的一组上皮性恶性肿瘤，为女性生殖道常见三大恶性肿瘤之一，占女性生殖道恶性肿瘤 20%～30%，多见于老年妇女，多数患者就诊时病变尚局限于子宫，故预后较好，其 5 年总生存率为 69%。

一、发病机制

子宫内膜单纯性增生→子宫内膜复杂性增生→局部恶变→子宫内膜癌。目前认为，可能有两种发病机制。

1. 雌激素依赖型（estrogen-dependent）　可能是在无孕激素拮抗的雌激素长期作用下，发生子宫内膜增生症（单纯型或复杂型，伴或不伴不典型增生），甚至癌变。临床上常见于无排卵性疾病（无排卵性功血，多囊卵巢综合征）、分泌雌激素的肿瘤（颗粒细胞瘤、卵泡膜细胞瘤）、长期服用雌激素的绝经后妇女以及长期服用他莫昔芬的妇女。这种类型占子宫内膜癌的大多数，均为子宫内膜样腺癌，肿瘤分化较好，雌孕激素受体阳性率高，预后好。患者较年轻，常伴有肥胖、高血压、糖尿病、不孕或不育及绝经延迟。大约 20% 内膜癌患者有家族史。

2. 非雌激素依赖型（estrogen-independent）　发病与雌激素无明确关系。这类子宫内膜癌的病理形态属少见类型，如子宫内膜浆液性乳头状癌、透明细胞癌、腺鳞癌、黏液腺癌等。多见于老年体瘦妇女，在癌灶周围可以是萎缩的子宫内膜，肿瘤恶性度高，分化差，雌孕激素受体多呈阴性，预后不良。

二、病理改变

（一）大体检查

根据肿瘤的生长方式与病变表现可分为局限型及弥漫型。

1. 局限型　病变局限于宫腔某一区域，多见宫底或宫角，病灶呈息肉或小菜花状，浸润深度可深可浅，晚期病灶可融合成片。

2. 弥漫型　病灶多累及大部分或全部子宫内膜，病变可弥漫呈菜花状突向宫腔而没有或仅有浅肌层浸润，也可侵犯子宫壁全层，使子宫增大表面呈结节状灰白色突起，质脆，出血及坏死。

（二）镜下检查

子宫内膜腺体明显增生和间变，腺体下方的间质，肌层或血管间隙侵犯，由于子宫内膜癌起源于苗勒管，故具有向苗勒各种上皮分化的潜能，依照镜下结构及核分裂构成子宫内膜癌组织病理。

1. 子宫内膜癌病理组织类型　国际妇科病理协会（ISGP 1987）公布的组织类型包括子宫内膜腺癌、纤毛状腺癌、分泌型腺癌、乳头状腺癌、腺癌伴鳞状上皮化、腺癌、腺鳞癌。

2. 高危型子宫内膜癌病理类型　国际妇科病理协会（ISGP 1987）公布的组织类型包括浆液性癌、黏液性癌、透明性癌、鳞状细胞癌、混合型癌、未分化癌、转移癌。

三、临床表现

1. 阴道出血　可发生在任何年龄妇女，子宫内膜增生、非典型增生、子宫内膜癌可同时存在。

（1）青春期：无排卵功血，多为内膜单纯增生，随卵巢发育成熟，内膜增生消失。

（2）生育期：常伴有多囊卵巢，无排卵性月经，应用促排卵无效时，应注意有无癌前病变。

（3）绝经前：卵巢功能减退，无排卵，宫内膜长期受雌激素刺激，表现为功血，常伴有子宫肌瘤，应注意有无宫内膜病变。

（4）绝经后：阴道出血，较绝经前妇女发生癌的危险更大，应用ERT，引起内膜增生导致出血。

2. 疼痛　早期无此症状；晚期由于病变侵犯或压近盆腔神经丛，或宫腔积血／宫腔积脓造成持续性疼痛和（或）腰骶部不适感。

3. 子宫增大　由于病变累及子宫全层或伴有宫腔积血、积脓、子宫可明显增大，超声显示宫壁占位性病变，育龄妇女易误诊为子宫肌瘤。

4. 其他　晚期病例可出现腹膜后淋巴结大，宫颈或阴道穹隆部转移病灶。

四、分期

1. 临床分期　详见表5-2。

表5-2　子宫内膜癌临床分期（1997）

分期		主要特点
0期		非典型增生、原位癌
Ⅰ期：癌局限于宫体	Ⅰa	宫腔深度≤8cm
	Ⅰb	宫腔深度＞8cm
Ⅱ期		癌累及宫体和宫颈
Ⅲ期		癌累及宫体以外器官，但未超出真骨盆
ⅤⅠ期：癌扩散至真骨盆外，侵犯膀胱、直肠黏膜	Ⅵa	癌累及膀胱、直肠、乙状结肠、小肠
	Ⅵb	癌扩散至远处脏器

2. 手术病理分期　美国妇科肿瘤组（GOG）对临床Ⅰ期的患者做了大规模前瞻性手术分期的研究。结果表明：Ⅰ期子宫内膜癌中22%已有子宫外病灶存在，包括淋巴结转移、附件受累及，腹腔冲洗液中发现恶性肿瘤细胞，41%的患者有深肌层浸润，15%有脉管瘤栓，多变量分析表明病理分级，肌层浸润深度及内膜病灶范围是预测淋巴结受累的重要独立因素，深肌层浸润或腹膜有转移病灶者淋巴阳性率高达61%。而高分化且无肌层浸润者无淋巴受累的危险，故手术分期能够准确地估价预后，在此基础上制定个体治疗方案可提高生存率。

五、辅助检查

1. 细胞学检查　阴道细胞学检查阳性率仅为50%，宫腔吸引宫腔毛刷涂片阳性率可达90%。

2. 诊断性刮宫（分段）　诊断子宫内膜癌最常用的方法，确诊率高，所有不正常出血妇女均应做诊断性刮宫，绝经后妇女子宫内膜厚度≥4～5 mm，诊刮阳性率超过80%，但当病灶较小或位于宫底角时易漏诊，故对有症状而诊刮阴性者应作进一步检查。

3. 宫腔镜检查　可在内镜直视下对可疑部位取活体组织送病理学检查，适用于有异常出血而诊刮阴性者，可了解有无宫颈管病变，及早期癌的镜下活检。

4. 阴道超声（TVS）　了解宫内膜厚度，病灶大小，宫内膜占位病变有无侵犯肌层，有无合并子宫肌瘤，是否侵犯宫颈，有助于术前诊断及制定手术方案。

5. 血清CA125检测　癌血清标记物CA125可升高，CA125阳性与内膜癌临床分期，病理类型，病灶子宫外转移有关。如CA125 > 40～50/mL，可有深肌层侵犯，CA125 > 350/mL，87.5%有子宫外转移。

6. CT与MRI　均非创性检查方法，对子宫内膜癌侵肌准确率CT为76%，MRI为83%～92%，可联合应用。

六、诊断与鉴别诊断

依据病史、体征和辅助检查综合判断。

子宫内膜癌需与子宫内膜息肉，子宫黏膜下肌瘤、宫颈癌、输卵管癌及老年性子宫内膜炎相鉴别。

七、治疗

1988年，FIGO有关子宫内膜癌的手术分期系统应用于临床，至今手术治疗内膜癌的比例由43%明显上升为92%，主要治疗方法为手术及放疗，根据患者全身情况，临床对癌变累及范围的估计，病理检查及恶性程度选择治疗方式，制定适宜的治疗方案，早期患者原则上以手术治疗为主，根据手术病理分期及存在的复发危险因素选择术后辅助治疗，晚期则采用放疗、手术、药物等综合治疗。

（一）手术治疗

子宫内膜病变发展较缓慢，就诊时多为Ⅰ～Ⅱ期，病变局限于子宫，手术目的是进行手术病理分期，探查并确立病变范围及与预后相关的重要因素，二是切除癌变子宫及其他可能存在的转移灶，对Ⅲ～Ⅳ期手术目的是尽可能缩瘤，为放疗、化疗创造条件。

1. 筋膜外全子宫及双侧附件切除术　选择性盆腔淋巴结及腹主动脉旁淋巴结切除或取样为标准术式。全面探查盆腔，腹腔冲洗液细胞学检查，切下子宫立即剖视，了解病灶大小、部位、浸润肌层深度，并送冷冻切片检查，如确定为高分化腺癌无肌层浸润（Ⅰa期G_1级），可不作淋巴切除或取样，但以下情况均应行淋巴清扫或取样：①特殊病理类型如浆液性乳头状腺癌、透明细胞癌、鳞形细胞癌、未分化癌等。②子宫内膜样腺癌、肌层浸润≥1/2者。③癌灶面积累及宫腔 > 50%或有宫腔下段及峡部受累者，其淋巴转移率明显增加。

2. 筋膜外子宫全切及单侧附件切除术　对年轻早期内膜癌患者，近年来探索在治疗彻底同时应考虑生存质量改善，提出对Ⅰa期G_1年轻患者手术时保留一侧卵巢，术后严密随访，待生育功能完成后再酌情处理留下的卵巢。

3. 腹腔镜全子宫双附件切除术　盆腹腔淋巴结清扫术。国内外均有报道，适用于Ⅰ期子宫内膜癌的手术治疗。

4. 广泛性子宫切除加淋巴结清扫术　适用于Ⅱ期内膜癌病变已累及宫颈者，包括广泛子宫切除，双侧附件切除加盆腔淋巴结，腹主动脉旁淋巴结切除或取样术，全面探查时可疑病变应取样送冷冻切片检查，激素受体ER、PR测定应作为术后选用辅助治疗的依据。

5. 肿瘤细胞减灭术　子宫内膜癌手术病理分期中5%为Ⅲa期，有附件转移时常有盆腔、腹主动脉旁淋巴结转移，60%腹腔细胞学检查阳性，复发率为38%，该术式目的是缩小肿瘤体积，为进一步放疗或化疗创造条件，同时可鉴别、确定卵巢转移性癌及盆腹腔转移癌，争取最大限度肿瘤细胞减灭术，达到满意缩瘤效果。

（二）放射治疗

放射治疗是子宫内膜癌主要辅助治疗方法，包括单纯放射与手术配合的治疗，由于受到放射设备限制和局部病变影响，使腔内放射较困难，宫颈腺癌对放射线不够敏感使治愈率受到影响。

1. 术前放疗 一般采用腔内照射，少数情况下采用体外照射。常用的放射源有钴、镭、铯、铱等。术前放疗可减少肿瘤和体积，降低肿瘤细胞增殖活性，减少术中肿瘤种植与转移为减灭肿瘤手术的患者创造了手术条件。

2. 术后放疗 具体如下。

（1）术后体外照射：对术前、腔内放疗患者，手术应探查有无淋巴转移。手术标本检查肌层浸润及腺癌 G_2G_3 及腺鳞癌、乳头状腺癌、透明细胞癌、乳头状浆液腺癌等高危病理类型应在全子宫切除后补充放疗，一般为全盆腔照射，必要时加用延伸野照射。

（2）术后腔内照射：对术后标本检查中，切缘未净和（或）癌组织邻近手术范围切除不够者，应补充腔内放疗，剂量 24～25Gy，2 周内完成。

3. 单纯放疗 仅用于晚期或病变虽为Ⅰ～Ⅱ期但有严重并发症无法胜任手术者，可采用腔内和体外联合放疗，有报道 5 年生存率可达到 48.9%。

（三）药物治疗

又称内分泌激素治疗，为子宫内膜癌的辅助治疗，其疗效不能以长期生存率判断，而以用药后临床症状改善、延长无瘤间歇、防止复发来评估，适用于晚期／复发性内膜癌，手术或放疗后失败者，期别早、分化好有生育要求的年轻患者。

1. 激素治疗 适用于病理分化好的子宫膜腺癌，特别对孕激素雌激素受体阳性者反应较好，应用特点是高效、大剂量、疗程长。

2. 化学治疗 具体如下。

（1）单药化疗：晚期／复发性内膜癌单药化疗可使 1/3 病例症状改善，但效应维持常短于 1 年，但疗效优于单纯放疗。

（2）联合化疗：对晚期子宫内膜癌客观效应为 40%～60%，优于单药化疗，并使毒性降低。

第六章 输卵管肿瘤

第一节 输卵管良性肿瘤

输卵管肿瘤占女性生殖系统肿瘤的 0.5%~1.1%，其中良性肿瘤罕见。来源于副中肾管或中肾管。大致可分为：①上皮细胞肿瘤：腺瘤、乳头瘤；②内皮细胞肿瘤：血管瘤、淋巴管瘤；③间皮细胞肿瘤：平滑肌瘤、脂肪瘤、软骨瘤、骨瘤；④混合性畸胎瘤：囊性畸胎瘤。

一、输卵管腺瘤样瘤（adenomatoid tumor of fallopian tube）

为最常见的一种输卵管良性肿瘤。以生育期年龄妇女为多见。80% 以上伴有子宫肌瘤，未见恶变报道。腺瘤样瘤由 Golden 和 Ash 于 1945 年首先报道并命名，它的组织发生一直有争议，近几年的免疫组化和超微结构研究均支持肿瘤起源于多能性间叶细胞。

输卵管良性肿瘤无特异症状，多数患者是以其并发疾病如子宫肌瘤，慢性输卵管炎的症状而就诊，易被其他疾病所蒙蔽，临床极少有确诊病例，常在妇科手术时无意中被发现者居多，造成大体标本检查易忽略而漏诊，导致检出率低。肿瘤体积较小，直径约 1~3 cm，位于输卵管肌壁或浆膜下。大体形态为实性，灰白色或灰黄色，与周围组织有分界，但无包膜。镜下可见紧密排列的腺体，呈隧道样、微囊样或血管瘤样结构，被覆低柱状上皮。核分裂象罕见。间质由纤维、弹力纤维及平滑肌组成。肿瘤可以浸润性的方式生长到管腔皱襞的支持间质中去。诊断有困难时组织化学和免疫组化可帮助诊断，AB 阳性，CK、Vim、SMA、Galretinin 阳性即可确诊。治疗为手术切除患侧输卵管。预后良好。

二、输卵管乳头状瘤（papilloma of fallopian tube）

输卵管乳头状瘤多发生于生育期妇女，与输卵管积水并发率较高，偶尔亦与输卵管结核或淋病并存。

肿瘤直径一般 1~2 cm。一般生长在输卵管黏膜，突向管腔，呈疣状或菜花状，剖面见肿瘤自输卵管黏膜长出。镜下典型特点：见乳头结构，大小不等，表面被覆无纤毛细胞或少数纤毛细胞，细胞扁平，立方或柱形，核有中等程度的多形性但是核分裂象很少见，组织学上需要将这种良性病变与输卵管腺癌进行鉴别。输卵管周围及管壁内可见少量的嗜碱性粒细胞和淋巴细胞为主的炎症细胞浸润。

肿瘤早期无症状，患者常常并发输卵管周围炎，常因不孕、腹痛等原因就诊，随肿瘤发展逐渐出现阴道排液，无臭味，并发感染时呈脓性。管腔内液体经输卵管伞端流向腹腔即形成盆腔积液，当有多量液体向阴道排出时，可出现腹部绞痛。盆腔检查可触及附件形成的肿块，超声检查和腹腔镜可协助诊断，但最后诊断有赖于病理检查。治疗为手术切除患侧输卵管，如有恶变者按输卵管癌处理。

三、输卵管息肉（polyp of fallopian tube）

输卵管息肉可发生于生育年龄和绝经后，一般无症状，多在不孕患者行检查时发现。输卵管息肉的发生不明，多位于输卵管腔内，与正常黏膜上皮有连续，镜下可无炎症证据。宫腔镜检查和子宫输卵管造影均可发现，但前者优于后者。乳头瘤和息肉的鉴别是前者具有乳头结构。

四、输卵管平滑肌瘤（leiomyoma of fallopian tube）

较少见。查阅近年国内外文献共报道20例左右。输卵管平滑肌瘤的发生与胃肠道平滑肌瘤相似，而与雌激素无关。同子宫平滑肌瘤，亦可发生退行性病变。临床上常无症状，多在行其他手术时偶尔发现。肿瘤较小，单个，实质，表面光滑。肿瘤较大时可压迫管腔而致不育及输卵管妊娠，亦可引起输卵管扭转而发生腹痛。处理可手术切除患侧输卵管。

五、输卵管成熟性畸胎瘤（mature teratoma of fallopian tube）

比恶性畸胎瘤还少见。文献上仅有少数病例报道，大多数为良性，其来源于副中肾管或中肾管，认为可能是胚胎早期，生殖细胞移行至卵巢的过程中，在输卵管区而形成。一般病变多为单侧，双侧少见，常位于输卵管峡部或壶腹部，以囊性为主，少数为实性病变，少数位于输卵管肌层内或缚于浆膜层，肿瘤体积一般较小，1~2 cm，也有直径达10~20 cm者，镜下同卵巢畸胎瘤所见，可含有三个胚层成熟成分。

患者年龄一般在21~60岁。常见症状为盆腔或下腹部疼痛、痛经、月经不规则及绝经后流血，由于无典型的临床症状或无症状，因此术前很难做出诊断。输卵管畸胎瘤可并发输卵管妊娠，治疗仅行肿瘤切除或输卵管切除。

六、输卵管血管瘤（angioma of fallopian tube）

罕见。有学者认为女性性激素与血管瘤有关。但一般认为在输卵管内的扩张海绵样血管是由于扭转、损伤或炎症引起。

血管瘤一般较小。肿瘤位于浆膜下肌层内，分界不清，可见很多不规则小血管空隙，上覆扁平内皮细胞。血管被疏松结缔组织及管壁平滑肌纤维分隔。临床通常无症状，常在行其他手术时发现，偶可因血管瘤破裂出血而引起腹痛。处理可作患侧输卵管切除术。

第二节 输卵管恶性肿瘤

原发性输卵管癌（primary carcinoma of fallopian tube）是少见的女性生殖道恶性肿瘤。发病高峰年龄为52~57岁，超过60%的输卵管癌发生于绝经后妇女，占妇科恶性肿瘤的0.1%~1.8%。在美国每年的发病率3.6/10万。其发生率排列于子宫颈癌、卵巢癌、宫体癌、外阴癌和阴道癌之后居末位。在临床上常容易与卵巢癌发生混淆，而造成临床和病理诊断上的困难。子宫与输卵管皆起源于副中肾管，原发性输卵管癌由于早期诊断困难，其5年生存率一直较低，过去仅为5%左右。目前随着治疗措施的改进，生存率为50%左右。

肉眼所见的原发性输卵管癌与卵巢癌的比例在1:50左右。最近，上皮性卵巢癌的卵巢外起源学说认为输卵管浆液性癌可能是卵巢高级别浆液性癌的先期病变，所谓的"原发性"上皮性浆液性卵巢癌很可能是原发性输卵管癌的继发性种植病变。很多卵巢高级别浆液性癌病例经严格标准的输卵管病理取材，可见到输卵管上皮内癌或早期癌病变。临床上见到的单纯输卵管癌可能是由于输卵管炎症粘连阻碍了输卵管癌播散形成浆液性卵巢癌。因此，输卵管癌的真正发病率可能远高于传统概念上的数字，预计将来输卵管癌和卵巢癌的诊断及分期病理标准可能将会发生变化。

（一）病因

病因不明，慢性输卵管炎通常与输卵管癌并存，多数学者认为慢性炎症刺激可能是原发的诱因。由于慢性输卵管炎患者相当多见，而原发输卵管癌患者却十分罕见，因此两者是否有病因学联系尚不清楚。另外，患输卵管结核者有时亦与输卵管癌并存，这是否由于在输卵管结核基础上，上皮过度增生而导致恶变，但两者并发率不高。此外，遗传因素可能在输卵管癌的病因中扮演着重要角色，输卵管癌可能是遗传性乳腺癌-卵巢癌综合征的一部分，与BRCAI、BRCA2（乳癌易感基因）变异有关。输卵管癌患者易并发乳腺癌、卵巢癌等其他妇科肿瘤，发病年龄及不孕等一些特点也与卵巢癌、子宫内膜癌相似，常有 c-erbB-2、p53 基因变异，故认为其病因可能与卵巢癌、子宫内膜癌的一些致病因素相关。

（二）临床分期

见表 6-1。

表 6-1 输卵管癌 TNM 和 FIGO 的分期系统及诊断标准

FIGO 分期			TNM 分类
		原发肿瘤无法评估	T_x
		无原发肿瘤证据	T_0
0		原位（浸润前癌）	Tis
Ⅰ		肿瘤局限于输卵管	T_1
	ⅠA	肿瘤局限于一侧输卵管，浆膜表面无穿破，无腹水	T_{1a}
	ⅠB	肿瘤局限于双侧输卵管，浆膜表面无穿破，无腹水	T_{1b}
	ⅠC	肿瘤局限于单或双侧输卵管，但已达到或穿破浆膜表面，或腹水中或腹腔冲洗液有恶性细胞	T_{1c}
Ⅱ		肿瘤累及一侧或双侧输卵管并有盆腔内扩散	T_2
	ⅡA	扩散和（或）转移到子宫和（或）卵巢	T_{2a}
	ⅡB	扩散到其他盆腔脏器	T_{2b}
	ⅡC	ⅡA 或 ⅡB 腹水或腹腔冲洗液中有恶性细胞	T_{2c}
Ⅲ		肿瘤累及一侧或双侧输卵管并有盆腔以外腹膜种植和（或）区域淋巴结阳性	T_3 和（或）N_1
	ⅢA	显微镜下见盆腔外腹膜转移	T_{3a}
	ⅢB	肉眼见盆腔外腹膜转移，转移灶最大径线 ≤ 2cm	T_{3b}
	ⅢC	腹膜转移最大直径 > 2cm 和（或）区域淋巴结阳性	T_{3p} 和（或）N_1
Ⅳ		腹腔外远处转移（腹膜转移除外）	M_1

注：肝包膜转移属于 T_3 或 Ⅲ 期；肝实质转移属于 M_1 或 Ⅳ 期；出现胸水必须有细胞学阳性证据才列为 M_1 或 Ⅳ 期。

（三）诊断

1. 病史　具体如下。

（1）发病年龄：原发性输卵管癌 2/3 发生于绝经期后，以 40～60 岁的妇女多见。其发病年龄高于宫颈癌，低于外阴癌而与卵巢上皮癌和子宫内膜癌相近。Peters 和 Eddy 报道的输卵管癌的发病年龄分别为 36～84 岁和 21～85 岁。

（2）不育史：原发性输卵管癌患者的不育率比一般妇女要高，约 1/3～1/2 病例有原发或继发不育史。

2. 临床表现　临床上常表现为阴道排液、腹痛、盆腔包块，即所谓输卵管癌"三联征"。在临床上表现为这种典型的"三联征"患者并不多见，约占 11%。输卵管癌的症状及体征常不典型或早期无症状，故易被忽视而延误诊断。

（1）阴道排液或阴道流血：阴道排液是输卵管癌最常见且具有特征性的症状。其排泄液为浆液性稀薄黄水，有时呈粉红色血清血液性，排液量多少不一，一般无气味。液体可能由于输卵管上皮在癌组织刺激下所产生的渗液，由于输卵管伞端闭锁或被肿瘤组织阻塞而通过宫腔从阴道排出。当输卵管癌有坏死或浸润血管时，可产生阴道流血。水样阴道分泌物占主诉的第三位，分泌物多时个别患者误认为尿失禁而就医。有时白带色黄类似琥珀色（个别患者在输卵管黏膜内含有较多胆固醇，但胆固醇致白带色黄的机制不清），有时为血水样或较黏稠。

（2）下腹疼痛：为输卵管癌的常见症状，约有半数患者发生。多发生在患侧，常表现为阵发性、间歇性钝痛或绞痛。阴道排出水样或血样液体，疼痛可缓解。经过一阶段后逐渐加剧而呈痉挛性绞痛。其发生的机制可能是在癌肿发展的过程中，管腔伞端被肿瘤堵塞，输卵管腔内容物潴留增多，内压增加，引起输卵管蠕动增加，克服输卵管部分梗死将积液排出。

（3）下腹部或盆腔肿块：妇科检查时可扪及肿块，亦有患者自己能扪及下腹部肿块，但很少见。肿块可为癌肿本身，也可为并发的输卵管积水或广泛盆腔粘连形成的包块。常位于子宫的一侧或后方，活动受限或固定不动。

（4）外溢性输卵管积液：即患者经阴道大量排液后，疼痛减轻，盆腔包块缩小或消失的临床表现，但不常见。当管腔液被肿瘤堵塞，分泌物郁积至一定程度，引起大量的阴道排液，随之管腔内压力减少，腹痛减轻，肿块缩小，由于输卵管积水的病例也可出现此现象，因此该症状的出现对关注输卵管疾病有价值，但并不是输卵管癌的特异症状。

（5）腹水：较少见，约10%的病例伴有腹水。其来源有二：①管腔内积液经输卵管伞端开口流入腹腔；②因癌瘤科植于腹膜而产生腹水。

（6）其他：当输卵管癌肿增大或压迫附近器官或癌肿广泛转移时可出现腹胀、尿频、肠功能紊乱及腰骶部疼痛等，晚期可出现腹水及恶病质。

3. 辅助检查　具体如下。

（1）细胞学检查：若阴道脱落细胞内找到癌细胞，特别是腺癌细胞，而宫颈及子宫内膜检查又排除癌症存在者，则应考虑输卵管癌的诊断。但按文献报道阴道脱落细胞的阳性率都较低，在50%以下，其原因可能是因为腺癌细胞在脱落和排出过程中易被破坏变形，也可能与取片方式有关。对于有大量阴道排液的患者，癌细胞可能被排出液冲走，导致细胞学阴性，需重复涂片检查。可行阴道后穹窿穿刺和宫腔吸出液的细胞学检查，亦可用子宫帽或月经杯收集排出液，增加阳性率，以提高输卵管恶性肿瘤的诊断。当肿瘤穿破浆膜层或有盆腹腔扩散时可在腹水或腹腔冲洗液中找到恶性细胞。

（2）子宫内膜检查：黏膜下子宫肌瘤、子宫内膜癌、宫体癌、宫颈癌均可出现阴道排液增多的症状，因此宫腔探查及全面的分段诊刮很必要。若宫腔探查未发现异常，颈管及子宫内膜病理检查阴性，则应想到输卵管癌的可能。若内膜检查发现癌灶，虽然首先考虑子宫内膜癌，但亦不能排除输卵管癌向宫腔转移的可能。

（3）宫腔镜及腹腔镜检查：通过宫腔镜检查，可观察子宫内膜情况的同时，还可以看到输卵管开口，并吸取液体做脱落细胞学检查；通过腹腔镜检查可直接观察输卵管及卵巢情况，对可疑的病例，可通过腹腔镜检查以明确诊断，早期输卵管癌可见到输卵管增粗，如癌灶已穿破输卵管管壁或已转移至周围脏器，并伴有粘连，则不易与卵巢癌鉴别。

（4）B型超声检查及CT扫描：B型超声检查是常用的辅助诊断方法，B型超声及CT扫描均可确定肿块的部位、大小、形状和有无腹水，并了解盆腔其他脏器及腹膜后淋巴结有无转移的情况。

（5）血清CA125测定：到目前为止，CA125是输卵管癌仅有的较有意义的肿瘤标志物，CA125可作为诊断和随诊原发性输卵管癌的指标。亦有报道CA125结果阳性的病例术后临床分期均为Ⅲ、Ⅳ期，术后一周检查CA125值明显降低，甚至达正常范围，提示CA125可能对中、晚期输卵管癌术后监测有参考意义，并对预后判断有指导意义。

（6）子宫输卵管碘油造影：对输卵管恶性肿瘤的诊断有一定的价值，但有引起癌细胞扩散的危险，也难以区分输卵管肿瘤、积水、炎症，故一般不宜采用。

4. 鉴别诊断　具体如下。

（1）继发性输卵管癌：要点有以下三点：①原发性输卵管癌的病灶，大部分存在于输卵管的黏膜层，继发性输卵管癌的黏膜上皮基本完整而病灶主要在间质内；②原发性输卵管癌大多数都能看出乳头状结构，肌层癌灶多为散在病灶；③原发性输卵管癌的早期癌变处可找到正常上皮到癌变的过渡形态。

（2）附件炎性肿块：输卵管积水或输卵管卵巢囊肿都可表现为活动受限的附件囊性包块，在盆腔检查时很难与原发性输卵管癌区分并且两者均有不孕史，如患者年龄偏大，且有阴道排液，则应要考虑输卵管癌，并进一步作各项辅助检查，以协助诊断。

（3）卵巢肿瘤：无输卵管癌的典型症状，输卵管多表现为阴道排液，而卵巢癌常为不规则阴道流血。盆腔检查时，卵巢良性肿瘤一般可活动，而输卵管癌的肿块多固定；卵巢癌表面常有结节感，若伴有腹水者多考虑卵巢癌，还可辅以B型超声及CT等检查以协助鉴别。

（4）子宫内膜癌：多以不规则阴道流血为主诉，可因有阴道排液而与输卵管恶性肿瘤相混淆。通过诊刮病理以鉴别。

（四）治疗

输卵管癌的治疗原则应与卵巢癌一致，即进行手术分期、肿瘤细胞减灭术、术后辅助治疗等。至于早期患者是否应行淋巴结清扫术，现仍有争议。输卵管癌的治疗以手术治疗为主，化学治疗等为辅的原则，应强调首次治疗的彻底性。

1. 手术治疗　彻底的手术切除是输卵管癌最根本的治疗方法。手术原则应同于上皮性卵巢癌。早期患者行全面的分期手术，包括全子宫、双侧附件、大网膜切除和腹膜后淋巴结清扫；晚期病例行肿瘤细胞减灭术，手术时应该尽可能切净原发病灶及其转移病灶。由于输卵管癌的播散方式与卵巢癌相同，即盆腹腔的局部蔓延和淋巴结转移。输卵管癌的双侧发生率为17%～26%，子宫及卵巢转移常见，盆腹膜转移率高，故手术应该采用正中切口，进行以下操作：仔细评估整个盆、腹腔，全面了解肿瘤的范围；全子宫切除，两侧输卵管卵巢切除；盆腔、腹主动脉旁淋巴结取样；横结肠下大网膜切除；腹腔冲洗；任何可疑部位活检，包括腹腔和盆腔腹膜。

（1）早期输卵管癌的处理。

1）原位癌的处理：患者手术治疗如前所述范围切除肿瘤。输卵管原位癌手术切除后不提倡辅助治疗。

2）FIGO Ⅰ期、FIGO Ⅱ期的处理：此期患者应该进行手术分期。若最终的组织学诊断为腺癌原位癌或Ⅰ期，分化Ⅰ级，手术后不必辅助化疗。其他患者，应该考虑以铂为基础的化疗。偶然发现的输卵管癌（例如，患者术前诊断为良性疾病，术后组织学诊断含有恶性成分）应该再次手术分期，若有残留病灶，要尽可能行细胞减灭术，患者应该接受以铂类为基础的化疗。

（2）晚期输卵管癌的处理。

1）FIGO Ⅲ期的处理：除非另有论述，所有输卵管癌都指腺癌，和卵巢癌类似，应该采用以铂类为基础的化疗。患者接受减灭术后应该行以铂类为基础的化疗。若患者初次诊断时因为医学禁忌证而未行理想的减灭术，应该接受以铂为基础的化疗，然后再重新评估。化疗3个周期以后，再次评估时可以考虑二次探查，如有残留病灶，应该行二次细胞减灭术。然而，这种治疗未经任何前瞻性研究证实。

2）FIGO Ⅳ期的处理：患者若有远处转移，必须有原发病灶的组织学证据。手术时应尽可能切除肿瘤病灶，如果有胸膜渗出的症状，术前要抽胸水。患者如果情况足够好，像卵巢癌那样，应该接受以铂类为基础的化疗。其他患者情况不能耐受化疗，应该对症治疗。

（3）保留生育功能的手术：少数情况下，患者年轻、希望保留生育功能，只有在分期为原位癌的情况下，经过仔细评估和充分讨论，可以考虑保守性手术。然而，如果双侧输卵管受累的可能性很大，则不提倡保守性手术。确诊的癌症，不考虑保守手术。

2. 化学治疗　化疗应与手术治疗紧密配合，是主要的术后辅助治疗，输卵管癌的化学治疗与卵巢癌相似。紫杉醇和铂类联合化疗在卵巢癌的成功应用现在也用于输卵管癌的化疗。很多回顾性分析提示，对于相同的组织学类型，这个方案的疗效优于烷化剂和铂类的联合。因此，目前紫杉醇和铂类联合的化疗方案是治疗输卵管癌的一线用药。

3. 内分泌治疗　由于输卵管上皮源于副中肾管，对卵巢激素有反应，所以可用激素药物治疗。若输卵管癌肿瘤中含有雌、孕激素受体，可应用抗雌激素药物如他莫昔芬及长期避孕激素如己酸孕酮、甲羟孕酮等治疗。但目前对激素的治疗作用还没得到充分的肯定。

4. 放射治疗　放疗仅作为输卵管癌的综合治疗的一种手段，一般以体外放射为主。对术时腹水内找到癌细胞者，可在腹腔内注入^{32}P。对于Ⅱ、Ⅲ期手术无肉眼残留病灶，腹水或腹腔冲洗液细胞学阴性，淋巴结无转移者，术后可辅以全腹加盆腔放疗或腹腔内同位素治疗。对不能切除的肿瘤患者，放疗可使癌块缩小，粘连松动，以便争取获得再次手术机会，但残留病灶者效果不及术后辅助化疗。盆腔照射量不应低于5 000～6 000cGy/4～6周；全腹照射剂量不超过3 000cGy/5～6周。有学者认为在外照射后再应用放射性胶体^{32}P则效果更好。在放疗后可应用化疗维持。

5. 复发的治疗　在综合治疗后的随诊过程中，如出现局部盆腔复发或原有未切除的残留癌灶经化疗后可考虑第二次手术。

（五）预后

原发性输卵管癌预后差，但随着对输卵管癌的认识、诊断及治疗措施的提高和改进，其5年生存率明显提高。因此对晚期的患者术后积极地放、化疗，虽不能根除癌瘤，但能延长生存期。输卵管癌的预后更多地取决于期别，因此分期和区分肿瘤是原发性抑或转移性更为重要。转移性输卵管癌远远多于原发性输卵管癌。

影响预后的因素如下。

1. 临床分期　重要的影响因素，期别愈晚期预后愈差。随期别的提高生存率逐渐下降。Peter等研究了115例输卵管癌患者，发现管壁浸润越深，预后越差，术后残留病灶大者预后差。

2. 初次术后残存瘤的大小　也是影响预后的重要因素。Eddy分析了38例输卵管癌病理，初次手术后未经顺铂治疗的患者中，肉眼无瘤者的5年生存率为29%，残存瘤大于或等于2 cm者仅为7%。初次手术后用顺铂治疗的病例，肉眼无瘤者的5年生存率为83%，残存瘤大于或等于2 cm者为29%。

3. 输卵管浸润深度　肿瘤仅侵犯黏膜层者预后好，相反穿透浆膜层则预后差。

4. 辅助治疗　是否接受辅助治疗对其生存率的影响有显著性差别，接受了以顺铂为主的化疗患者其生存时间明显高于没有接受化疗者。

5. 病理分级　关于肿瘤病理分期对预后的影响尚有争议，近年来多数研究报道病理分期与预后无明显关系，其对预后的影响不如临床分期及其他重要。

（六）随访

目前还没有证据表明密切监护对于改善输卵管癌无症状患者的预后、提高生活质量有积极意义。然而，对于治疗后长期无瘤生存患者复发时早期诊断被认为可以提供最好的预后。随访的目的：①观察患者对治疗后的近期反应；②及早认识，妥善处理治疗相关的并发症，包括心理紊乱；③早期发现持续存在的病灶或者疾病的复发；④收集有关治疗效果的资料；⑤对早期患者，提供乳腺癌筛查的机会；保守性手术的患者，提供筛查宫颈癌的机会。

总的来说，随访的第一年，每3个月复查一次；随访间隔逐渐延长，到5年后每4～6个月复查一次。每次随访内容：详细复习病史，仔细体格检查（包括乳房、盆腔和直肠检查）排除任何复发的征象。虽然文献对CA125对预后的影响仍不清楚，但仍应定期检查血CA125，特别是初次诊断发现CA125升高的患者。影像学检查例如盆腔超声检查、CT、MRI应当只在有临床发现或者肿瘤标记物升高提示肿瘤复发时才进行检查。所有宫颈完整患者要定期行涂片检查。所有40岁以上或有强的乳腺癌家族史的年轻患者，每年都要行乳房扫描。

二、其他输卵管恶性肿瘤

（一）原发性输卵管绒毛膜癌（primary tubal choriocarcinoma）

本病极为罕见，多数发生于妊娠后妇女，和体外受精（IVF）有关，临床表现不典型，故易误诊。输卵管绒毛膜癌大多数来源于输卵管妊娠的滋养叶细胞，少数来源于异位的胚胎残余或具有形成恶性畸胎瘤潜能的未分化胚细胞。来源于前者的绒癌发生于生育期，临床症状同异位妊娠或伴有腹腔内出血，常误诊为输卵管异位妊娠而手术；来源于后者的绒癌，多数在7～14岁发病，可出现性早熟症状，由于滋养叶细胞有较强的侵袭性，能迅速破坏输卵管壁，在早期就侵入淋巴及血管而发生广泛转移至肺脏、肝脏、骨及阴道等处。

肿瘤在输卵管表面呈暗红色或紫红色，切面见充血、水肿、管腔扩张，腔内充满坏死组织及血块。镜下见细胞滋养层细胞及合体滋养层细胞大量增生，不形成绒毛。诊断主要依据临床症状及体征，结合血、尿内绒毛膜促性腺激素（HCG）的测定，X线胸片等检查，但最终确诊有待病理结果。本病应与以下疾病鉴别：

1. 子宫内膜癌　可出现阴道排液，但主要临床症状为不规则阴道流血，诊刮病理可鉴别。

2. 附件炎性包块　有不孕或盆腔包块史，妇检可在附件区触及活动受限囊性包块。

3. 异位妊娠　两者均有子宫正常、子宫外部规则包块，均可发生大出血，但宫外孕患者HCG滴度增高程度低于输卵管绒癌，病理有助确诊。

治疗同子宫绒毛膜癌。可以治愈。先采用手术治疗，然后根据预后因素采用化疗。如果肿瘤范围局限，希望保留生育功能者可以考虑保守性手术，如输卵管绒毛膜癌来源于输卵管妊娠的滋养叶细胞，其生存率约50%，如来源于生殖细胞，预后很差。

（二）原发性输卵管肉瘤（primary sarcoma of fallopian tube）

罕见，其与原发性输卵管腺癌之比为1∶25。迄今文献报道不到50例。主要为纤维肉瘤和平滑肌肉瘤。肿瘤表面常呈多结节状，可见充满弥散性新生物，质软，大小不等的包块。本病可发生在任何年龄妇女，临床症状同输卵管癌，主要为阴道排液，呈浆液性或血性，继发感染时排出液呈脓性。部分患者亦以腹胀、腹痛或下腹部包块为症状。由于肉瘤生长迅速常伴有全身乏力，消瘦等恶病质症状。此病需与以下疾病相鉴别：

1. 附件炎性包块　均可表现腹痛、白带多及下腹包块，但前者有盆腔炎症病史，抗感染治疗有效。
2. 子宫内膜癌　有阴道排液的患者需要与子宫内膜癌鉴别，分段诊刮病理可确诊。
3. 卵巢肿瘤　多无临床症状，伴有腹水，B型超声可协助诊断。

治疗参考子宫肉瘤治疗方案，以手术为主，再辅以化疗或放疗，预后差。

（三）输卵管未成熟畸胎瘤（immature teratoma of fallopian tube）

极少见。可是本病却可以发生在有生育要求的年轻女性，虽然治愈率高，但进展较快，因此早期诊断和早期治疗十分重要，输卵管未成熟畸胎瘤预后较差。虽然直接决定患者的预后因素是临床分期，但肿瘤组织分化程度、幼稚成分的多少和预后有密切关系。治疗采用手术治疗，然后根据相关预后因素采用化疗。如果要保留生育功能，任何期别的患者均可以行保守性手术。化疗方案采用卵巢生殖细胞肿瘤的化疗方案。

（四）转移性输卵管癌（metastatic carcinoma of fallopian tube）

较多见，约占输卵管恶性肿瘤的80%～90%。其主要来自卵巢癌、子宫体癌、子宫颈癌，远处如直肠癌、胃癌及乳腺癌亦可转移至输卵管。临床表现因原发癌的不同而有差异。镜下其病理组织形态与原发癌相同。其诊断标准如下：

（1）癌灶主要在输卵管浆膜层，肌层、黏膜层正常或显示慢性炎症。若输卵管黏膜受累，其表面上皮仍完整。

（2）癌组织形态与原发癌相似，最多见为卵巢癌、宫体癌和胃肠癌等。

（3）输卵管肌层和系膜淋巴管内一般有癌组织存在，而输卵管内膜淋巴管很少有癌细胞存在。治疗按原发癌已转移的原则处理。

第七章　盆底功能障碍性疾病

第一节　下泌尿道功能障碍

一、尿失禁

尿失禁（uroclepsia）是女性常见的疾病，在中老年妇女中更为普遍。国际尿控协会定义其为"构成社会和卫生问题，且客观上能被证实的不自主的尿液流出"。尿失禁可由许多原因引起，临床上出现包括以尿液不能控制为主要表现的一系列症状，给患者的生活、工作带来不利影响。在临床工作中有多种分类方法，但常将尿失禁分为以下几类：压力性尿失禁、急迫性尿失禁、混合性尿失禁、充溢性尿失禁及功能性尿失禁等。各类尿失禁有其相应的治疗方法，在临床治疗实践中主要有非手术治疗和手术治疗，其中非手术治疗可使大多数轻、中度尿失禁患者的症状得到改善，手术治疗主要针对压力性尿失禁和部分混合性尿失禁患者。

（一）尿失禁的诊断

女性尿失禁往往是许多临床疾病的集中表现，在诊断上要依靠病史、体检、特殊的临床检查方法和必要的辅助检查来加以肯定和鉴别。

1. 病史的采集　对患者的尿失禁症状的病因及分类的判断是临床处理的必要过程，详细地询问病史可以为正确诊断提供基础。临床上许多疾病以及盆底损伤都可以导致尿失禁，常见的如神经系统疾病、长期的糖尿病、膀胱解剖及功能异常、药物的使用、精神心理因素、控尿组织及神经损伤、脑或脊柱以及盆腔手术后、盆底组织的解剖结构退化及产伤等。尿失禁的发生时间、频率、诱因、程度也要加以详细询问。可为临床正确诊断尿失禁提供有效的线索，是临床治疗取得可靠疗效的有效保证。

2. 体检

（1）全身检查：仔细观察患者的一般情况、活动能力、语言交流能力、躯体部畸形、心理状态评估等，重点检查神经系统的运动及感觉反射，下肢的活动情况等。

（2）妇科检查：是了解盆底脏器和盆底功能的重要手段，包括会阴部的皮肤、是否有子宫脱垂、阴道前后壁膨出、盆底肌的张力及功能情况等，阴道是否萎缩，阴道前壁的支撑情况，盆底筋膜及肛提肌的损伤程度等。

3. 特殊检查

（1）残余尿测定：持续超过 100 mL 为异常，在治疗前后均要测量，有重要临床价值。

（2）诱发试验：充盈膀胱，取仰卧膀胱截石位，咳嗽或用力屏气，可以观察尿道口尿液溢出程度及情况，如无尿液溢出，可改变体位角度，反复试验。也可作为手术治疗压力性尿失禁时调整吊带松紧的重要方法。

（3）膀胱颈抬举试验：将食指和中指放于阴道前壁尿道两侧，向耻骨联合方向给予一定的支撑力，嘱患者咳嗽或用力屏气，观察尿道口有无尿液溢出，调整支撑力的大小，如可控制尿液溢出，则手术治疗往往效果较好。

（4）尿流动力学检查：通过尿流动力学检查，尿失禁的症状能用图和数字表现出来并为患者的痛苦提供病理生理的解释，为临床制订正确治疗方案和客观评估治疗女性尿失禁的转归提供客观依据。但因女性尿道较短，往往不易检查，有时影响结果。

（5）其他尚有多种特殊检查方法，可根据患者情况选用。

通过以上简要的综合分析，可以大致得出尿失禁分类的临床诊断及程度，为临床治疗提供依据。

（二）尿失禁的治疗纵观

尿失禁的治疗有悠久的历史，主要分为非手术治疗和手术治疗，近年来随着科学技术的发展和各种医用材料的不断开发利用，其治疗手段和方法在不断进步，主要有以下几类。

1. 非手术治疗　非手术治疗尿失禁的方法对尿失禁患者具有重要意义，大多数患者可通过非手术治疗使临床症状得到改善，从而极大地改变患者的生存及社会交往质量，尤其对有严重手术禁忌证的患者，更为适用。非手术治疗方法包括保守性治疗和药物治疗。

（1）保守性治疗。

1）盆底肌肉锻炼（PFME）治疗：盆底肌肉锻炼，又称为凯格尔运动（Kegel运动）。1948年首次由美国妇产科医师Kegel描述，其治疗基础是对控尿肌群，尤其是对耻骨尾骨肌的训练，从而改善盆底肌收缩和舒张的协调性及功能，其治疗方法依赖于患者持之以恒地，反复进行地对盆底肌群的自主收缩和舒张锻炼。每天锻炼的运动量应有个体化差异，有学者报道每天做缩紧肛门的动作，每次收紧不少于3秒，然后放松。连续做15～30分钟，每日进行2～3次；或每日做凯格尔运动150～200次，6～8周为1个疗程。据Gordon等报道PFME治愈率为46.7%，另30%～60%有不同程度改善，患者的生活质量均有不同程度地提高。当然，其治疗效果与许多因素有关，如患者的年龄、分娩情况、盆底组织的损伤程度、内外科并发症等，一旦停止训练，症状很容易复发，因此，PFME的治疗往往是终身的。

2）膀胱功能训练治疗：对于非感染引起的急迫性尿失禁、间质性膀胱炎或膀胱容量很小的患者，可采用膀胱功能训练治疗。开始治疗时可予留置持续导尿2～3天，增加饮水量，充分让膀胱休息，使患者的尿意感减弱，同时使大脑对尿感的神经刺激反应强度减少，敏感性降低，之后可夹闭导尿管，有尿意时开放，并不断延长夹闭时间，以增加膀胱容量，拔除导尿管后，有意识地延长排尿间隔，并辅以药物治疗。最后达到每2～3小时排尿1次，使患者学会通过抑制尿急而延迟排尿。

3）功能性盆底电磁刺激治疗（FES）：用电或磁波通过体内、外刺激治疗，体内刺激为刺激骶神经根，体外刺激为置于阴道和肛门内作用于会阴部组织，从而增强盆底肌肉力量，提高尿道关闭压来改善控尿能力。每次20分钟，每周2次，6周为1个疗程。Calloway等报道，盆底电磁刺激治疗轻、中度压力性尿失禁患者6周，3个月后随诊，34%完全治愈，32%明显改善。Yasuda等将电刺激分为体内、体外治疗，体内刺激为刺激骶神经根，体外刺激为将刺激电极置于阴道和肛门内刺激会阴部组织，采取与安慰剂随机对照研究发现，电刺激组治愈率为30%～60%，改善率为60%～90%。认为电刺激治疗在保守方法中最为有效。

4）抗尿失禁装置：包括形状多样的阴道装置，原理大多是假体置入阴道后对膀胱颈和尿道起机械支撑和抬高作用，以期达到类似"膀胱颈悬吊"的效果，使膀胱颈尿道上移，从而有效地避免腹压骤增时尿液的漏出，国内尚未见相关报道。

5）尿道周围填充物注射：注射治疗是将某些药物或化学制剂或自体组织等注射到后尿道或膀胱颈内口黏膜下和肌层，使尿道腔变窄、拉长和缩小，尿道阻力增加，从而起到关闭尿道内口和后尿道的目的，只要注射得当一般不引起明显的排尿梗阻。近年来常用的注射材料有Teflon（特氟隆）、胶原、自体脂肪、碳颗粒、硅酮微颗粒或微球等。Teflon颗粒大小介于50～100μm之间，与甘油的混合物注入局部后，甘油被吸收，Teflon颗粒则被周围组织包围而起支撑作用。其他几种注入材料均各有优缺点，其疗效各家报道不一，目前较少使用。

6）中医针灸等治疗：近年来，国内许多学者，报告用中医治疗女性尿失禁，取得较好效果，中药可提高机体抵抗力，增加局部血液循环，改善控尿功能，传统治疗较为常用。而针灸再辅以其他治疗，客观上可起到刺激神经及局部组织的作用，改善神经及相关控尿肌群功能的作用，文献报告有肯定的治疗效果。但长期效果有待进一步观察。

（2）药物治疗。

1）α-肾上腺素能激动剂：尿道和膀胱颈部主要受α-肾上腺素交感神经系统支配，α-肾上腺素能激动剂通过对相关运动神经、α-肾上腺素能受体产生作用，从而使尿道和膀胱颈部内括约肌的张力升高，改善控尿功能。代表性药物为盐酸米多君，国外和国内均有相关疗效的研究报告，临床上因其不良反应较大，不宜长期服用，主张规律服药，盐酸米多君2.5 mg，每天3次，用药4周，如疗效不明显，应停药。但高血压、严重心脏病、机械性尿路梗阻、甲亢及哮喘等患者不宜使用。

2）抗胆碱能药物：膀胱逼尿肌收缩主要通过激动M受体介导，M受体阻断剂的使用可阻断乙酰胆碱与M受体结合，抑制逼尿肌的不自主收缩，降低膀胱兴奋性。代表性药物为托特罗定片，其对膀胱的M受体具有高度选择性，与M受体结合后，阻断体内神经递质的作用，可有效抑制逼尿肌的收缩，从而缓解尿频、尿急和急迫性尿失禁等症状。临床使用托特罗定片2 mg，每天2次。可根据口干等主诉调整剂量，调整时类似调整激素使用的方法逐渐增减，得出合适剂量后可连续服用，持续4~6个月。常见不良反应为口干、便秘、消化不良、泪液减少及皮肤干燥等。

3）离子通道类药物：钾离子通道激动剂可以增加细胞内钾离子的外流，减少其他离子通道激活的可能，钙离子通道阻断剂，可有效抑制平滑肌细胞的钙离子内流，从而降低逼尿肌的收缩力。临床上目前能使用的药物不多，许多尚在研究之中。

4）激素类药物：雌激素在控尿机制中起重要作用，尤其对雌激素水平低下的妇女很重要，适量使用可以增加阴道中间和表皮细胞的数量，同时在膀胱和尿道中也有同样的表现，这些变化客观上可以增加对尿道的支撑和改善局部控尿功能，起到治疗效果。文献报告单用雌激素替代治疗，可以缓解10%~30%的绝经后压力性尿失禁症状，还可以减轻尿急、尿频等其他泌尿道症状。但最好不要长期使用，并加强监测，以防严重不良反应发生。

2. 手术治疗　尿失禁的手术治疗方法很多，但多数是针对压力性尿失禁或部分混合性尿失禁，对陈旧性尿瘘一般只能通过手术解决，各种文献报告的治疗尿失禁的手术种类有100余种，归纳起来，可分为4类。

（1）阴道前壁修补术：阴道前壁修补术的目的是增强膀胱底、尿道后侧组织的支托力，将膀胱颈及尿道恢复到正常位置，并抬高膀胱颈及尿道。治愈率往往较低，复发率高，目前单纯的阴道前壁修补术治疗尿失禁已不多用。

（2）耻骨后膀胱尿道悬吊术：耻骨后膀胱尿道悬吊术的术式很多，有经腹和"缝针法"途径。经腹的耻骨后膀胱尿道悬吊术有MMK术式和Burch术式。"缝针法"有Gittes、Stamey、Pereyraz等术式。本类术式是将尿道旁阴道或阴道周围组织缝合在相对结实和持久的结构上，以抬高膀胱尿道交界处，常缝合固定于髂耻韧带（Cooper韧带），或耻骨联合骨膜、闭孔筋膜、耻骨支骨膜等。本类手术治愈率较高并治疗效果稳定，但常有尿潴留等并发症发生。

（3）悬吊带术：是近年来临床使用较多，效果最好，微创并发症最少的手术方法，已被临床广泛使用。悬吊带的材料可用自身筋膜（腹直肌、圆韧带等）或合成材料，常用为聚丙烯。其治疗原理是尿道中段的无张力悬吊，使尿道下得到有力的支撑，从而恢复控尿功能。根据手术操作的路径主要分以下几类。

1）经耻骨后穿刺：有两种方法，一种是经阴道穿经耻骨后间隙从腹壁穿出，代表方法有TVT术及IVS术等；另一种是自腹壁经耻骨后入阴道分离间隙穿出，代表方法有SPARC等。

2）经闭孔穿刺：也有两种方法，一种是经阴道分离间隙穿经闭孔自腹股沟皮肤处穿出，代表方法有TVT-O术及改良TVT-O术等；另一种是自闭孔上缘的外阴部皮肤投影点穿入，经闭孔后入阴道分离间隙穿出，代表方法有MONARC等。

3）固定在耻骨或耻骨骨膜：主要有in-fast悬吊带系统、童式前路悬吊术等。

（4）腹腔镜手术：腹腔镜手术治疗女性尿失禁的原理类似耻骨后膀胱尿道悬吊术，目前国内已经有较多医院开展，为微创手术，但相对以上悬吊带手术可能较为复杂，常不作为首选手术方法。

二、各类尿失禁的推荐治疗方案

（一）压力性尿失禁（stress urinary incontinence，SUI）

1. **患者陈述** 尿失禁多在咳嗽、运动或大笑等腹压增加时发生，一般发生时并无尿意。要了解尿的流出量和尿垫使用情况，既往是否存在糖尿病、脑血管意外以及是否长期服药等内外科疾病情况，是否有剖宫产史，生殖道手术史等。检查中应特别注意膀胱容量、残余尿测定及中段尿培养，对了解膀胱功能和鉴别诊断非常有价值。尿动力学检查对尿失禁的正确诊断和分型十分有益，尤其括约肌损伤、混合性尿失禁等，意义较大，有条件时可使用。

2. **临床分度** 压力性尿失禁的临床分度可指导临床治疗方案的制订。严重程度有多种分类方法，可根据尿垫试验结果、尿动力学检查等分类。但临床多采用主观症状分度法。

Ⅰ度：患者只在咳嗽、大笑等腹压增加时有尿液溢出。
Ⅱ度：患者在从事增加腹压等日常工作时，常有尿液溢出。
Ⅲ度：患者起床直立活动时，即有尿液溢出。
Ⅳ度：患者不论是直立还是卧床均有尿液溢出。

所谓的严重程度还需与患者的主观感受相结合，有时通过检查，其尿失禁程度并不严重，但患者个体要求较高，往往也是手术治疗的条件，因此对临床尿失禁患者的治疗方案要考虑个性化治疗的重要性。

3. **推荐治疗方案**

（1）Ⅰ度及部分Ⅱ度压力性尿失禁可采用非手术治疗，盆底肌肉锻炼（PFME）、功能性盆底电磁刺激（FES）以及药物治疗均可，并定期随访。

（2）Ⅱ度中的部分患者、Ⅲ度及Ⅳ度压力性尿失禁，应采用手术治疗，目前可根据患者情况采用不同的手术方法，对经济条件较好，无下腹部及阴道手术史者，可予TVT、IVS、TVT-O等方法；对经济条件一般者，或有盆腔手术史者，可用改良TVT-O术或童式前路悬吊术；对于有严重并发症、高龄患者或手术后复发者，建议采用简单的童式前路悬吊术。对合并阴道前壁膨出，或有子宫脱垂的患者，应进行正确评估，制订一套完整的手术方案，以免单纯采用尿道中段悬吊手术后出现尿潴留的情况发生。

手术中如何避免严重并发症的发生是本类手术的重要内容，较多的文献报告，主要的并发症有，膀胱损伤和尿潴留或排尿困难，膀胱损伤主要发生在手术分离阴道膀胱间隙及进行经耻骨后途经穿刺时，只要对穿刺通路熟悉、穿刺时排空膀胱、用导针将膀胱拨向穿刺侧的对侧并紧贴耻骨后间隙，一般都可避免膀胱穿孔的发生，一旦穿孔，应持续留置导尿一周以上，并预防感染，都能愈合。另一个并发症是由于调节吊带过紧造成的排尿困难或尿潴留，可采用诱发试验法、组织剪法、艾利斯钳法等协助调整松紧，一旦过紧可以行松解术。

（二）急迫性尿失禁（urge urinary incontinence，UUI）

指逼尿肌不稳定，膀胱内有尿液充盈时逼尿肌自发性收缩，使尿液不自主排出，多由于尿急感而引起，并不取决于膀胱的充盈量。患者中有的是由于急慢性膀胱炎症、结石、憩室和肿瘤等引起；有一些存在神经病理性损害，如多发性硬化症、帕金森病等。临床主要表现是尿急、尿频、有时排尿间隔极短，患者不能自主控制排尿，给患者的生活工作带来极大不便。

推荐治疗方案：测定膀胱容量，如小于100 mL，为膀胱萎缩，可行膀胱功能训练，以有效扩大膀胱容量。行中段尿培养及药敏试验，排除膀胱及尿道感染，如有感染，采用敏感抗生素系统治疗。行膀胱镜检查，排除结石、肿瘤等异常情况。

单纯急迫性尿失禁，可采用膀胱功能训练、药物及中医针灸等治疗，一般主张留院3~5天，给予系统的处理，并根据患者的精神等状态给予个性化的治疗，都能取得良好的疗效。

（三）混合性尿失禁（mixed urinary incontinence，MUI）

同时具有压力性和急迫性两种不同类型尿失禁症状者称为混合性尿失禁。临床上病例较多，处理应结合病情，采用个体化方案治疗。

推荐治疗方案：若以压力性尿失禁为主，则先行矫治压力性尿失禁手术，手术方法按压力性尿失禁处理，同时可采用延长放置导尿管时间，药物等综合治疗改善急迫性尿失禁症状。若以急迫性尿失禁为主，则不可先手术治疗，手术往往可加重急迫性尿失禁症状，为急迫性尿失禁的治疗带来困难，推荐的治疗是先综合治疗急迫性尿失禁，待症状基本改善后再行手术。

（四）充溢性尿失禁（overflow urinary incontinence）及功能性尿失禁（functional urinary incontinence）

前者是指尿液溢出与膀胱过度充盈有关，患者常由于逼尿肌收缩力下降、功能丧失、容量极度减小或出口梗阻而引起膀胱过度充盈，临床常表现为尿频、尿淋漓不尽、残余尿等症状。多见于服用抗精神病药物或长期糖尿病引起的膀胱末梢神经病理损害；下部脊髓损伤、盆腔肿瘤根治性手术、结石以及尿道手术所致的尿路狭窄等。后者是由于活动和（或）认知能力下降，不能及时如厕引起的尿失禁，常伴有中风、瘫痪、关节硬化、老年痴呆等疾病。

推荐治疗方案：分析原因，分别采用控制原发疾病，加强膀胱功能训练，调整使用对膀胱功能影响小的药物，中医针灸刺激神经有利于部分神经功能的恢复。对尿道狭窄性梗阻，可行手术治疗。

三、尿瘘

尿瘘（urinary fistula）是指生殖道与泌尿道之间形成的异常通道，根据泌尿生殖道瘘发生的部位，可以分为膀胱阴道瘘、膀胱宫颈瘘、尿道阴道瘘、膀胱尿道阴道瘘、膀胱宫颈阴道瘘及输尿管阴道瘘等。多由于产伤、手术、肿瘤转移侵犯或放疗等引起。

（一）尿瘘的诊断

尿瘘的诊断一般不难，根据阴道漏液的主诉以及体检及必要的辅助检查，即可明确。详细追问病史，可明确其可能的形成原因，体检主要注意瘘的部位、数量、大小及与周围组织的关系等，辅助检查很重要，对治疗方案的制订有重要价值。常采用以下辅助检查方法。

1. 亚甲蓝稀释液试验　将2 mL亚甲蓝加入200～300 mL生理盐水中，患者取膀胱截石位，放置气囊导尿管，注入以上液体约200 mL，夹闭导尿管。阴道拉钩拉开后壁，仔细观察阴道前壁有否蓝色液体流出，并注意流出的位置、数量及速度，流出口位于尿道外口约＜4～5 cm者，尿道阴道瘘＞4～5 cm者考虑膀胱阴道瘘；有液体自宫颈管流出则多考虑膀胱宫颈或膀胱子宫瘘；无液体流出者需改变拉钩位置，或适当增加膀胱内液体注入量，增高膀胱内压力后继续观察，如仍未见液体流出，可于阴道内填入洁白纱布，嘱患者活动2小时后取出纱布，如仍未见蓝色，则考虑输尿管瘘或有其他尿失禁情况存在。

2. 靛胭脂试验　亚甲蓝稀释液试验未见阴道蓝色液体流出者而有清凉液体流出可进行本试验，方法为将靛胭脂5mL经静脉注入，约5～10分钟后有蓝色液体自阴道流出，可诊断为输尿管阴道瘘。

3. 内镜检查　可借助膀胱镜、输尿管镜等明确瘘管的部位，大小、数量以及与输尿管开口的关系，为治疗提供依据。

4. 静脉肾盂造影　充分肠道准备及限制饮水12小时后，静脉注射76%泛影葡胺20mL后，分别行肾、输尿管及膀胱X线片，根据显影情况做出诊断，也有用膀胱逆行造影者。

5. 肾功能测定　在诊断为尿瘘后，需对肾功能做出评估，生化检查、B超、肾显影均有助于判断，其结果可指导临床处理。

尿瘘的诊断并不难，但治疗有时会相当困难，多次手术不能解决问题的情况时有发生，因此在决定治疗前一定要对尿瘘的发生情况、部位、大小、患者状态、有否并发症等情况进行综合评估，才能取得好的治疗效果。

（二）尿瘘的治疗纵观及各类尿瘘推荐的标准治疗方案

尿瘘的治疗分保守治疗和手术治疗两大类，可根据情况分别使用。

1. 保守治疗　手术后不久出现的尿道阴道瘘、膀胱阴道瘘以及输尿管阴道瘘可先采用保守治疗，保守治疗的方法主要是引流通畅和杜绝感染。对瘘孔较小的尿道阴道瘘、膀胱阴道瘘可放置导尿管持续引流尿液，并辅以抗生素预防感染，大多数患者可痊愈。对输尿管阴道瘘可在膀胱镜下插入输尿管导管，引流患侧尿液，常可使瘘孔挛缩自愈。但对不能自愈者，需 3～6 个月后手术修补。对于肿瘤、放疗等引起的尿瘘往往不易愈合，需要手术治疗。

2. 手术治疗　是治疗尿瘘的主要方法，为改善患者的生活质量，应尽量争取早日手术。为保证手术取得最好疗效，应对尿瘘的情况进行充分地评估并予个体化处理。

（1）疾病引起的尿瘘：如恶性肿瘤、结核、放疗、局部存在炎症及其他如膀胱结石等引起者，不可盲目贸然行手术治疗，应先予药物控制原发疾病或局部处理，待瘘孔周围组织易于愈合时，方可手术，但往往手术成功率较低。

（2）对手术损伤、外伤等引起的尿瘘，只要创面新鲜清洁，均应立即修补，治疗效果好。但如创面污染或局部周围组织肿胀，不利于修补时可先予引流术，待感染控制及局部肿胀消退后手术，一般需要等待 2～3 个月。

（3）尿瘘形成时间较长，需要手术治疗时需先行评估尿瘘的类型，瘘孔大小、数量、周围组织情况等，选择合适的手术途径和方法

1）经腹途径：输尿管阴道瘘、膀胱宫颈阴道瘘一般需开腹手术，进腹后需充分游离瘘孔周围组织，将瘘管切除，对输尿管阴道瘘，视瘘管开口距膀胱入口的距离大小，可行输尿管修补术或输尿管膀胱植入术，术后均应留置输尿管导管。对膀胱阴道瘘，可将瘘管切除后行膀胱修补术，术后留置持续导尿。均应使用抗生素严防感染。

2）经阴道途径：绝大多数的膀胱阴道瘘和尿道阴道瘘可经阴道手术，体位多采用膝-胸卧位，便于手术操作，手术时要充分分离瘘管，尽量将瘘管及周围的瘢痕组织切除，然后修补膀胱或尿道，再在修补的膀胱或尿道外做第 2 层加固缝合，阴道黏膜可吸收线间断缝合，术后留置导尿管，并使用抗生素。

3）经阴道经腹途径：适合于瘘孔大的膀胱阴道瘘、经阴道手术易累及输尿管开口，或已有修补手术史及瘘管周围瘢痕严重的复杂性尿瘘。手术创面较大，但联合手术可能取得较好的效果。

（4）尿瘘的手术治疗较为复杂，其临床治疗效果取决于诸多因素：如术者的经验、手术操作的技巧等。但与术前准备的充分与否及术后管理的水平有很大关系，因此，为了提高手术的成功率，应注意以下几点：

1）因长期漏尿，外阴阴道有炎症者，须先予处理。无炎症者，术前常规坐浴 3 天。

2）对阴道萎缩，有主张使用雌激素者，使阴道上皮增厚，但有时使用雌激素后分离阴道壁较脆，手术层次感差，可适当根据情况使用。

3）术前行膀胱镜检查，如膀胱极度萎缩，瘘孔开口距膀胱三角太近，手术成功率较低，术前应认真评估。

4）术中手术分离应充分，修补组织缝合时应无张力，这是手术成功的关键，在缝合修补口后，其外层尽量用正常组织覆盖，争取一次手术成功，如失败则再次修补的成功率明显降低。

5）加强术后管理是手术成功的另一重要步骤，保持引流通畅、导尿管粗细的选择、放置时间的长短、抗生素的合理使用、营养情况的改善、如糖尿病等的并发症的积极处理等，对术后瘘口的愈合起极大的作用。

术后一般 3 个月内随访时不做阴道检查，避免修补的瘘口再次破裂。

总之，尿瘘的修补，技术要求高，临床管理要求精，只有在术前、术中、术后严格把关，才能提高手术的治愈率。

第二节　盆腔脏器脱垂

盆腔脏器脱垂（pelvic cavity organs prolapse）是指盆腔器官从正常位置向下或向前移位，包括膀胱、子宫或子宫切除后的阴道残端和直肠或小肠，均表现为阴道、子宫膨出或两者同时存在。脱垂是很常见的，在经产妇中有 50% 的妇女有不同程度的盆腔脏器脱垂。

一、脱垂的分类

在对患者的盆腔检查中可以发现阴道解剖上的变化：阴道前壁下垂、阴道后壁下垂、阴道旁侧支持组织缺陷、宫颈下垂或阴道顶端下垂（子宫切除术后）。根据造成阴道各部位下垂的器官来命名脱垂，会对许多临床问题做出不正确判断，使手术者遇到突发情况。例如，在直肠膨出的修补术中发现"隐性的肠膨出"。同样，由于阴道支持缺陷造成器官的块状凸出，被广义分类为"膀胱膨出"或"直肠膨出"，强调疾病的性质和部位而忽视盆腔支持组织的缺陷。

因为传统分类法的缺陷，1995年美国妇产科学会（American College of Obstetrics and Gynecology，ACOG）制订的盆腔器官脱垂的评价系统POP-Q（pelvic organ prolapse quantitive examination），因其客观、细致、有良好的可靠性和重复性，所以在1995年被国际尿控协会（International Continence Society，ICS）、1996年被美国妇科泌尿学会（American Urogynecology Society，AUGS）和妇科外科医师协会（Society of Gynecological Surgeons，SGS）认可、接纳并推荐在临床、科研中使用，至今已成为国内外应用最广泛的脱垂评价体系。这个分类法用阴道特定部位的解剖学描述代替了传统命名（如膀胱膨出、直肠膨出和肠疝），包括一系列9个特定点的测量值。该分类法称为盆腔器官脱垂定量检查法（POP-Q），以处女膜平面位置为参照零点，沿阴道壁设6个点（前、中、后各2个点），这6个测量值以cm为单位，处女膜近端为（-），远端为（+），另外3个测量值是生殖孔大小、会阴体长度和阴道总长度。

生殖孔是从尿道外口中点到处女膜后缘中点的解剖区域，会阴体长度从生殖孔后缘到肛门口中点，阴道总长度是阴道顶端位于其完全正常位置时的最大深度。除了阴道总长度，所有的测量值均是在最大拉伸时测量的。

阴道前壁测量值命名为Aa和Ba，其中Ba点随前壁脱垂程度而变动。Aa点位于阴道前壁，距离尿道外口3cm处，相当于膀胱颈的位置，根据定义此点变动范围在-3～+3。Ba点代表了阴道前壁上自Aa点到阴道前穹窿或宫颈前唇之间引导前壁上任一部位的最远点或脱垂点，可以根据患者支持缺陷的性质而变动。例如，Ba点在没有任何脱垂时是-3，而在完全阴道外翻时可以相当于阴道总长度的正值。中间部分由C点和D点组成，C点表示子宫切除术后宫颈或阴道穹窿最下垂的边缘，D点位于后穹窿，如果没有宫颈则可以忽略。此点正是宫骶韧带附着于宫颈后壁处，可以区分出是悬吊失败还是宫颈的延长。

阴道后壁的测量与前面相同，特定点为Ap和Bp点。9个测量值可以用一系列简单数字来表示（如，-3，-3，-8，-10，-3，-3，11，4，3各代表点Aa、Ba、C、D、Ap、Bp和阴道总长度、生殖道裂孔、会阴体），根据阴道总长度，6个阴道特定点有一个正常范围。对特定点数值进行测量归纳后，依据脱垂的最低点进行分级（表7-1），POP-Q初看上去很模糊，如果不熟悉这种分级法的话，可以使用一些测量仪器（如有刻度的卵圆钳或有标志的棉签）。POP-Q提供了标准的测量系统，测量值统一、可靠，可以描述盆腔器官脱垂的特定点，进行更精确的手术疗效评估。

表7-1 盆腔器官脱垂的分级

分度	解剖描述	定位描述
0	没有脱垂	Aa、Ba、Ap、Bp点均为-3cm，C点在-TVL和-(TVL-2cm)间；
I	脱垂最远端位于处女膜水平内侧，距处女膜缘1cm以内	脱垂的最远端定位于<-1cm
II	脱垂最远端在处女膜平面近端或远端1cm	脱垂的最远端定位于-1-+1cm
III	脱垂最远端在处女膜平面以下1cm，小于阴道总长度2cm以上	脱垂的最远端定位于+1cm～(TVL-2cm)
IV	完全或几乎完全的阴道外翻，脱垂最远端>(TVL-2cm)	脱垂的最远端定位于>(TVL-2cm)

二、治疗纵观

由于脱垂妇女的盆底症状是多样的，这就意味着治疗不可能是单一的。通常的治疗包括保守治疗和手术治疗。保守治疗又包括盆底肌肉锻炼和子宫托。

（一）保守治疗

对于脱垂早期的妇女，几乎无症状或症状轻微，不至于影响生活质量，临床检查脱垂轻微，尚未达到处女膜，这种情况观察或期待就可以了。虽然许多研究者就脱垂和生活方式的相关性进行了研究，到目前为止，有关生活方式的改变可以预防和治疗脱垂的说法还没被证实。对于选择观察的早期脱垂患者，应该定期地检查是否有新的症状出现，以便及时治疗。如果有尿潴留、排便不畅或慢性输尿管扭曲引起肾盂积水等症状，保守治疗是解决不了问题的，应该给予治疗，即便是脱垂的症状很轻微。

1. 盆底肌肉锻炼　盆底肌肉由盆腔和尿生殖膈组成，它们存在于骨盆内形成腹腔的底。盆底肌肉可以进行有意识的收缩，收缩时挤压尿道、阴道和直肠并向内提升。盆底肌肉是在骨盆内唯一一组支撑盆腔脏器和骨盆出口（尿道、阴道和直肠）的肌肉群。在增加腹压之前或增加腹压过程中，有意识地收缩盆底肌肉就会使"头盖骨形"的盆底向上、向前提升，并挤压尿道、阴道和直肠，超声和 MRI 研究都已经证实了这种提升的存在。盆底功能障碍可以引起尿失禁和大便失禁、盆腔脏器脱垂、疼痛和性生活紊乱。

有规律地锻炼骨骼肌的目的就是通过增加肌肉交叉组合的面积来改变肌肉的形态，通过刺激运动神经元，以增加神经肌肉的功能，提高肌肉的"品质"。在所有骨骼肌内外，结缔组织是很丰富的，包括肌外膜、肌束膜、肌内膜。这些结缔组织鞘为肌肉提供张力和弹性，并为肌肉的负重提供支持。有证据证明，自然运动和张力训练可以增加结缔组织量，训练的强度是有效训练的主要因素。

为了使肌肉训练达到有效的强度，科学家建议每天进行 3 组锻炼，每天 8～12 次缓慢收缩到最大收缩力，每周训练 2～4 天，疗效的显现一般要训练 5 个月以上。一些研究显示，超过 30% 的患者在第 1 次就诊后，不能进行正确地收缩练习，普遍的错误是收缩臀肌、腹肌，而不是盆底肌；有 75% 的人反而进行了"Valsalva"运动，这个运动是使 POP 加重的一个危险因素。因此对于盆底肌肉训练是否正确，应加强检查。

一项英国妇女物理治疗的调查显示：92% 的被诊断为 POP 的妇女，普遍使用盆底肌肉锻炼进行治疗（同时使用或不使用生物反馈仪治疗）。Thankar and Stanron 认为盆底肌肉锻炼可以控制 POP 的发展并减轻脱垂的症状，例如腰痛、盆腔下坠感。它们认为如果脱垂远端达到或超过阴道外口，就不应单一进行盆底肌肉锻炼。

盆底肌肉锻炼是可以作为治疗 POP 的方法，主要因为该方法无不良反应，并且已经通过 RCT（随机试验）证实是有效的，对 SUI 和混合性尿失禁的疗效也有系统综述。此外放置子宫托与手术的常见并发症为尿失禁，因此盆底肌肉锻炼应该也是其他治疗方法的辅助方法。

2. 子宫托　子宫托是常见的，是没有手术的脱垂妇女的一种治疗方法。这个装置被放入阴道以减轻脱垂的程度，它能提供给盆底相关结构的支持，并能减轻膀胱和直肠的压迫。子宫托早在有历史记载的时候就已经开始用于治疗脱垂的妇女了，在公元 400 年前，希波克拉底就描述用葡萄酒浸过的半个石榴放在阴道里减轻脱垂。从那以后，成百上千种材料的子宫托被描述应用。今天，不到 20 种的子宫托被应用，全部是硅树脂或塑料的。最常用的是环形的，通常子宫托常用于那些拒绝手术的患者、医疗不健全不能手术的患者，或需要临时减轻与怀孕有关的脱垂。不幸的是，有关子宫托的应用引起的并发症的数据是有限的。有关子宫托治疗脏器脱垂的指征、恰当地处理和有效性方面的文献是有限的。所有的子宫托都有各种尺寸，使用子宫托的时候很多因素需要考虑，包括脱垂的自然状态、范围和患者的感知状况，患者手的灵巧度和性生活的水平。要有效地减轻脱垂，并使患者感到舒适，就要评估阴道的大小，最接近的子宫托的大小和形状。医师应告知患者应采取的行为，包括站、走、做"Valsalva"练习和弯腰，要保证子宫托保持稳定。通常环形子宫托比较容易放置和取出，是首选。如果一个装置不能成功地放入，这种误差要根据患者个体情况进行试用，寻找合适的尺寸和形状。

关于使用子宫托后的随访时间尚无统一的意见，厂商要求一般随访每 4~6 周 1 次。Wu 和他的同事们在安装的第一年是每 3 个月随访 1 次，以后如果没有严重的并发症，每 6 个月随访 1 次，建议如果子宫托安全，可以减少随访次数。能够有效取放子宫托的妇女，随访时间可以比不会做的妇女延长，建议阴道萎缩的妇女使用子宫托之前最好先用 4~6 周的阴道雌激素软膏。每一次随访的时候，医师应当询问患者有无新的症状，并作妇科检查，了解有无阴道黏膜糜烂。如果糜烂发展了，就应取出子宫托，阴道内涂抹雌激素软膏，直到溃疡治愈。子宫托可以重新放置，但要考虑大小、形状的变化。如果溃疡长期不能愈合，应进行活检。

放置子宫托最常见的不良反应是阴道分泌物增多，且有异味。严重的并发症包括膀胱阴道瘘、直肠阴道瘘、排便不畅、肾盂积水和尿路感染。不管怎样，子宫托的不良反应往往被忽视，所以正规的随访是必要的。大约半数患者能成功使用子宫托并持续使用 1 年以上。子宫托长期使用相关因素有年龄大于 65 岁，有严重疾病但小便能自控者。

（二）手术治疗

当脱垂症状的妇女使用子宫托失败后，要改为手术治疗。手术治疗可被广义地分为重建和切除技术。重建手术的目的是用持久有效的方法纠正盆底支持结构的缺陷，同时保持阴道的性交功能，缓解患者的临床症状。手术途径可以采取经阴道，经腹和腹腔镜，虽然对术式的比例没有精确的评估，但据流行病学研究发现，大部分脱垂手术式是阴式的，约占 80%~90%。孤立的阴道脱垂可以发生但不常见，往往是多个方面的脱垂同时发生，手术修补往往要对阴道前壁、顶端或阴道后壁进行综合修补，治疗脱垂的手术方法要根据脱垂的种类而定，手术时应注意尽量一次修补好所有的缺陷。

手术治疗的历史悠久，种类繁多。早在 1850 年，Riggoli 描述了宫颈延长；1859 年，Huquer 首创了宫颈截除；1861 年，在美国新奥尔良 Choppins 施行了第 1 例经阴道子宫切除术；1877 年，有了 LeFort 阴道封闭术；1888 年，Donaja 施行了子宫颈截除术以及 Manchester 手术等。这些手术几乎均延续到现在，有些问题日显突出，包括扭曲或损害了解剖，未能改善阴道上端缺陷，容易复发，有些还明显地使阴道缩窄及影响功能，甚至丧失性生活条件，有些患者术后出现阴道不适和疼痛。美国著名妇科专家 Shull 教授在 1999 年将盆底重建手术应遵循的概念、应达到的目的分别总结为如下 6 条，值得我们借鉴。

1. 盆底重建手术应有的概念

（1）盆底支持缺陷在发生与临床表现上与外科疝极为相似。

（2）盆底支持缺陷常伴有内脏及性的功能异常。

（3）盆底支持缺陷的修补手术应包括每一个具体缺陷部位。

（4）盆底支持缺陷的矫正有可能改善尿道，膀胱，直肠，或阴道的功能，但也可能维持甚至损害其功能。

（5）盆底重建的外科手术必须个体化到满足不同的需求。

（6）手术成功的评价应包括多种标准。

2. 盆底重建手术应达到的目的

（1）缓解症状。

（2）治疗盆腔支持组织的缺陷。

（3）维持或改善内脏及性功能。

（4）防止盆腔支持缺陷或内脏及性功能问题的复发。

（5）防止再次的盆底重建或抗尿失禁手术。

（6）手术效果应持久。

3. 中盆腔缺陷的相关手术　中盆腔缺陷以子宫或阴道穹隆脱垂以及肠膨出、道格拉斯窝形成为特征。

（1）阴式子宫切除术：阴式子宫切除术的优点在于可以同时进行其他的阴道手术（如阴道前后壁修补或肠疝修补），不需改变患者体位或另作切口。因脱垂而作子宫切除术时，注意用 McCall 后穹隆整形术关闭后穹隆，将盆筋膜和骶韧带固定在阴道顶端加强支持，这个方法也可用在腹式子宫切除术中。子宫骶韧带的固定不仅可以防止子宫切除后的阴道顶端脱垂,也可以治疗子宫脱垂。标准的折叠术是将子宫骶韧带固定在中央,改良的方法是将宫骶韧带分别固定在阴道顶端的两侧,这样更接近正常的解剖,疗效更持久。任何折叠或悬吊子宫骶韧带的手术都要注意避开输尿管,以免损伤。

(2) Manchester 或 Fothergil 手术:Manchester 手术是一种代替子宫切除术治疗子宫脱垂的方法,由 Donald 于 1888 年首先提出,随后 Fothergil 加以改进。手术中将膀胱从宫颈前方分离推开后,切去部分宫颈,将主韧带缝合到宫颈残端前方,缝合阴道前、后壁。该手术常与阴道前后壁修补术一起进行,适用于无生育要求、手术风险较大的患者。

(3) 骶棘韧带固定术(sacrospinous ligament fixation,SSLF):德国 Sederl 于 1958 年首次描述了 SSLF。1971 年,美国 Nichols 和 Randll 有关 SSLF 治疗阴道顶端脱垂的临床总结报告进一步推动了此手术在美国及欧洲的广泛应用。骶棘韧带位于盆腔后半侧,位置恒定,粗壮有力,为阴道残端的悬吊提供了坚实可靠的基础。骶棘韧带走行于尾骨肌内,从坐骨棘向后延伸到骶骨,经阴道、直肠旁可清楚触及。SSLF 因其创伤小、效果持久、保留阴道功能、维持阴道的正常解剖轴向以及能恢复满意的性生活等优点,成为盆底修复手术中的常用术式之一。

SSLF 主要适用于子宫脱垂同时伴主、骶韧带松弛者。因其创伤小而尤其适合于年老体弱者。SSLF 有经阴道与经腹两条途径,因阴式手术创伤小,还可在手术同时矫正尿失禁与肠膨出,故是多数有经验的阴道手术医师首先考虑的途径。近来多数学者赞成应对有子宫切除术后易发生阴道顶端脱垂的高危患者实施 SSLF。比较一致的行 SSLF 的手术指征是:①子宫切除时,子宫呈完全性脱垂;②盆腔支持组织的中到重度松弛,子宫切除术后,阴道顶端在牵引下可低至阴道口,甚或超出阴道口外;③主骶韧带明显松弛、薄弱,无法利用其作为支持物。

SSLF 常见的手术并发症有:阴部内动脉、骶丛血管损伤引起的出血、血肿,坐骨和阴部神经损伤引起的臀部、腿部、会阴部疼痛或感觉异常,输尿管、膀胱、直肠损伤、感染、术后尿失禁等。

(4) 髂尾肌筋膜固定术:1963 年 Inmon 首次描述了采用髂尾肌筋膜悬吊阴道穹隆来治疗骶韧带松弛患者。1993 年 Shull 等学者对此术式治疗阴道穹隆脱垂进行了系统研究。该手术操作类似于 SSLF,但阴道残端悬吊的位置在于坐骨棘前方的髂尾肌筋膜上。这一筋膜属于盆内筋膜的一部分,坚韧有力,且更易接近,不易损伤血管、神经,但术后阴道的深度可能略短于 SSLF,但由此可能减少 SSLF 后远期比较常见的阴道前壁膨出的发生率。有学者认为此方法操作相对容易,对器械要求不高,并发症少,在 SSLF 操作困难时,可作为临床选择的方法之一。

(5) 骶韧带悬吊术:因操作相对简单,适合腹腔镜手术特点,是目前腹腔镜下修补阴道穹隆脱垂经常采用的术式。手术适应证为有阴道手术禁忌证,单纯肠膨出患者。方法是在阴道顶端处将骶韧带与耻骨宫颈筋膜和直肠筋膜缝合,以恢复阴道的正常位置及功能。此术式的优点是微创,可在直视下明确阴道残端筋膜的缺陷部位,缺点是同其他骶韧带缝合术一样,有输尿管损伤的危险。此方法至今文献报告数量有限。

(6) 后穹隆成形术(Culdeplasty):也被称为子宫陷凹成形术,子宫直肠窝疝修补术,或阴道后疝修补术。手术的目的是关闭道格拉斯窝,以增强盆底组织的支持,减少肠膨出及肠疝的发生。常用的手术方法有 3 种。

1) 腹膜高位缝合术:确定了子宫直肠窝的深度后,在膀胱、直肠浆膜附近尽可能高地以丝线将腹膜作 1~2 个荷包缝合,剪去多余的腹膜,同时在中线缝合主韧带、骶韧带。当收紧荷包缝线时,腹膜鞘使子宫直肠陷凹封闭,从而为以后肠疝的发生消除了隐患。腹膜缝合虽不直接影响输尿管,但可能牵拉或使输尿管附着的组织移位,引起一侧或双侧输尿管扭曲而发生梗阻,应予以警惕。

2) 骶韧带高位缝合术:在子宫切除后,用 Allis 钳或 Babcock 钳从高位夹住宫骶韧带提起,用不可吸收线 2~3 针缝合到一起。美国 Mayo 医院对此方法进行了改进(Mayo modified McCall procedure),除了缝合骶韧带,他们再将阴道顶端悬吊于骶韧带上,故又称阴道骶韧带悬吊(ulrosacral vaginal suspension)。此方法的优点是能较好地悬吊阴道,维持阴道正常轴向及长度,能与补片一起加强阴道的支持。行此手术时需注意输尿管损伤,可疑时应即刻静脉注射 5 mL 靛胭脂,接着用膀胱镜观察双侧输尿管通畅情况。

3）经腹道格拉斯窝关闭术（Hallban Culdeplasty）：多在开腹术时采用。子宫切除后，用不可吸收线分几次在直肠前筋膜与阴道残端之间进行矢状面的间断缝合，逐一打结后起到关闭道格拉斯窝的作用。

（7）经腹阴道骶骨固定术：Lane 1962 年首先描述了这一手术，近半个世纪来，这一术式得到不断改进，成功率也不断提高，目前已被多数人认为是治疗阴道顶端脱垂的最有效术式，治愈率 90%~100%。然而，经腹阴道骶骨固定术绝非对所有人均为最佳术式，同时也缺乏长期、随机的比较试验。多数妇科泌尿盆底重建妇外科医师将此术式用于相对年轻、能够较好耐受手术及有阴道手术禁忌者，以及以前手术又复发者。该术式已经在 3 个随机研究中与阴式骶棘韧带固定术进行了比较，结论是经腹阴道骶骨固定术有较低的复发率，但较阴式手术时间长，手术路径长和费用高，而阴式手术创伤小，还可在手术同时矫正尿失禁与肠膨出，故是多数有经验的阴道手术医师首先考虑的途径。另一项研究认为腹腔镜似乎是一个成功的技术，它虽然轻微地延长手术时间，但大出血的并发症减少。

（8）阴道完全闭锁术（Le Font operation, total colpoceisis, vaginectomy）：目前此手术在 POP 治疗中仍有其地位，用于无性要求的老年人，或伴有内科疾病、手术时间不宜过久者。手术简便，但只是姑息手术，并不加强阴道顶端的支撑力，术后完全丧失性功能，且易发生压力性尿失禁，因此近年已很少应用。

4. 前盆腔缺陷的相关手术

（1）阴道前壁修补术（Kelly operation）：由 Kelly 在 20 世纪初所倡导，沿用多年，现仍有其临床地位，优点是手术操作相对容易，术中、术后并发症少，缓解临床症状好，该术式的成功率从 80%~100% 至 40%~60%，但对重度膨出者，解剖学上的矫正效果差，且有一定的术后复发率。

（2）经阴道旁修补术（vaginal paravaginal repair，VPVR）：早在 20 世纪初，White 就提出，膀胱膨出不是因为阴道壁及膀胱本身支持组织的过度伸展、变薄造成，而是因为两侧固定膀胱的耻骨宫颈筋膜在盆筋膜腱弓（ATFP），又称白线处被撕裂，形成阴道前壁旁侧组织缺陷而导致的，并提出了相应的手术方式。但他的理论与手术方式一直到 20 世纪 70 年代后才重新被人们所认识。Shull 等通过对尸体及手术中的观察发现，阴道旁缺陷可以由 3 种不同的方式发生。第 1 种，整个白线仍附着于骨盆侧壁，而耻骨宫颈筋膜从腱弓分离；第 2 种，整个白线从盆壁分离，但仍与耻骨宫颈筋膜相连；第 3 种，白线裂开，一部分与盆壁相连而另一部分与耻骨宫颈筋膜相连。最近 Delancey 的研究又发现 ATFP 分离主要发生在其靠近坐骨棘处。上述研究为 VPVR 手术的合理性作了较好的论释。虽然 VPVR 手术的技术难度较高，但从恢复解剖及手术效果看来，是一种安全、有效的治疗阴道及膀胱膨出的可选用的方法，尤其是对膀胱膨出严重并伴有明显的阴道旁缺陷者。该术式有 67%~100% 的成功率，但有很高的并发症的发生率，VPVR 手术常见的并发症有出血、感染、阴部及下肢的神经损伤以及尿道膀胱功能失调（如尿潴留）等。耻骨后是静脉丛丰富的区域，分离时如操作不慎，极易引起出血。

目前，VPVR 还未被临床广泛应用，其影响因素有下列几点：①医师缺乏对局部解剖的足够认识；②一般医院尚未具备盆底修复手术所需的特殊器械；③医师缺乏必要的阴道手术技巧。

（3）加用补片的阴道前壁修补术：目前多数学者主张对巨大的膀胱膨出，自身组织薄弱，或规范的手术后又复发者可考虑采用自体筋膜或合成材料的补片以加固阴道前壁的支持。替代材料主要有自体组织，同种异体移植物，异种移植物，以及人工合成材料 4 种。加用补片的方法、样式有多种，有梯形，有"T"形，有长方形，有两侧如翼状的双翼形，有吊床形，有吊带补片结合形等。多数人认为应将补片与其下方组织进行适当的缝合固定，但也有人报告仅缝合四个角或两点，甚至不固定，也可取得良好手术效果。多数学者报道对重度及复发的膀胱膨出加用补片修补者，短期随访结果优于不加补片者。补片材料以自身筋膜及不可吸收合成材料较为有力和牢固。

5. 后盆腔缺陷的相关手术

（1）阴道后壁缝合术：经阴道后壁缝合术可以修复阴道后壁脱垂引起的直肠膨出或肠疝。术中切开阴道后壁，从直肠旁筋膜上分离推开直肠，将肛提肌折叠固定于直肠前，再缝合阴道黏膜。由于术后常常发生性交疼痛，为了减少该不良反应，许多妇产科医师采取特定缺损点的修补，术中依传统方法切开阴道后壁黏膜上皮，手指进入直肠内寻找出阴道肌肉或直肠阴道间隔断裂处的缺损点，这些创伤出现于不同方向且大小可能不同，但往往还是有可能发现和进行修补。阴道特定点修补术的矫正更合理，成功率与传统的阴道后壁缝合术相同，术后阴道狭窄的发生率大大降低。特定缺损点的修补术（site-specific defect repairs）可以达到很好地解剖修复及功能的改善，但对于排便梗阻症状的治愈率只有35%~50%。近年来，Singh等和Maher等又提出了中线筋膜加固缝合术（midline fascial plication），同样实现了解剖修复和性功能的改善，同时使排便梗阻的治愈率超过了80%。这两种术式的成功率均为80%~100%。Abramov等比较了以上两种方法，证明特定部位缺陷修补术后直肠膨出的复发率（44%）远高于中线筋膜加固缝合术（18%）。

（2）肛提肌缝合术：修复直肠膨出部分后，沿盆壁两侧找到肛提肌，于直肠出肛提肌板上3cm处将两侧肛提肌缝合到中线，以形成新的肛提肌板。但可能术后性交痛和便秘增加，而且无法达到解剖修复的目的。

（3）阴道后壁"桥"式缝合术（vaginal bridge repair）：1997年，澳大利亚Petros医师基于整体理论（integral theory），提出阴道后壁的"桥"式缝合。在阴道后壁穹隆的顶端与会阴体之间，行一个倒三角形切口（如会阴体无缺陷，则可采用梭形切口），形成三角形"桥"体，锐性分离"桥"体以外左右两侧包含阴道直肠筋膜层的阴道黏膜全层约3~5mm，以利于左右缘的缝合。采用单极电凝热透法电凝"桥"体表面的黏膜组织，使之丧失分泌功能，用4号丝线将阴道后壁"桥"体两侧的筋膜加固缝合于"桥"体上，用延迟可吸收线缝合两侧缘阴道后壁黏膜，这一手术摒弃了阴道后壁膨出修补术切除多余黏膜的传统方法，利用自体组织加固了直肠阴道筋膜，真正体现了"重建"盆底支持结构这一新观念。

（4）经阴道后路悬吊带术（posterior intra-vaginal slingplasty，posterior IVS）：1997年由澳大利亚医师Petros基于整体理论（integral theory）创建并报道了经阴道吊带后路悬吊术。通过不可吸收吊带把阴道后穹隆固定于坐骨棘水平。这一新术式主要治疗阴道穹隆膨出。采用该法治疗阴道穹隆脱垂的有效达91%，也可以有效地治疗重度子阴道后壁膨出。手术方法简单、微创，用手指帮助导入穿刺锥时，可以很好地避开血管和神经结构，同时避免挤压、损伤直肠。

与骶棘韧带固定术进行比较发现：骶棘韧带固定术是经阴道途径的一种被广泛应用的方法，治愈率为70%~97%。而经阴道后路悬吊术随访1.0~4.5年，治愈率为91%~94%，Mechia和他的同事对两种术式随访2年，发现这两种术式对纠正脱垂有相同的疗效。经阴道后路悬吊术通过坐骨直肠窝进行直肠阴道筋膜间穿刺，可避免直肠前静脉损伤。但其缺点是吊带侵蚀的发生率大约为5%，且吊带的价格较高。骶棘韧带固定术的坐骨神经损伤率约为3%左右，严重者需拆除缝线。而行经阴道后路悬吊术时，因操作部位距阴部神经束至少为3~4cm，因此可避免损伤阴部神经束。另外，盆底重建手术应恢复阴道的正常长度及轴性。骶棘韧带固定术将阴道拉向一侧，这样潜在地削弱了阴道的对侧，增加了阴道后疝形成的可能。同时，对于阴道短缩的患者，难以进行骶棘韧带固定术，大约4%的患者难以完成手术。经阴道后路悬吊术大大简化了阴道穹隆膨出和重度子宫脱垂的盆底重建手术。

（5）加用补片的阴道后壁修补术：研究显示，盆底支持组织的病理改变是导致盆底功能缺陷的重要因素。这一发现推动了人工合成材料和生物材料在盆底重建手术中的应用。对曾经历手术又复发者，可考虑在阴道后壁内加用补片修补以达到更牢固的支持作用。目前，在后盆腔缺陷的修补手术中并未确定应用人工合成材料补片的确切指征，但是为了减少术后复发率，一些学者提出了在复发性直肠膨出的患者及有自体组织薄弱的患者或有高危复发因素，如肥胖和慢性便秘的患者中使用补片加固的方法。

（6）改良的经后路阴道壁悬吊（posterior vaginal wall hammock，PVWH）：该手术是童晓文教授于2003年自行设计的，优点是利用聚丙烯吊带形成上下两个U字形，上U字形使子宫拉长的主骶韧带部分或全部得到恢复，后穹隆变深变宽；下U字形在宫骶韧带水平形成新的肛提肌筋膜和子宫骶骨韧带。但由于未对阴道前壁进行修复，使阴道前壁相对薄弱，部分患者可再发阴道前壁脱垂或宫颈延长。

6. 多区域盆腔缺陷手术　临床上盆腔脏器脱垂的表现是复杂和多样的，可局限于某一区域也可几个区域的缺陷联合存在，故检查者应尽量做到全面细致，才能制订出切合患者具体情况和恰当的手术方案。单个区域组织的缺陷，可行针对性的修补（site-specific repair），多个区域的组织缺陷，则需同时一一予以修补。对重度、广泛的盆腔缺陷患者，子宫切除后，可能既要做阴道前壁修补及无张力阴道吊带术，又要修补阴道后壁、封闭道格拉斯窝，同时行骶棘韧带固定术，还要缝合肛提肌及会阴体。已有多篇文章报道，行了阴道前壁修补术及阴道无张力吊带术后，因阴道被拉向前方，加大了子宫直肠窝的深度，造成了以后的肠膨出。反之，则因为仅进行了阴道后壁修补术及后陷凹成形术或关闭术后，促发了膀胱膨出及压力性尿失禁。故在盆底重建手术时，应充分了解盆底结构及腹压作用的方向，才有可能达到较满意的远期效果。

（1）prolift 盆底修复装置：1998 年法国的盆底外科医师开始开发一种单一置入合成网片以同时支撑前壁、后壁和顶部膨出器官的方法，即 prolift 网片，该项改进的技术采用一种特殊尺寸和形状的聚丙烯网片，通过网片的延长臂无张力地固定以达到解剖学修补的目的，包括穿过盆腔筋膜腱弓经闭孔在前部固定和穿过骶棘韧带经臀肌在后部固定。最近一项多中心的、687 例患者应用 prolift 网片的回顾性研究表明，盆底器官膨出经阴道 prolift 网片技术治疗（TVM）的安全性高，短期并发症发生率低。器官膨出复发（OPR）及 SUI 复发的发生率分别为 5.3% 和 5.4%。这些研究强调了避免子宫切除的重要性和阴道切口缩短减少了一些网片侵蚀和肉芽肿等并发症的发生。但令人担忧的是 OPR 复发以后的临床难处理及 SUI 复发仍需后续的尿道下吊带悬吊术，需要手术治疗的肉芽肿形成和阴道侵蚀（GF&VE）的发生率为 6.7%，网片挛缩 2.8%，并且该盆底修复装置价格昂贵，推广受到很大的限制。

（2）聚丙烯网片全盆底悬吊术：该手术是童晓文教授在 2005 年结合中国国情设计的一种微创而又经济的术式。利用一张 10cm×15cm 聚丙烯网片耗材即可完成保留子宫的全盆底重建术。该术式强调盆底作为一个整体，保持其完整性及解剖复位的重要性，采用聚丙烯网片悬吊双侧子宫主韧带、骶韧带，并将网片的体部放置在盆底前腔室（阴道膀胱间隙）和盆底后腔室（直肠阴道间隙）内，将自行裁剪的蝶形聚丙烯网片并用牵引线将网片的翼部通过专用穿刺锥经闭孔和坐骨直肠窝在适当的位置对这些腔室进行支撑，同时进行肛提肌及会阴体的修复从而完成盆底 3 个平面的重建，如伴有 SUI 的患者则同时行压力性尿失禁的治疗。

（三）治疗方案

1. 阴道前壁脱垂 I 度　如果无尿失禁症状，指导患者行盆底肌肉锻炼，并嘱咐患者尽量减少增加腹压的动作，例如经常负重，便秘，慢性咳嗽等。如果并发张力性尿失禁，则行 TVT 术或 TVT-O 术。

2. 阴道后壁脱垂 I 度　盆底肌肉锻炼，并嘱咐患者减少增加腹压的动作。对于影响性生活者，可行会阴修补术。

3. 子宫或残端脱垂 I 度　盆底肌肉锻炼，并嘱咐患者减少增加腹压的动作。

4. 阴道前壁脱垂 II 度

（1）盆底肌肉锻炼。

（2）加网片的阴道前壁修补术。

（3）因 60% 的盆腔脏器脱垂的患者并发有张力性尿失禁，因此，在进行手术前要进行尿失禁方面的检查，例如残余尿的检测、膀胱容量的检测、诱导试验、指压实验等，如有张力性尿失禁或有该病的倾向，建议在性阴道前壁修补的同时行尿失禁手术。

5. 阴道后壁脱垂 II 度

（1）加强盆底肌肉锻炼。

（2）加网片的阴道后壁修补术 + 会阴修补术。

6. 子宫脱垂 II 度

（1）加强盆底肌肉锻炼。

（2）子宫托治疗。

（3）骶棘韧带悬吊术或后路 IVS。

7. 盆腔脏器脱垂Ⅲ度或Ⅳ度　盆腔脏器脱垂Ⅲ度或Ⅳ度时，往往几个区域的缺陷联合存在，如果子宫脱垂合并前后壁脱垂，则行全盆腔悬吊术。术前将子宫回纳的情况下行尿失禁方面的检查，如有尿失禁症状则加做尿失禁手术，也可预防性地行尿失禁手术。如果术前有尿潴留现象，术后应留置尿管3～5天。如果患者子宫附件未见明显异常，可保留子宫。如果子宫有病变或患者要求，可行阴式子宫切除术加全盆腔悬吊术。如果患者宫颈肥大或糜烂，可行部分宫颈切除，行 Manchester 或 Fothergil 手术+全盆腔悬吊术，如果阴道后壁脱垂明显，在全盆腔悬吊的基础上加行肛提肌修补术及会阴修补术。

第八章 正常分娩

第一节 分娩动因

有关人类分娩的动因至今仍不清楚。人们熟知的"十月怀胎，一朝分娩"和"瓜熟蒂落"似乎一个常理，甚至在古代有人认为，分娩的发动是由于成熟胎儿的脚踢母亲的子宫而引起的。然而，究竟是什么物质诱发了分娩活动的开始，并维持分娩的过程，至今仍是众说纷纭。近年来随着对妊娠和分娩时子宫活动的机制及其调节有了进一步的了解，使我们逐渐接近这一问题的解决。

一、妊娠期和分娩期子宫活动的机制及其调节

妊娠期和分娩期的子宫肌肉发生明显的变化。妊娠期在雌激素的作用下，子宫肌肉肥大。在人类，妊娠期子宫肌肉细胞由非妊娠时的 $2\mu m \times 100\mu m$ 增大到 $10\mu m \times 500\mu m$，膜的结构和功能也发生变化。此外，分娩期子宫肌肉的收缩有高度的自律性和协同性，其兴奋的传导也有特殊的机制。

（一）子宫平滑肌的结构特点

子宫平滑肌与骨骼肌不同，肌细胞是嵌在结缔组织内的。肌细胞内的结构也不相同，粗的肌质球蛋白丝和细的肌动蛋白丝是随机成束，而不像骨骼肌那样呈"Z"形间隔。由于这种结构，使子宫平滑肌的收缩力是各个方向的。子宫平滑肌的肌丝可分三种类型：

1. 细肌丝（thin filament） 直径 $6 \sim 8$ nm，主要由肌动蛋白的单体聚合成双螺旋股。
2. 中间型肌丝（intermediate filament） 直径 10 nm，主要由支架蛋白（desmin）和微支肽（vimentin）组成。
3. 粗肌丝（thick filament） 直径 $15 \sim 18$ nm，由聚合的肌质球蛋白组成。

在肌细胞内，肌质球蛋白分子沿同一方向排成一线，形成长而不间断的肌丝。这种单向极性（unidirectional polarity）可使肌动蛋白沿粗肌丝的全长与肌质球蛋白反应，所以平滑肌较骨骼肌有更大的缩短能力。中间型肌丝和致密体（dense body）不主动地参与收缩过程，而是形成稳定的结构网格，并连接肌动蛋白和肌质球蛋白成为完整的机械单位（mechanical units）。致密体主要由 α 辅肌动蛋白（α-actinin）组成，起"功能性"Z线的作用，为肌动蛋白提供接触的位点。电子显微镜显示，肌动蛋白肌丝的自由端与肌质球蛋白交叉，提示联结邻近致密体的肌节样结构（sarcomere structure）是由肌动蛋白和与之重叠的肌质球蛋白形成。

（二）子宫平滑肌收缩和舒张的机制

平滑肌的收缩蛋白包括肌动蛋白（actin）和肌浆球蛋白。肌动蛋白的单体分子量为 42kDa（$374 \sim 375$ 个氨基酸），在肌丝中两个肌动蛋白的单体形成螺旋状的链。肌动蛋白的特点是：①可聚合成长肌丝；②能与肌凝蛋白结合，并激活肌凝蛋白 Mg-ATP 酶；③可与肌原球蛋白（tropomyosin）结合，在平滑肌中肌原球蛋白与肌动蛋白之比为 $1:6 \sim 1:7$。

肌质球蛋白有两个功能部位，即头部和尾部。头部两侧露出于粗丝的表面，包括肌动蛋白结合部、Mg-ATP 酶部和轻链（light chain）部。肌质球蛋白的尾部如螺旋状，是传递张力的部分。每个分子肌质球蛋白的一个头部可与一个肌动蛋白的单体结合，形成肌动球蛋白（actomyosin）。一条粗肌丝大约由

200～300个肌质球蛋白分子组成，其长杆状的尾部聚集成束形成粗丝的主干，球状的头部则有规则的裸露在粗丝的表面形成横桥（cross bridge）。当肌肉舒张时，横桥与粗肌丝的主干方向垂直，并与肌动蛋白脱离。肌肉收缩时，横桥与肌动蛋白分子呈可逆性结合，结合后拖动细丝向一定的方向滑行，然后横桥与肌动蛋白解离，复位后再和肌动蛋白的另一个结合位点结合，出现新的横桥运动，使细肌丝继续滑行，从而造成肌束的缩短。横桥与肌动蛋白结合后，ATP酶可将ATP水解，使化学能转变为机械能，并向尾部传递。轻链部的轻链，在肌质球蛋白轻链激酶（myosin light chain kinase，MLCK）的作用下，使肌浆球蛋白磷酸化，并激活肌动球蛋白收缩。当磷酸化的肌质球蛋白在肌浆球蛋白轻链磷脂酶作用下去磷酸化时，则其兴奋性消除，子宫肌舒张。子宫肌的兴奋状态是由肌质球蛋白轻链激酶和肌质球蛋白轻链磷脂酶的活性调节的，即子宫肌肉的状态取决于二者之比。这两种酶的活性均受细胞内Ca^{2+}的影响，因之细胞内Ca^{2+}的增加是造成子宫收缩的关键因素。

钙离子向细胞内转移，可通过电－机械能偶联（electro-mechanical coupling）和药物－机械能偶联（pharmarco-mechanical coupling）的方式，使细胞膜表面的钙通道开放来完成。

1. 电－机械能偶联　在活动电位时，钙可通过电压门通道（voltage-gated channels）进入细胞内，而此通道的开放受激素和神经的调节。活动电位的大小和幅度与妊娠的时期有关。现已证明，活动电位的增加取决于钙离子的进入，而去极化是由于钙通道的失活和钾离子外流的结果。电压门通道有三种类型，即L（long）型、T（transient）型和N（neuronal）型。其中L型和T型对平滑肌是主要的钙离子通道，L型通道可被各种钙通道阻断剂阻断。

2. 药物－机械能偶联　包括通过受体作用通道使钙离子进入细胞内和钙从内储存中释放。

（1）受体作用通道（receptor-operated channel）：刺激物与细胞膜表面的受体结合后，受体作用通道开放，使离子得以通过。现已知子宫平滑肌的受体作用通道有两种，即由ATP激活的通道，和由乙酰胆碱激活的通道。这两种通道均可使钾离子、钠离子和钙离子通过，并可被双氢吡啶（dihydropyridine）抑制。在正常情况下，钙离子的通过较钠离子的通过少。

（2）内储存钙离子的释放：刺激物与受体结合后，与G蛋白（GTP-结合蛋白）偶联，并激活磷脂酰肌醇苷酶C（PLC），该酶水解4，5-二磷酸磷脂酰肌醇（phosphatidylinositol-4, 5-bisphosphate，PIP_2）成1，4，5-三磷酸肌醇（inositol triphosphate，IP3）和甘油二酯（diacylglycerol）。IP3可以使存在于肌质网（sarcoplasmic reticulum，SR）中的钙释放出来。甘油二酯又刺激蛋白激酶C（protein kinase C，PKC）使其本身进一步水解成磷脂酸（phosphatidic acid）和花生四烯酸（arachidonic acid）。

（3）钙离子的作用机制：细胞内的钙离子与细胞内的钙调蛋白（calmodulin，CaM）结合，作用于肌质球蛋白和肌动蛋白使子宫肌收缩。此时细胞内的钙离子必须在1×10^6mmol/L以上才能完成。由于钙与钙调蛋白结合多少的不同，其形成的钙－钙调蛋白复合物的类型也不一样。低浓度钙－钙调蛋白复合物可以活化腺苷酸环化酶，使cAMP增加；而高浓度时其作用相反，并激活磷酸二酯酶使cAMP减少。此外，不同张力状态的子宫平滑肌对细胞内钙离子的敏感性也不相同。一般来说，肌肉张力较高时，其对细胞内钙离子的敏感性也较高。

（三）子宫肌细胞间兴奋性的传导

分娩时子宫平滑肌收缩的另一个特点是有高度的协调性。相互紧密接触的肌肉细胞，通过低阻抗将某一部分的兴奋迅速传递到整个子宫，使所有的肌细胞进行统一而协调的活动。这种情况在分娩时才发生，是分娩发动的基础。这种特殊的信息传递方式，是通过间隙连接（gap junction，GJ）来完成的。

1. 间隙连接的结构与功能　间隙连接广泛地存在于体内多数组织，其数量因组织类型的不同而异。在超薄切片上可见，间隙连接是由相邻的细胞膜上两个对称的、约2nm的接近区组成。每层膜突出部的膜内颗粒蛋白，可以跨越两层细胞膜间的空隙。用冷冻断裂复型实验表明，间隙连接是由膜颗粒的聚合而形成的隐窝状排列，颗粒为膜蛋白的一部分，颗粒脱落后即成隐窝。Garfield观察到在间隙连接断面上为直径约7nm的突出颗粒呈环状排列，颗粒的中心间距为7～14nm。颗粒的这种排列与通道的开关有关。在相邻细胞膜内的间隙连接蛋白也呈规律性排列，其间形成约1.5nm的通道。这一通道可能就是细胞间偶联和代谢偶联的部位。在每侧细胞膜上排列着多个由6个蛋白质亚单位绕成的颗粒，即连接子（connexon），连接子中心是亲水性的孔道。连接子常在质膜上大量出现形成间隙连接斑（gap-junction plagues）。大的间隙连接斑可通过电镜观察到。连接子和孔道都穿过膜的脂质双分子层，与另一侧膜上类似的结构相对应，使两个细胞通过这些孔道互相沟通。这些孔道允许分子量＜1 000、直径＜1 nm的物质通过，包括电解质、氨基酸和核苷酸等，并借此传递信息，从而使功能相同的细胞产生同步效应。但最近的研究表明，并不是所有的染料、放射性核素和电解质等均能通过间隙连接自由交换。因此，现在认为间隙连接的通道并不总是开放的，而是时开时闭的，其开放或关闭与环境中的钙和pH的变化有关。

2. 间隙连接蛋白的基因表达　分子生物学的研究表明，间隙连接是一组蛋白质——结合素（connexin），不同组织的GJ蛋白的分子量也不同。结合素是普遍存在的，并具有多态性，在体内有重要的生理功能。不同的结合素均有其各自的基因定位，如结合素43（Cx43）基因是在第6染色体上，在第5染色体上还有一个假基因（pseudogene）；结合素32（Cx32）基因位于X染色体的残端上；结合素26（Cx26）和46（Cx46）在第13染色体上。目前已克隆了几种表达结合素的cDNA（complementary DNA），其中肝为Cx32和Cx46；子宫内膜为Cx26和Cx21；心肌和子宫肌为Cx43。用原位杂交法也证明子宫肌的GJ是分子量为43kDa的蛋白，即Cx43。

结合素的特征是形成二维的晶体状排列。用电子显微镜和X衍射观察证明，每个通道是由两个"半结合素（hemi-connexins）"形成六角形排列（hexagonal array）。间隙连接为一膜蛋白，其跨膜段是α-螺旋（α-helix），用环式双波长分光光度计（circular dichroism spectrophotometer）检测间隙连接的二级结构，证明每个间隙连接含四个跨膜螺旋，其羧基端和氨基端均在细胞内。

3. 妊娠期和分娩期子宫肌间隙连接的变化　妊娠早期子宫肌的间隙连接很少，妊娠末期迅速增加，至分娩期不仅数量增加而且体积增大，于产后24小时内消失。早产时也有同样的变化，因此，可以认为分娩前间隙连接的形成是一个必需的步骤。间隙连接的作用是：

（1）促进电-机械能偶联：动物实验的研究表明，分娩期子宫肌电阻抗较低为139Ωcm；而分娩前和产后分别为375Ωcm和1 450Ωcm。Verhoeff证明，羊子宫肌间隙连接的变化与电信号传递速率、宫内压周期上升率和宫内压周期的面积明显相关。这些值在分娩时，随间隙连接的增加而增加，在产后下降。给去势羊注射雌激素，同样可使间隙连接的形成增多，并伴有宫内压上升和电活动增强。

（2）促进代谢偶联：在子宫肌细胞GJ与代谢物扩散关系的研究结果表明，GJ可能仅允许代谢和收缩活动同步化有关的小分子通过。

（3）增加子宫肌细胞对药物的反应性：神经末梢只终止在少数平滑肌细胞，这些细胞称之为关键细胞。神经介质与关键细胞上的受体结合发生电位变化，再经间隙连接在细胞间进行传递。Burstock指出，在神经分布稀少的组织中，间隙连接对信息传递是必需的。妊娠后期，在神经纤维甚少的子宫肌之间，间隙连接对信息的传递具有更为重要的意义。间隙连接可增加子宫肌对药物的敏感性。研究表明，分娩期子宫肌的缩宫素受体与间隙连接同时增加，并推测间隙连接就是缩宫素受体的结合部位。缩宫素与间隙连接蛋白结合后，使间隙连接蛋白的结构变化，致使其通透性改变，肌细胞发生功能偶联而协同收缩。

4. 间隙连接代谢及其功能的调节

（1）间隙连接的形成：子宫肌细胞间隙连接的形成主要受激素的调节。雌激素和前列腺素（PG）可促进间隙连接的形成，而孕激素和前列环素（PGI_2）则抑制其形成。雌激素可以刺激间隙连接蛋白的合成，是间隙连接发育的必要条件。孕酮则是通过调节间隙连接蛋白合成的基因密码，抑制间隙连接蛋白的合成。PG与子宫肌间隙连接的关系比较复杂，其对间隙连接蛋白形成的调节，是通过环氧化酶完成的。花生四烯酸对间隙连接蛋白形成的作用可能通过如下途径：①直接影响结合素的合成；②影响蛋白与蛋白之间的交换；③改变甾体激素与受体之间的关系，抑制子宫肌内雌激素与其受体结合。

除类固醇激素外，机械因素如妊娠晚期子宫张力的增加也可导致Cx43表达的增加。

（2）间隙连接的降解：产后间隙连接迅速消失的事实证明，甾体激素对其降解起重要作用。但目前对此还不甚了解。可能的机制是，甾体激素水平下降使相邻细胞间的间隙连接蛋白分离，然后在膜内解体;也可能是间隙连接蛋白被细胞吞噬,形成环状的结构由溶酶体消化。

(3)间隙连接功能的调节:间隙连接的开放和关闭受激素、细胞膜电位和细胞内钙离子浓度等变化的影响(表8-1)。

表8-1 影响间隙连接开关的因素

间隙连接开放	间隙连接关闭
细胞膜的去极化	细胞膜的再极化(复极)
细胞内钙离子浓度↑	细胞内钙离子浓度↑↑
缩宫素↑	cAMP↑
PG↑	pH↓
	PCO_2↑

(四)子宫平滑肌在分娩发动中的作用

尽管种族不同、孕周各异,但子宫平滑肌的规律收缩和宫颈口的进行性扩张是分娩发动的特征性表现。这一特征目前公认的是由多因素、多途径、交互作用的过程。多因素中包含了复杂的内分泌或及旁分泌因素、机械性因素、免疫因素及感染因素;多途径涉及多种细胞内外信息传导通路;尽管参与分娩发动的组织、器官及因子较庞杂,但不论是母体与胎儿循环中远道而来的激素,还是胎盘、胎膜、蜕膜等邻近组织内分泌或及旁分泌激素,抑或是子宫本身分泌的激素、产生的生长因子、细胞因子及其平滑肌细胞膜上受体表达的变化。其最终的结果是诱发子宫平滑肌收缩,发动分娩,提示分娩发动时多因素、多途径交互作用的靶器官是子宫平滑肌。

(五)子宫肌活动的调节

1. **神经调节** 子宫受交感神经和副交感神经的支配。交感神经使子宫肌兴奋,促进子宫肌和子宫血管收缩;副交感神经则抑制子宫肌收缩,并使子宫血管扩张。此外,还有一种短肾上腺能神经元(short adrenergic neuron)参与子宫活动的调节。短肾上腺能神经元的神经节非常接近肌细胞,其神经纤维可穿过子宫肌层达子宫内膜。这种短肾上腺能神经元,在形态与功能上与交感神经不同。它以非常缓慢的速度自动地释放去甲肾上腺素,以调节子宫的活动,即使切断脊髓也不会使这些神经元退化,所以子宫不会出现去神经现象。截瘫患者不影响分娩时子宫的收缩就是证明。此外,是否子宫还有自身内在的调节系统至今还不清楚。

2. **激素及其受体调节** 影响子宫收缩和舒张功能的激素很多,大致可分三类,即兴奋性激素、抑制性激素和具有双重作用的激素。各种激素的作用都是通过激素与受体的结合后实现的。因此,受体的变化对子宫活动的调节起重要作用。根据激素作用的不同,其相应的受体也分为子宫兴奋性受体和子宫抑制性受体两大类。抑制性受体较兴奋性受体少,多是通过增加腺苷环化酶活性和通过钙离子通道的调节起作用。

(1)抑制性激素及其受体:抑制性激素包括孕酮、松弛素、β-内啡肽和甲状旁腺激素相关蛋白等。

1)孕酮及其受体:孕酮是抑制子宫收缩最重要的激素,孕酮主要通过孕酮受体(progesterone receptor, PR)和糖皮质激素受体(glucocorticoid receptor, GR)发挥抑制子宫收缩的作用。可能的机制包括:①降低子宫的自发工作电位,使静息电位增加;②稳定与细胞膜相连的钙池,使细胞内钙的释放降低;③抑制PG的分泌,并激活其降解过程;④抑制间隙连接蛋白的合成,降低子宫肌兴奋的传导等;⑤通过促进松弛素合成,抑制子宫平滑肌受体的表达;⑥加强一氧化氮对子宫的松弛作用。

2)松弛素(relaxin):松弛素对子宫收缩抑制作用的机制还不清楚,但由于子宫肌细胞有丰富的高亲和力的松弛素受体,故其对子宫平滑肌的调节作用可能通过受体的变化来实现。松弛素可能通过如下作用对子宫产生抑制作用:①上调子宫肌细胞内的cAMP水平;②通过cAMP依赖性蛋白激酶抑制缩宫素诱导的磷酸肌醇的转化;③上调基质金属蛋白酶(matrix metallo proteinase, MMP)的水平,促进宫颈成熟。松弛素与子宫平滑肌间隙连接的关系也不清楚。在动物实验中证明,松弛素和孕酮有协同作用,但二者对妊娠子宫影响的相对重要性有很大的种属差异。

3）β-内啡肽（β-endorphin）：妊娠期母血中β-内啡肽主要由胎盘产生。β-内啡肽有抑制子宫兴奋性的作用，在妊娠期高水平的β-内啡肽有利于保持子宫的稳定性。β-内啡肽还对由缩宫素和PGE_2诱发的子宫收缩有明显的拮抗作用。

4）甲状旁腺激素相关蛋白（parathyroid hormone relative protein，PTH-rP）：人类PTH-rP由子宫内膜间质细胞和羊膜产生，有扩张血管和抑制子宫收缩的作用，被认为是妊娠期维持子宫静止的因素。PTH-rP对子宫的抑制作用较NO和其他已知的舒张子宫物质的作用低。PTH-rP是局部产生的，通过子宫肌上的特异性受体，以自分泌或旁分泌的形式激活G蛋白，上调细胞内cAMP水平抑制子宫收缩。妊娠期子宫内PTH-rP的产生，可能是对子宫机械性张力增加和（或）血管张力增加的反应。足月妊娠分娩时较分娩前羊水中PTH-rP浓度明显降低，表明在分娩时PTH-rP对子宫的抑制作用的撤退。

（2）兴奋性激素：兴奋性激素包括前列腺素、缩宫素和内皮素等。

1）前列腺素及其受体（prostaglandins，PG and prostanoid receptor，PG-R）：前列腺素（PGE_2和$PGF_{2\alpha}$）不仅对子宫肌有兴奋作用，而且还有促进宫颈成熟的作用。PGE_2和$PGF_{2\alpha}$主要由胎膜产生，并以自分泌和（或）旁分泌的形式起作用。PGs中刺激子宫平滑肌收缩的主要是$PCF_{2\alpha}$；而PCE_2的主要作用是促进宫颈成熟。

PGs兴奋子宫肌作用的机制是通过：①对细胞内游离钙离子浓度的调节作用：PG可抑制子宫平滑肌内肌质网与钙离子的结合，使细胞内游离钙离子增加；②直接作用于子宫平滑肌的收缩蛋白；③增强缩宫素的作用，并刺激缩宫素的生成与分泌；④促进子宫平滑肌细胞的间隙连接的形成。Liggins证明，在无子宫收缩，也没有雌激素和孕激素变化的情况下，给动物注射PGFh仍可见到间隙连接的增加，说明这一作用是直接的。

前列腺素通过前列腺素受体（prostaglandin receptor，PGR）起作用。针对不同的前列腺素，PGE'、$PGF_{2\alpha}$、PGD_2、PGI_2和TXA_2，分别有ER、FR、DR、IR和TR。其中ER还分为ER1、ER2和ER3三个亚型。对子宫收缩反应是借助于ER1、ER3、FR和TR，而抑制反应则主要是借助于DR、ER2和IR。

兴奋性前列腺素受体激活PLC/IP3传递系统，ER3还能抑制腺苷环化酶（AC）的激活。抑制性反应的受体是借助于AC的激活使cAMP聚积。PGR不受甾体激素的影响，分娩前后体内雌激素和孕激素发生很大的变化，而PGR则没有。

2）缩宫素及其受体（oxytocin，OT and oxytocin receptor，OT-R）：缩宫素对子宫收缩的刺激作用有很高的特异性，其作用方式主要是局部性的。缩宫素的生物效应是通过子宫肌细胞上缩宫素受体的变化实现的。Kjmura克隆了人类OT-R的cDNA，它是编码有388个氨基酸的多肽，有7个对G蛋白特异的跨膜区（transmembrane-spanning regions）。在人类OT-R的形成与雌激素和孕激素的比值有关。Fuchs指出，除雌激素外胎儿源的雌激素前体物质也可能影响OT-R的形成。在人类于妊娠第12～13周OT-R开始出现，至妊娠足月时其浓度增加50～100倍，而且蜕膜中的OT-R浓度较子宫肌高。

现已证明缩宫素的受体有两大类。一类缩宫素受体位于子宫肌上，当受体被占位后即可引起子宫收缩，而子宫肌的间隙连接蛋白可能就是缩宫素的结合部位。缩宫素与特异的受体结合后，改变受体的构型，并启动细胞膜上的离子通道开放，结果发生相关离子的跨膜运动，使膜去极化并发出动作电位。膜的电兴奋使细胞膜Ca^{2+}-Mg^{2+}-ATP酶的活性受到抑制，钙泵的运转受阻，加上细胞膜钙通道的开放，使细胞膜内游离钙离子浓度急剧上升。钙离子结合于细肌丝上的特异位点后，激活肌凝蛋白轻链激酶，造成粗、细肌丝的相对滑行而引起子宫肌细胞的收缩。Pliska在动物实验上证明，子宫平滑肌上的OT-R有三种，其解离常数分别为5×10 nmol/L、0.4 nmol/L和>10 nmol/L。其中中亲和力的OT-R是启动子宫收缩的主要部分。正常情况下，子宫平滑肌上的OT-R只有部分地被占用，其余部分为"备用受体"。"备用受体"的存在可以保证子宫对附加缩宫素刺激的有效反应。

另一类缩宫素受体存在于蜕膜上。蜕膜上的缩宫素受体被占位后，可刺激前列腺素的生成，此前列腺素扩散至邻近的子宫肌，又使子宫肌对缩宫素的敏感性增加，从而加强缩宫素的子宫收缩作用。因此，前列腺素是缩宫素发挥最大生物效应的必要条件。

3）内皮素及其受体（endothelin，ET and endothelin receptor，ET-R）：1988年Yanagisava首先从猪

动脉内皮细胞中发现内皮素,是一个由 21 个氨基酸组成的肽。内皮素和内皮素受体广泛地存在于人体各组织中。内皮素可分为三种亚型即 ET_1、ET_2 和 ET_3。在生理状态下,胎儿胎盘单位是内皮素浓度最高的部位,主要是 ET_1。在妊娠期羊膜是内皮素分泌的重要部位。羊水、胎膜、蜕膜和子宫肌层中均含有大量的 ET_1,其浓度分别为正常晚期妊娠母循环中浓度的 40 倍、26 倍、23 倍和 14 倍。上述组织中 ET_1 受体的浓度在妊娠期和分娩期没有明显改变,表明 ET 可能是通过旁分泌的形式对子宫活动进行调节。内皮素可能通过下列机制对子宫活动进行调节:①内皮素可直接刺激子宫平滑肌收缩:Wolff 发现 ET_1 和 ET_3 都可以使离体的子宫肌条收缩,ET_1 的作用更为明显。内皮素促进子宫平滑肌收缩的机制是增加细胞内钙离子的浓度,促进肌凝蛋白的磷酸化。②内皮素可刺激 PG 的生成:Schrey 等在人类子宫蜕膜细胞的原代培养中证明,ET_1 可刺激磷脂酰肌醇 (PI) 水解的作用,而且二者存在着剂量依赖关系,并通过单磷酸肌醇的蓄积和花生四烯酸释放的增加参与 PG 形成的调节。

目前对内皮素受体形成的调节机制了解的还很少。可能雌激素对其形成有促进作用,而孕激素有抑制作用。

(3) 双重作用的激素。

1) 雌激素及其受体:雌激素对子宫的作用是双重性的。雌二醇 (E_2) 有兴奋子宫的作用,而大量的雌三醇 (E_3) 则有抑制子宫收缩的作用。E_2 使子宫兴奋的机制为:①可使子宫肌缩宫素受体的数目增加;②可刺激 GJ 的形成;③促进 PG 的生成;④抵消孕酮对子宫的稳定作用。E_3 则无上述作用。妊娠期产生大量的 E_3 可以占据子宫肌上大部分的雌激素受体位点,而使 E_2 不能发挥作用,从而保持子宫在妊娠期的相对稳定性。由此可见,雌激素对子宫是具有双重作用的激素。

2) 胎盘促肾上腺皮质激素释放激素及其受体 (corticotropin-releasing hormone, CRH and corticotropin-releasing hormone receptor, CRH-R):1981 年 Vale 等首先从垂体中分离促肾上腺皮质激素释放激素 (CRH),随后 1982 年 Shibasaki 等由胎盘提取物中证明存在 CRH。以后的研究证明,只有在高等灵长类(如黑猩猩、狒狒)的胎盘才产生 CRH。胎盘 CRH 由合体滋养叶细胞产生,其 mRNA 表达及分泌的蛋白与下丘脑分泌的 CRH 相同。

正常妊娠时,CRH 与 CRH 结合蛋白 (CRH-binding protein, CRH-BP) 结合而失去其生物活性。CRH-BP 是一种分子质量为 37 000 的结合蛋白,其与 CRH 的解离常数为 2×10^{-10} mol/L。CRH-BP 由肝、胎盘和脑产生,并随妊娠的进展而逐渐增加,在妊娠中期以后基本稳定在 5nmol/L 左右,于分娩前 4~6 周母血浆、羊水和脐带血中的 CRH-BP 下降,足月时母血中的 CRH-BP 水平只有妊娠中期以后的 50%,产后 5 天恢复正常。所以,从分娩前 4~6 周开始,具有生物活性的 CRH 逐渐增加。

已有多个实验室证明子宫肌内有促肾上腺皮质激素释放激素受体 (CRH-R) 的表达,当妊娠时子宫肌表现不同的 CRH 受体图像。现已知 CRH 受体有 5 个亚型,其中以 CRH-R1 和 CRH-R2 最为重要,但其各自的功能目前还不清楚。CRH 受体与 G 调节蛋白 (G regulatory protein) 耦合,它们都属于降钙素/血管紧张素超家族受体。在妊娠时的子宫静止期,CRH 受体通过 GaS 蛋白与腺苷环化酶偶联,使该酶激活,细胞内 cAMP 增加。妊娠晚期 CRH 受体不再与腺苷环化酶偶联,从而导致细胞内 cAMP 水平下降,而促进子宫收缩。在有宫缩的子宫肌较没有宫缩的子宫肌 CRH-R1 的表达量明显增高。Stevens 等证明,CRH-R1 和 CRH-R2 蛋白在非妊娠和妊娠子宫下段均存在,但在蜕膜和绒毛膜仅有 CRH-R1 而不存在 CRH-R2。妊娠期子宫下段 CRH-R1 mRNA 表达降低,而早产或者足月产时增加,但子宫底部无变化。分娩时 CRH-R1 与 CRH 同时对分娩起调节作用。

上述结果表明,不同孕期 CRH 对子宫的作用不同。在妊娠早期胎盘源性的 CRH 产生很少,并与 CRH 结合蛋白结合而无生物活性。妊娠中期以后胎盘产生的 CRH 逐渐增多,CRH 结合到细胞膜上使细胞内 cAMP 增加,抑制可使子宫兴奋的并使 CRH-R 转成为高亲和力的受体。高亲和力的 CRH 与腺苷环化酶偶联,使细胞内 cAMP 进一步增加,子宫肌舒张以维持子宫肌的静止状态。至妊娠近足月时,由于缩宫素受体的上调导致 CHR-R 返回低亲和力状态。这一过程可能通过 PCK 的变化完成,而且可能是由于特殊的靶特异性 R 实现。这一作用的结果使细胞内 cAMP 降低,随之子宫肌的兴奋性增加。这一变化可由妊娠足月时子宫肌内 GaS 的下调而加强。此外,CRH 可以增加缩宫素和前列腺素对子宫的收缩作用,由此可见,CRH 是对子宫具有双重作用的激素。

3. 旁分泌与自分泌因子的调节

(1) 细胞因子 (cytokine)。

1) 生长因子:①表皮生长因子及其受体 (epidermal growth faclor, EPF and epidermal growth factor receptor, EPF-R): EPF 为一多肽类物质,可刺激 DNA 合成,并迅速引起平滑肌收缩。子宫对 EPF 反应的特点是长时限 (long duration) 的,包括有较高的静息压,随之有长达 2~4 小时的规律性收缩。

EPF 造成子宫收缩的机制还不清楚,但已知 EPF 可刺激羊膜细胞合成 PG。表皮生长因子受体为膜受体酪氨酸激酶,因其上有受体分子而表现酶的活性。膜受体酪氨酸激酶的基质是磷脂酶 Cr,其在静止时是两个分开的单体,磷酸化时单体被二聚化 (dimerized) 成 PLCrl。PLCrl 可影响 IP3 的生成,并造成细胞内钙离子的增加。目前对 EPF-R 形成的调节机制还不清楚。②转移生长因子及其受体 (transforming-growth factor, TGF and transforming growth factor receptor, TGF-R):动物实验表明,TGF-β 为一抗孕激素因子并可导致子宫收缩的增加。在人类不同孕期子宫肌内 TGF-β 受体的表达也不相同。这些结果都支持 TGF-β 及其受体与子宫肌由妊娠期的静止状态转入临产状态有关。Kuscu 用免疫组化方法表明,不同孕期子宫肌内 TGF-β_3 的染色密度不同。早产未临产子宫肌无反应,足月未临产有轻度反应,早产临产后为中度反应,而足月临产后为重度反应。由此,有作者认为 TGF-β_3 是使子宫肌由静止状态进入准备分娩状态的重要因素。

2) 白细胞介素:体外实验证明,足月分娩前及分娩过程中子宫肌细胞有 IL-1β、IL-6、IL-8 和 TNFα 的 mRNA 表达。其中 IL-1β 和 IL-6 可能是通过旁分泌形式刺激胎膜和(或)子宫肌 PG 的合成。IL-8 则是通过增加胶原酶的活性促进宫颈的成熟。Hebisch 证明,在无羊膜腔感染的足月分娩中,伴随宫口开大母血中和胎儿-母体界面上的 IL-6 和 IL-8 明显增加。Kuscu 等更认为对分娩发动来说 IL-6 较其他细胞因子更重要。

(2) 一氧化氮 (NO):一氧化氮作为重要的生物活性介质已被广泛地重视。近年来的研究表明,一氧化氮是很强的子宫平滑肌松弛剂,主要通过激活鸟苷酸黄化酶使一磷酸鸟苷 (cGMP) 升高,松弛子宫平滑肌,使子宫处于静止状态,维持妊娠。NO 与宫缩抑制直接相关,近年来的研究发现,NO 对调节胚胎的发育和维持子宫的静息状态和血管的扩张状态有重要作用。血清 NO 浓度的改变必然会对妊娠产生影响。孕早、中期 NO 水平较高,子宫松弛,从而有利于维持子宫静息状态。孕晚期尤其是分娩期,NO 水平明显下降,抑制宫缩作用减弱,诱发宫缩。此外,NO 舒张子宫平滑肌的作用,部分是通过打开细胞膜上 Ca^{2+} 依赖性 K^+ 通道实现的,分娩时这一 K^+ 通道下降,子宫对 NO 的敏感性降低,从而使子宫肌的收缩性加强。妊娠早期一氧化氮合成酶 (eNOS 和 nNOS) 的活性较非妊娠子宫高,至妊娠晚期子宫肌 eNOS 明显降低,NO 的产生减少,对子宫抑制的作用减弱,有利于分娩发动。同时临产时子宫下段肌层诱导型一氧化氮合成酶 (iNOS) 活性升高,NO 水平增加,有利于子宫下段的成熟。调节 NOS-NO 系统的机制目前尚不明了,雌激素和孕酮 (尤其是孕酮) 可能是 NOS 的主要调节激素。但分娩前后 NOS 活性是否发生变化目前尚无定论。NO 供体药物虽然对子宫收缩有一定的抑制作用,但不能改变分娩发动的时间,因此,可以认为妊娠期 NO 是维持子宫稳定的因素。至于妊娠晚期 NOS-NO 系统参与宫颈成熟,以及子宫上段 NOS-NO 系统功能的减退都有利于分娩发动的作用是多方面和复杂的,而其产生的调节机制和其对子宫的作用机制目前还不完全明了。

4. 机械性调节 子宫平滑肌具有较大的可塑性,故子宫肌的张力与子宫肌长度的关系是相对平坦的。妊娠期子宫平滑肌能保持一定的张力是维持妊娠的重要因素。在妊娠过程中子宫腔的容积由 50 mL 增至 1 000mL,子宫腔的伸展 (stretch) 是子宫肌增长重要的刺激物。与此同时,子宫的伸展又可以刺激子宫收缩。这一刺激子宫收缩作用对分娩发动的影响早已为人们所重视,但目前还不清楚的是,子宫肌伸展直接刺激子宫收缩,还是需要有另外刺激物(如激素)的附加作用? 而且慢性伸展与急性伸展时刺激子宫收缩的机制是否相同也不清楚。同样不明确的是,由于子宫肌伸展造成的子宫收缩,是否都是通过细胞内钙离子的增加和肌凝蛋白磷酸化过程来完成? 因为在一些实验室的研究中,未见到细胞内钙离子的增加,而另一些实验则表明,子宫肌伸展可通过蛋白激酶 C 的作用,使肌纤维对钙离子的敏感性增加。Barany 的实验室证明：①拉长子宫肌肉可得到最大速率的肌凝蛋白轻链的磷酸化；②磷酸化已确定为在子宫内由碳酰胆碱（carbachol）引起的活动；③在有舒张剂存在的情况下，肌肉伸展仍能产生最大速率的磷酸化。

5. 代谢性调节　代谢性调节是指继发于子宫的氧供给和 pH 的变化对子宫收缩的影响。

（1）缺氧与子宫收缩：强力的子宫收缩可造成子宫血管受压，甚至关闭，其结果是造成子宫缺氧。但子宫缺氧并不能导致子宫舒张。迄今为止，缺氧对子宫收缩的影响还不清楚。一般来说，当缺氧时子宫收缩减弱，但妊娠子宫较非妊娠子宫对缺氧有较强的耐受力。这可能是由于妊娠后生化改变的结果，如糖原和脂肪颗粒较多、乳酸脱氢酶、磷酸肌酐和 ATP 增加等。ATP 是子宫收缩所必需的，而子宫产生的 ATP 主要来自氧化磷酸化过程。子宫缺氧时 ATP 的生成减少，而且酸化的肌肉又使肌力降低。

缺氧时子宫收缩力下降的另一个机制，可能与钙离子浓度的变化有关。初步报告表明，用氰化物阻止氧化作用时，肌条上的钾流出增加。Heaton 认为，用氰化物后 ATP 下降造成 K^+-ATP 通道开放，对子宫收缩的影响不大，但对钙离子通过的影响是较大的。由于低氧将造成：①抑制氧化磷酸化过程并因之而改变代谢物的水平；②刺激厌氧糖分解（anaerobic glycolysis）而造成细胞内的酸化。这两种变化都可以造成子宫收缩力的降低。

（2）pH 与子宫收缩：pH 对子宫收缩的影响还不清楚。动物实验表明，子宫酸化可以抑制子宫的自然收缩，而子宫碱化则使收缩的频率增加。大鼠子宫肌的 pH 为 7.1，分娩发动后 pH 约下降 0.2。子宫的 pH 变化对钙离子通道的影响也不明了。

6. 子宫平滑肌细胞膜离子通道对子宫收缩的调节　在子宫肌细胞表面存在 Na^+、Ca^{2+}、K^+ 和 Cl^- 离子通道。Na^+ 通道随妊娠进展逐渐增加，近足月时达到高峰，其作用可能会使 Na^+ 内流，细胞内 Na^+ 升高，钠 - 钙交换增强并导致细胞内钙离子增加，加强子宫收缩。K^+ 通道对子宫肌细胞电位的形成和妊娠子宫肌的稳定性起作用。钙离子通道的激活则是子宫肌收缩的必要条件。很多调节子宫收缩或舒张的物质就是通过这一途径对子宫活动进行调节。

二、分娩发动的比较生物学

对人类分娩动因的推测，不少是根据动物实验的结果。这是因为动物实验有很多方便之处。然而，研究的结果表明，在不同的动物种属之间，维持妊娠和分娩发动的机制是有差别的。因此，了解这些机制及其差别，对人类分娩动因的研究和理解是必要的。

不同动物在维持妊娠的机制方面可分为两大类。一类是依赖妊娠黄体分泌的激素维持，如兔和山羊等，这些动物在妊娠的任何阶段切除卵巢均导致妊娠的终止。另一类是依赖胎盘维持，如绵羊、猪、牛以及包括人类在内的灵长类动物。在人类，妊娠黄体的功能在妊娠 12 周左右即已完成向胎盘的转移。Liggin 等通过羊的动物实验模型，系统地研究了分娩发动的机制，并建立了胎儿决定学说，成为目前说明分娩发动机制最有影响的学说之一。

依赖妊娠黄体维持妊娠的动物，在分娩发动前，胎儿分泌的皮质醇明显增加。皮质醇作用于胎盘的酶，造成硫酸激酶（sulfokinase）和硫酸酯酶（sulfatase）的比例改变，使产生的雌激素由结合型向非结合型转变，结果游离的雌二醇（E_2）增加。雌激素的增加可刺激 PG 的生成与分泌。PG 作用于黄体，使黄体溶解孕酮的生成减少。孕酮水平下降后其对 PG 合成的抑制解除，又可使 PG 生成进一步增加。PG 刺激子宫收缩并导致分娩发动机制如图 8-1 所示。

依赖胎盘维持妊娠的动物，在分娩前胎儿皮质醇分泌增加，作用于胎盘使雌激素（主要是 E_2）增加而孕酮（P）减少，E_2/P 比值增加。E_2/P 比值增加可刺激 PG 的合成与分泌增加而诱发宫缩，分娩发动如图 8-2 所示。猕猴（rhesus monkey）分娩发动的机制比较复杂，切除胎儿肾上腺虽使妊娠期限延长，但仍可自行分娩。豚鼠分娩发动的机制可能是最接近人类的。妊娠期母血中有高水平的孕酮，而且分娩前并不下降，但 E_2 和缩宫素明显升高。与人类不同的是，给妊娠豚鼠注射皮质醇或 ACTH 可以诱发分娩。

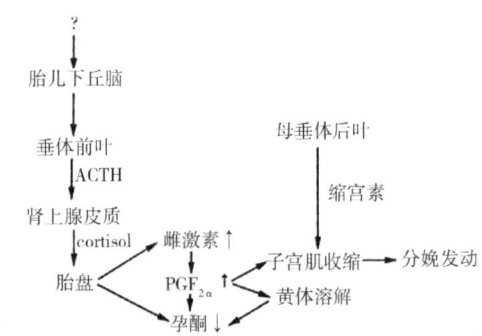

图 8-1 依赖妊娠黄体维持妊娠动物的分娩发动机制

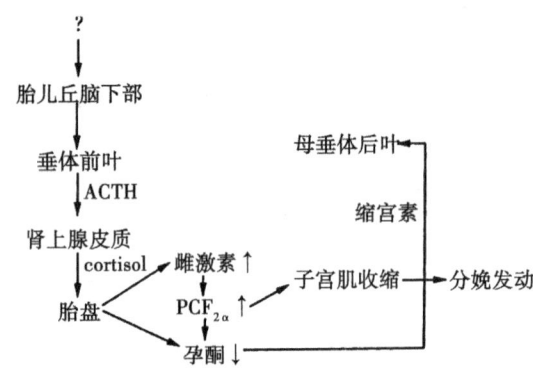

图 8-2 依赖胎盘维持妊娠动物的分娩发动机制

从以上的讨论可以认为，不论是黄体依赖性还是胎盘依赖性动物，在分娩发动前均有同一个关键的步骤，即前列腺素的合成与释放。PG 的合成与释放受雌激素和孕激素的调节。对黄体依赖性动物，PG 的作用首先是溶解黄体，然后刺激子宫收缩，故孕酮减少是主要的，而雌激素增加的重要性是第二位的。胎盘依赖性动物则没有黄体溶解的过程，故孕酮下降的重要性较小，PG 的合成与释放取决于 E_2/P 比值的变化。

三、关于人类分娩动因的学说

分娩动因的学说很多，各种学说之间又是互相关联的，而且随着研究的不断深入，各种学说的内容也有发展。回顾这些学说有助于对分娩动因的理解。在各种学说中比较有代表性的为神经介质学说、机械学说、激素控制学说、宫颈成熟与子宫下段形成学说和免疫学说等。

（一）神经介质学说

子宫受交感神经和副交感神经的支配。已知子宫肌有 α 肾上腺素能受体、β 肾上腺素能受体和胆碱能受体。其中儿茶酚胺类物质兴奋子宫的作用是通过 α 受体实现的。子宫肌有两种 α 受体，即 $α_1$ 和 $α_2$ 受体。$α_1$ 受体可以激活 PLC/IP3 途径，使细胞内的钙离子浓度增加而导致子宫收缩。$α_2$ 受体则激活 PLA_2/AA 途径，使腺苷环化酶激活而抑制子宫的舒张。β 受体则相反，有舒张子宫的作用。在正常妊娠过程中，这些受体之间处于动态平衡状态，以保持子宫的稳定。当这种平衡被打破，兴奋子宫的作用超过稳定子宫的作用时，分娩即开始。支持这一学说的证据是用拟 β 肾上腺素能药物，如苯氯丙酸胺和利托君等，可抑制子宫收缩，并对先兆早产有治疗作用。但实际上，在分娩前和分娩时，母血中儿茶酚胺的浓度未见有明显的改变。因此，虽然神经介质是调节子宫收缩和舒张的重要因素，但不是分娩发动的直接原因。

（二）机械学说

机械学说的理论根据是，由于子宫容积的增加，使子宫的伸展度（stretch）和张力（tension）增加，子宫内压增加并对子宫下段和宫颈有机械的扩张作用。这种机械的扩张作用，通过交感神经，经脊髓传入中枢神经，到达下丘脑和神经垂体，使缩宫素释放而引起宫缩。在临床上，过度膨胀的子宫如羊水过多、双胎等常导致早产的现象支持这一学说。Quilligan 认为子宫下段的伸展可导致 Ferguson 反射的增加，是促使产程发动的因素之一。然而随后证明，母血中缩宫素水平的增加是在产程发动以后，随着产程的进展逐渐增加的。因此，这一机制还不能被认为是发动分娩的始发原因。值得注意的是，子宫张力的增加和宫颈的成熟，是分娩发动的必需条件和基础已被更多的重视。子宫紧张度的加大，不仅是神经反射的原因，而且还可以通过钙离子的内移而引起子宫收缩。因此，由于子宫肌伸展度增加造成的机械作用，对分娩发动的影响，也被予以更多的重视。

（三）激素控制学说

激素控制理论是目前最有影响的学说。已知参与调节子宫活动的激素很多，但其相互关系十分复杂，有些还不明确。这些因素不仅以内分泌的形式，而且更重要的是以自分泌和旁分泌的形式起作用，在子宫局部形成调节网络。因而，确定哪种激素是造成分娩发动的启动者（trigger）也无定论。

1. 孕酮撤退学说　1956 年 Csapo 首先提出孕酮撤退（progesterone withdraw）学说（或孕酮封闭 progesterone block 学说）。这一学说是基于动物实验的观察提出的，其根据是孕酮有重要的抑制子宫收缩作用，在某些动物的分娩发动前均先有母血中孕酮水平的明显下降。但在以后对人类分娩的研究中，这一理论未能得到证明。不支持这一学说的事实是：

（1）在人类，母体外周血中孕酮水平随妊娠的进展逐渐增加直至足月，临产前未见有撤退现象，而且在分娩发动后，孕酮并不能阻止分娩的继续进行。

（2）在分娩开始时，羊膜、绒毛膜和蜕膜组织中雌酮、雌二醇和孕酮的绝对量并无变化。

（3）用孕酮受体类似物或孕酮合成抑制物，如 RU486 和环氧司坦，未能达到预期的效果。

（4）妊娠足月时孕酮受体数较非妊娠时低，但在分娩发动时，羊膜和蜕膜的孕酮受体 mRNA 的表达没有变化。

（5）虽然孕酮可以抑制宫缩，但没有证据表明人类分娩期子宫收缩的发生需有孕酮的下降。而且，在宫缩乏力时，胎儿和母体静脉血中的孕酮水平较正常分娩时还低。

虽然上述的事实不支持孕酮撤退是造成分娩发动的原因，但孕酮撤退的作用仍可能是重要的。首先，不同部位的子宫标本、子宫动脉、子宫静脉以及外周循环血中的孕酮水平并不相同，说明外周循环血中的孕酮水平不能代表子宫局部孕酮水平的变化（表 8-2）。

表 8-2　不同部位孕酮水平的测定结果

部位	孕酮水平
子宫肌	(125 +87) ng/g
蜕膜	(485+16) ng/g
胎膜	(3015+12) ng/g
羊水	74ng/mL
子宫静脉	160ng/mL
子宫动脉	29ng/mL

循环中孕酮水平仅反映平均胎盘合成孕酮的能力，而子宫肌内孕酮水平与外周血中的孕酮水平无关。首先，目前认为孕酮的撤退是在子宫的局部起作用，而且更主要的是通过旁分泌系统完成。其次，现在认为在甾体激素中，雌激素和孕酮对子宫的作用是相对的。所以，雌激素（主要是雌二醇 E_2）与孕酮的比值（E_2/P）的变化较孕酮的绝对值更重要。再次，孕酮受体的变化与分娩发动的关系也受到重视，Henderson 等证明，在分娩开始后较以前，核内孕酮受体的反应成分降低 9 成，说明虽然分娩前孕酮的分泌量没有明显减少，但由于孕酮受体的减少而使孕酮的生物活性降低，可能在分娩发动中起重要作用。

因此，由于孕酮的相对性减少和孕酮受体的变化而引起分娩发动的机制，仍是重要的研究方向。

2. 缩宫素学说　缩宫素学说的主要根据是缩宫素有刺激子宫收缩的作用，并有明确的引产和缩宫的效果。近年来的研究证明，缩宫的作用是通过缩宫素受体实现的。Soloff 发现，在临产前子宫肌缩宫素受体（OT-R）急剧增加，并为 Riemer 和 Fuch 等人的研究支持。所以缩宫素通过 OT-R 参与分娩的发动可能是重要的因素。妊娠晚期在雌激素的作用下 OT-R 形成的增加，提供了子宫收缩的物质基础。同时由于子宫张力增加和先露部压迫子宫下段，通过神经反射刺激缩宫素释放，从而造成分娩发动。但是，从大量的实验和临床观察，未能证明在分娩发动前有缩宫素的急剧增加。缩宫素是在分娩发动以后，随着产程的进展逐渐增加，至胎儿娩出前达到峰值。因此，目前多数学者认为，缩宫素对维持分娩的顺利进行是重要的环节和必要的条件，但不是分娩发动的启动因子。

3. **胎儿决定学说**　自从 Liggin 通过羊的动物实验提出胎儿决定学说以来，在一段时间内也被用来说明人类分娩发动的机制。胎儿决定学说的基本内容是，分娩的发动可能开始于胎儿脑的成熟。胎儿脑成熟后，ACTH 分泌增加并刺激胎儿肾上腺分泌皮质醇，并导致胎儿胎盘系统产生雌激素和孕激素比值的变化。胎儿胎盘系统产生雌激素和孕酮比值的变化，激发胎盘和子宫肌合成与分泌 PG，其中 PGE 促进宫颈成熟而 $PGF_{2\alpha}$ 兴奋子宫肌使之收缩。与此同时，由于胎儿的成熟，宫腔容积增大和子宫下段的伸展，反射性的使神经垂体分泌缩宫素增加。PG 和缩宫素增加的结果导致分娩的发动。

支持这一理论的根据是：①妊娠晚期胎儿胎盘单位产生的雌激素和孕酮明显取决于胎儿肾上腺胎儿带的功能。胎儿带分泌的去氢表雄酮硫酸酯（DHEAs）是雌激素产生的重要前体物质，皮质醇也可以在 17 和 20 位上降解完成孕酮的代谢。所以，在妊娠晚期雌激素的增加和孕酮的下降，都与胎儿肾上腺胎儿带的功能相关。②在无脑儿，由于中枢神经不发育，ACTH 分泌减少，胎儿肾上腺萎缩，可造成延期分娩。但是这一理论仍然有疑问。因为：①在临床观察中未能见到在分娩发动前母血中皮质醇水平的变化；②应用皮质类固醇制剂未能达到引产的效果，而且外源性皮质类固醇还可以抑制母体和胎儿肾上腺的功能，并降低循环中 DHEAs、皮质醇和 E_3 的浓度；③由于方法学的原因，很难得到人类的妊娠和分娩过程中胎儿垂体 - 肾上腺功能动态观察的资料。尽管如此，这一学说仍是目前比较有说服力的学说之一。近年来，胎儿皮质醇与胎盘 CRH 正反馈环的发现，和胎盘内 11β 羟类固醇脱氢酶（11β-hydroxysteroid dehydrogenase，11β-HSD）存在的确认使胎儿决定学说有了新的发展，并提出两个学说。

一个学说是认为足月时，增加的雌激素刺激胎盘 11β-HSD 增加，使皮质醇转化为无活性的皮质醇，造成从母体到胎儿的皮质醇减少，通过负反馈作用使胎儿垂体 ACTH 的分泌增加，并刺激胎儿肾上腺 DHEA 的产生增加。胎儿 DHEA 进入胎盘，造成胎盘雌激素产生的进一步增加，并刺激缩宫素、PG 和间隙连接产生的增加，最后导致子宫收缩和宫颈扩张。另一个学说是认为在足月时，大量的胎儿皮质醇不仅促使胎儿肺成熟，而且进入胎盘与孕酮竞争结合糖皮质激素受体，阻断孕酮对胎盘 CRH 基因表达的抑制作用，使胎盘 CRH 的分娩增加。胎盘 CRH 进入胎儿，通过刺激胎儿垂体 ACTH 分娩的增加，使胎儿肾上腺产生皮质醇和 DHEA 增加。胎儿 DHEA 进入胎盘又促使胎盘雌激素的产生，并刺激缩宫素、PG 和间隙链接产生的增加，最后导致分娩发动。

4. **前列腺素学说**　前列腺素的发现及其能成功地终止各时期的妊娠，使人们将前列腺素与分娩的发动联系起来，并被认为是重要的因素之一。支持这一理论的根据是：

（1）妊娠子宫内存在合成前列腺素的机制。

（2）在妊娠各阶段应用前列腺素均可导致妊娠的终止或分娩的发动，而应用前列腺素合成抑制剂则可使分娩延迟。

（3）分娩时羊水中前列腺素（主要是 $PGF_{2\alpha}$）明显增加，而且蜕膜中 $PGF_{2\alpha}$ 水平的增加先于羊水的增加，其浓度为羊水浓度的 10～30 倍。

然而进一步的研究表明，在人类分娩发动前母血中 $PGF_{2\alpha}$ 并没有特异性的增高，而是随着分娩的进展逐渐增加的，至第一产程末和第二产程时达到高峰。因此，目前认为前列腺素是维持分娩的重要因素而不是分娩的始动原因。

5. **胎盘 CRH 学说**　Majzoub 等首先提出胎盘 CRH 学说。胎盘产生的 CRH 不仅进入胎儿循环，也进入母循环中，而且在妊娠期间母血中的 CRH 主要来自胎盘。胎盘 CRH 进入胎儿循环后，刺激胎儿垂体释放 ACTH，并使胎儿肾上腺分泌皮质醇和去氢表雄酮硫酸酯（DHEAs）增加。一方面胎儿皮质醇促使胎儿器官功能成熟和维持内环境的稳定；另一方面胎儿皮质醇进入胎盘，刺激胎盘 CRH 产生的进一步增加，形成胎儿皮质醇与胎盘 CRH 的正反馈环（positive feed-back loop）。胎儿 DHEA 进入胎盘使胎盘产生雌激素增加，而皮质醇还与孕酮竞争结合胎盘的糖皮质类固醇受体，最后的结果是子宫局部的 E_2/P 比值增高，随之子宫肌内、缩宫素受体、PG 和间隙链接的生成增加，子宫收缩并进而使分娩发动。这一学说的特点之一是把胎儿成熟与分娩发动有机地结合起来，在一定意义上是胎儿决定学说的发展和完善。

McLean 等根据一组 500 例分娩的回顾性研究，结果表明妊娠 16～20 周时母血中 CRH 浓度可以预测妊娠结局是早产还是足月产或过期产，从而提出"胎盘 CRH 时钟学说"。认为从妊娠早期开始，这一"时钟"就决定分娩的时间。在早产发生前 10 周即可见到母血中 CRH 浓度明显增加，但此时并没有皮质醇和 ACTH 增加的证据，而母血中 CRH 结合蛋白与妊娠时间呈负相关关系。这些结果提示，在妊娠早期母血中 CRH 异常增加才是早产的原因，而且有可能成为预示早产的发生指标。但以后的研究表明，在妊娠期高血压疾病和 FGR 妊娠，母血中 CRH 也增高，但不发生早产。Matthew 等认为母血中 CRH 和 CRH 结合蛋白均不能预测临床的早产。Majzoub 等指出，"胎盘 CRH 时钟"不能自我纠正，而且可以在各种生理或病理的状态下使之发生偏离。因此，对"胎盘 CRH 时钟"学说目前仍有争论。

综上所述，就目前所知人类分娩发动是受多因素作用的结果，其中激素的作用是一个重要的方面，而这些激素不仅通过内分泌形式，而更多的是通过自分泌和旁分泌的形式起作用，形成在子宫局部的调节网络。

从子宫活动状态的角度理解，由维持妊娠到分娩的基本条件是子宫肌由静止状态转到兴奋状态。对子宫收缩机制的调节主要是体液性（humoral）的。由分娩发动及其后的分娩连锁反应（parturition cascade）都是基于维持子宫静止因素的撤退和子宫兴奋因素的恢复和加强。在这一模式中，每一个因素都与下一个因素紧密相连。很多因素都是多个正反馈环（multiple positive feed-back loop）的一部分，其中包括很多自分泌和旁分泌的途径。简言之，人类足月分娩是一个生理过程，在子宫组织内（包括子宫肌、蜕膜和宫颈）完成一系列变化。这一变化（包括子宫内 PG 的释放、子宫肌间隙连接的形成，以及子宫肌缩宫素受体的形成和激活等）在分娩的数周前即已开始。一旦子宫肌和宫颈的准备完成，来自胎儿-胎盘单位的内分泌-自分泌-旁分泌因子就造成子宫由不规律收缩转为规律的子宫收缩和宫颈的扩张。

（四）宫颈成熟和子宫下段形成学说

在妊娠过程中一个重要的变化是子宫下段的形成。子宫下段是由子宫峡部发展形成的。非妊娠时子宫峡部的肌层以螺旋形排列的平滑肌为主，也有少数的宫体纵行肌的延续部分。外膜有子宫主韧带、骶骨子宫韧带和耻骨宫颈韧带附着形成坚强的子宫内口。随着妊娠的进展，与胎儿发育成熟同步的是子宫峡部逐渐地被拉长形成子宫下段。此时其闭锁宫腔的功能也逐渐地消失。子宫下段和宫颈由于宫腔压力的增加而被动地伸展（stretch），并与附着其上的蜕膜发生相对的错位，可能是蜕膜激活的因素。此外，宫颈的成熟与分娩的发动有明显的时相关系。大量的临床实践证明，只有充分准备的宫颈才能有与宫缩相适应的宫口扩张。而且宫颈成熟的程度与临产的时间、产程的长短和分娩能否顺利进行都密切相关。因此，宫颈和子宫下段在妊娠和分娩过程中，不再被认为是一个被动的部分，而宫颈的成熟和子宫下段的形成与发育是分娩发动的必要条件。

宫颈的成熟和子宫下段的形成是在复杂的内分泌和机械的作用下完成的。在内分泌的调节机制中，雌激素（E_2）和前列腺素（PGE_2）起重要作用。E_2 可使胶原酶（collagenase）的活性增加，而 PGE_2 除增加胶原酶的活性外，还可使白细胞内的胶原酶和弹性蛋白酶（elastase）的活性增加。Kanayama 认为，在宫颈成熟过程中弹性蛋白酶活性的增加更为重要。它不仅促进宫颈的成熟，而且还表示宫颈基质内粒细胞的激活程度。而白细胞的激活还可能参与分娩发动前的蜕膜激活过程。

（五）免疫学说

胎儿对母体来说是半异体移植物，妊娠的维持是由于母子之间免疫量到抑制的结果，一旦这种抑制解除即可发动分娩。目前对于解除这种免疫抑制因素的研究正在逐渐深入。Inass 等报道，临产孕妇宫颈内白细胞和巨噬细胞密度明显高于未临产孕妇,而且在临产和未临产孕妇的子宫内膜、宫颈内都有IL-1β、IL-6、IL-8 mRNA表达,临产后以上因子的表达多于未临产时。这些细胞因子能增加蜕膜和绒毛膜中前列腺素合成酶活性,刺激PG产生,从而启动分娩。

1. 分娩发动的免疫理论基础　胎儿对母体来说是半个异体的同种移植物,妊娠之所以能维持是由于母子之间特殊的免疫关系来实现的。总的来说,在妊娠期母体的免疫抑制是主要方面。一旦母体的免疫系统对胎儿(胎盘)的识别能力增加,即会表现出排斥反应,分娩也即随之发生。根据这一原理,分娩的发动受免疫因素的调节和控制是合乎逻辑的推断。然而,在相当长的时期这一理论并没有获得足够的证明。近年来,随着免疫学的进步,对分娩发动的免疫学机制的研究也有了很大的进展。妊娠期胎儿不受排斥的机制的原因如下。

(1)妊娠期母体内存在着大量的免疫抑制物(表8-3),这些免疫抑制物使母体处于免疫抑制状态。

表8-3　妊娠期母体内的免疫抑制物

种类	免疫抑制物
激素类	甾体类激素:皮质醇、雌激素、孕酮
	蛋白类激素:HCG; HPL
蛋白类	胎儿蛋白:AFP; CEA
	妊娠特异蛋白:PZP; PP14; SPI; PAPP-A
抗体	封闭抗体
细胞因子	TGF-β

(2)母体对胎儿识别能力低下:在妊娠初期和妊娠中期,母体细胞免疫能力逐渐下降,至妊娠晚期逐渐增加,表现为T细胞数增多而B细胞数减少。

(3)胎盘的免疫屏障作用:从解剖学的角度,胎盘的屏障作用是重要的,包括母循环中封闭抗体对绒毛滋养叶细胞的遮盖作用、蜕膜本身的免疫惰性作用(蜕膜细胞对胎儿抗原的刺激不敏感),以及蜕膜内的转移生长因子等。

(4)胎儿的组织适应性抗原不成熟故其抗原性弱,不容易被母体识别等。近年来的研究表明,以维持妊娠为目的的母体细胞免疫和体液免疫功能的变化,在分娩发动中起重要作用。这些免疫因素在子宫局部呈梯度性变化,即胎盘附着部位较母血中高。在产程发动前的准备状态中,胎盘、胎膜和蜕膜的界面的免疫环境变化可能起重要的作用。Akin证明,在自然分娩发动前,胎盘滋养叶组织中IgG抗体增加,而且自然分娩胎盘中IgG的含量较剖宫产者高。早产时则未见有这种变化。这说明随着妊娠的进展,母体免疫系统对胎儿抗原识别的能力加强,并在分娩发动中起作用。此外各种免疫调节细胞因子,如IL-2、INF-γ和TNF等可因母体免疫系统被激活而不利于妊娠的维持,在正常妊娠过程中,胎儿产生IL-4和IL-10以抵消其作用。最近Osmer观察了剖宫产者子宫下段、蜕膜和胎膜的IL-8、IL-2、TNF-α和白细胞的基质金属蛋白酶-8(matrix metalloproteinase-8, MMP-8)及基质金属蛋白酶-9(matrix metalloproteinase-9, MMP-9),结果表明,子宫下段的IL-8增加,同时白细胞的MMP-8和MMP-9也增加。故认为IL-8参与人类分娩发动的过程,而IL-2和TNF-α则无大影响。Maradney进一步证明,胎膜、羊膜和子宫下段的伸展可刺激IL-8的产生,而IL-8又可增加胶原酶的活性,促进宫颈的成熟。这一结果为子宫下段成熟理论提供了新的证据。Olah报告,正常分娩时羊水中IL-6水平较剖宫产者高,而且IL-6和INF-γ有良好的相关性。最近还证明,在分娩时前羊水中的浓度高于后羊水,也说明IL-6的产生可能与子宫下段伸展的刺激有关。IL-6可能通过旁分泌的形式,刺激胎膜产生PG,而参与分娩的机制。

2. 蜕膜激活学说　1988年Casey提出分娩发动的蜕膜激活学说。从免疫学的角度,妊娠的维持(胎儿不被排斥)和分娩(胎儿被排斥)都与母体和胎儿之间的免疫状态相关。在维系母体和胎儿关系方面存在着器官联系系统(organ communication system),通过内分泌(endocrine)和旁分泌(paracrine)的形式实现,而且旁分泌形式是主要的。来自胎儿和母体两个方面的各种因素,主要通过旁分泌的网络来维持。在分娩前的重要事件（在各种动物几乎是相同的）就是介于胎儿和母体之间的蜕膜被激活。进一步的研究证明，蜕膜的被激活，主要是由于胎儿的成熟使胎儿维持妊娠的旁分泌系统撤退。从解剖学角度，维持妊娠和分娩发动的核心是绒毛与蜕膜的界面，即胎儿移植物和母体组织的结合部；而从功能的角度，则确认蜕膜是具有巨噬细胞样功能的组织。因此，蜕膜激活学说的理论基础是免疫性的。认为蜕膜是巨噬细胞样组织的根据是：

（1）蜕膜中含有丰富的骨髓分化（marrow-drived）的巨噬细胞，而且蜕膜的前身——子宫内膜间质细胞也是巨噬细胞样（macrophage-like）细胞。

（2）蜕膜细胞和巨噬细胞相同，都含有丰富的花生四烯酸，占全部脂肪酸的25%。

（3）都具有使 25-OH-维生素 $D_3 1\alpha$ 羟基化，并形成 β-内啡肽的能力。

（4）与巨噬细胞相同，都能在细菌内毒素的作用下，产生大量的 PG。

（5）蜕膜细胞和巨噬细胞中都有 c-fms 和 CSF-1 受体基因的产物。

（6）与巨噬细胞相同，蜕膜细胞在体外培养中可产生 IL-1 和 TNF-α。

蜕膜被激活的结果是：①花生四烯酸的释放和 PG 的合成与释放增加；②血小板活化因子（platelete activating factor，PAF）的形成与释放增加；③产生大量的细胞因子如 IL-1β、TNF-α 和 GM-CSF 等。这些物质在分娩前的羊水中有较多的聚积就是证明。分娩前蜕膜源的细胞因子在羊水中具有较高的浓度，一方面是由于产生的增加，另一方面也是由于这些物质在羊水中的半衰期较长之故。如 PG 在母血中的半衰期为6~8分钟，而在羊水中为4~6小时。这些兴奋子宫的物质在羊水中的长半衰期，有利于它们通过旁分泌形式在局部起作用。羊水中的 IL-1β 增加，可以刺激 PG（包括 $PGF_{2\alpha}$ 和 PGE_2）及 PAF 的形成与释放。IL-1β 能刺激 PGE_2 的形成说明蜕膜的激活还可以反过来激活羊膜。此外，IL-1β 还可以被视为 $PGF_{2\alpha}$ 的协同刺激物（costimulant），有兴奋子宫的作用。蜕膜激活后产生的兴奋子宫和促进宫颈成熟的因子，都参与分娩发动的机制，并起重要的作用（图8-3）。

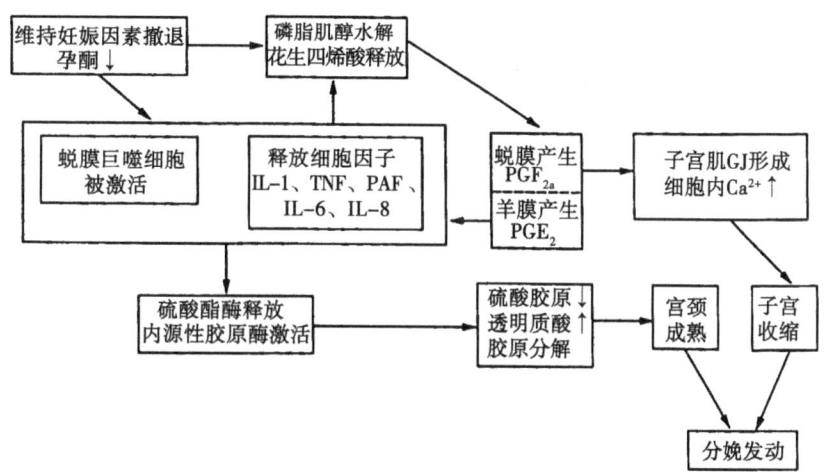

图8-3 蜕膜激活学说示意图

（六）关于人类分娩动因的现代认识

如前所述，人类分娩发动的机制是一个十分复杂的渐进过程。人们长时间不断寻求的所谓分娩发动的"启动者"（trigger），其本身就是一个复杂的综合作用的结果。这一综合作用反应的主要方面是胎儿的成熟。所以从一定的意义来说，人类分娩的动因仍是"瓜熟蒂落"。

目前对分娩机制研究已取得了不少的进展，主要的可以概括如下。

（1）从分子生物学水平进一步明确，子宫收缩的机制是平滑肌细胞内钙离子水平的增加，而平滑肌细胞间信息的传递是通过子宫肌细胞间的间隙连接来完成。这些变化构成了分娩发动的物质基础。在分娩发动前，在各种因素的作用下，子宫肌细胞内钙离子浓度的增加和间隙连接的形成，使子宫由妊娠期的稳定状态转变为分娩时的兴奋状态。

（2）分娩过程是从维持子宫的稳定，以保证胎儿在宫内的生长发育，变为使成熟的胎儿排出。故分娩发动的必备条件是胎儿的成熟和母体的准备。在胎儿的成熟方面包括胎儿神经内分泌系统、免疫系统和各种生理支持系统的成熟，以保证体外生存的需要。母体的准备包括子宫体平滑肌敏感性的增加和宫颈的软化成熟。这二者是同时平行进行的，其中胎儿的成熟可能是更为主要的方面。

（3）从妊娠到分娩的转变，其本质是由母体对胎儿的耐受转变为对胎儿的排斥。在这一转变中，介于胎儿和母体之间的蜕膜与胎盘、胎膜和羊膜的关系起重要的作用。

（4）分娩发动时发生的内分泌和免疫环境的变化，并由此产生的促进子宫收缩的因子，是通过自分泌或旁分泌的形式，形成器官联络系统（organ communication system），并借此在局部调节子宫的活动。

基于上述理论建立的母-儿相关学说，可以比较满意地解释分娩发动的机制。其基本内容可归结为，蜕膜的作用类似于巨噬细胞，在妊娠期起到明显的屏障作用。妊娠期子宫的内环境则是以孕酮为主，包括其他抑制子宫收缩的因素（NO、PTH-rP、松弛素、CRH 等）的稳定子宫作用为主导方面。随着胎儿的成熟，胎儿垂体内分泌系统逐渐脱离母体的控制，由于胎儿皮质醇与胎盘 CRH 正反馈环的形成，在 ACTH 的作用下，胎儿肾上腺分泌的皮质醇和 DHEA 增加，结果子宫局部的 E_2/P 的比值随之增加，并激活蜕膜产生大量的细胞因子。子宫局部的激素和免疫环境的变化，造成：①PG 的合成和分泌增加，$PGF_{2\alpha}$ 刺激子宫收缩而 PGE_2 主要的作用是促进宫颈成熟；②促进子宫肌缩宫素受体和间隙连接的形成，使子宫的敏感性增加；③促进钙离子向细胞内转移，使细胞内钙离子增加。最后造成子宫收缩，并使分娩发动。

应该指出的是，这一理论还有很多不明之处。由于方法学的限制，我们很难得到局部各种内分泌和免疫因素变化的资料，而且内分泌和免疫因子之间相互关系及其调节还不清楚。因此，为最后阐明分娩发动的机制还需要做很多的工作。

第二节　影响分娩的因素

影响分娩的因素包括产力、产道、胎儿和精神因素。产力是分娩的动力，正常分娩依靠产力将胎儿排出体外，但同时还需要软产道相应的扩张，和足够大的产道供胎儿通过。产力受胎儿的位置、大小及其与产道关系和精神、心理因素的影响。顺利的分娩依赖于这些因素之间的相互适应和协调，否则可导致难产，使产妇和胎儿发生不应有的损伤。过去比较重视产力、产道和胎儿之间的关系，近年来对精神心理因素在分娩过程中作用的重视是产科学的一个进步。本来分娩是一个正常的生理过程，所以在整个分娩过程中产妇保持良好的精神心理状态，对顺利完成分娩是十分重要的。

一、产力

产力是将胎儿及其附属物由子宫腔排出的动力。产力包括子宫收缩力，腹肌和膈肌的收缩力，以及盆底肛提肌的收缩力。其中子宫肌的收缩力是最重要的，在整个产程中始终起主导作用。腹肌、膈肌和肛提肌则在第二产程时起辅助作用。

（一）子宫收缩力

子宫收缩力是产力最主要的部分，通过子宫收缩使子宫下段和子宫颈进行性扩张，胎儿下降，最后将胎儿及其附属物自产道娩出。正常的子宫收缩具有自主的节律性、对称性、极性和缩复作用的特性。

1. 节律性　子宫体肌肉收缩是不随意的，有自己节律的阵发性收缩。每次收缩可分为加强期、极期和减弱期。收缩期后有一个间歇期，子宫肌肉松弛，然后再次收缩。如此反复进行。在全部分娩过程中，子宫收缩的频率逐渐增加，强度逐渐加强，子宫内压逐渐加大。子宫收缩时，子宫肌壁和胎盘受压，子宫肌壁和胎盘血流量减少。在间歇期，子宫肌壁和胎盘血流恢复，胎盘绒毛间隙的血流重新充盈。在分娩过程中，这种子宫收缩的节律性变化，对胎儿适应分娩是十分重要的（表8-4）。

第八章 正常分娩

表 8-4 分娩各期子宫收缩的变化

	宫缩间隔 (min)	持续时间 (s)	宫腔压力 (mmHg)
妊娠晚期	不规律	< 30	0 ~ 15
第一产程潜伏期	1 ~ 15	30 ~ 40	25 ~ 30
活跃期	3 ~ 4	40 ~ 60	40 ~ 60
第二产程	1 ~ 2	60	100 ~ 150

2. 对称性和极性　子宫收缩对称起自两侧子宫角，先迅速向子宫中线扩散，然后以 2 cm/s 的速度向子宫下段扩散。这种对称性的，按由子宫角→子宫底→子宫体部顺序的子宫收缩，称之为子宫收缩的对称性和极性。子宫收缩力的强弱沿极性的方向逐渐下降，以子宫底部肌肉的收缩力为最强和持久，约为子宫下段的两倍。这一子宫源性控制机制的基础是子宫肌中的起步细胞（pacemaker cell）的去极化。最近的研究表明，起步细胞早期膜电位的去极化作用可能与细胞膜对钾离子（降低）和对钠离子（增加）的通透性的改变有关。然而，起步细胞在子宫肌内并未能得到解剖学确切的定位，而且为什么这些细胞会变成起步细胞也不清楚。

3. 缩复作用　子宫体部的肌肉在收缩时，肌纤维缩短、变宽，但在舒张时肌纤维不能恢复原状而固定于较短的状态，其肌张力与短缩前相同称为"肌肉短滞"（brachystasis）。经过反复地收缩，子宫体部的肌纤维越来越短，此称之为缩复作用。子宫下段的肌纤维则不同，肌肉收缩后，在舒张时肌纤维固定于比原先较长的状态，其肌张力比未变长前也相同，称之为"肌肉长滞"（mecystasis）。这样，经过反复地收缩，子宫上部肌壁进行性地增厚，宫腔变小，而子宫下段逐渐被拉长、扩张，并将子宫颈向外上方牵拉，使子宫颈变短，最后与伸展的子宫下段打成一片，称之为宫颈展平（effacement）。

（二）腹肌和膈肌的收缩力

腹肌和膈肌的收缩力仅在第二产程时起辅助作用。当宫口开全，先露下降至盆底时，前羊水囊和先露部压迫直肠，使产妇反射性地引起排便动作。产妇主动的屏气，腹肌和膈肌收缩，使腹腔的压力增加以协助胎儿的娩出。如子宫口未开全，而先露部较低，致使产妇过早的屏气，非但无助于宫口开大和胎儿娩出，反使子宫颈被挤在先露部和骨盆之间，宫颈血液回流障碍，而造成子宫颈水肿，使产程延长。第三产程时，腹肌的收缩有助于胎盘娩出。

（三）肛提肌的收缩力

肛提肌的收缩对先露部在盆腔内的内旋转起重要作用。此外，当先露部降至骨盆出口，胎儿枕骨已露于耻骨弓下缘时，由子宫收缩向下的产力和肛提肌收缩产生的阻力，这二者的合力使胎头仰伸和胎儿娩出。

二、产道

产道是胎儿娩出的通道，分骨产道和软产道两部分。

（一）骨产道

骨产道指真骨盆，由骶骨、两侧髋骨、耻骨、坐骨及其互相连接的韧带组成。骨产道在分娩过程中变化较少，但并非无任何改变。在妊娠晚期，各骨联合部的水分增加，分娩过程中因产力和重力的作用，各骨也有轻度的移位，使骨盆容积增加。此外，产妇的体位也可对不同骨盆平面的径线发生影响。骨产道是一个弯曲的管道，胎儿通过时需做各种动作，以适应产道即为分娩机制。

1. 骨盆平面及其主要径线

（1）骨盆入口平面及其径线：骨盆入口平面前起耻骨联合上缘，两侧经髂骨嵴，至后面的骶骨岬上缘。骨盆入口平面的特点为前后径短而横径长。

1）入口前后径：入口前后径也称真结合径，指由耻骨联合上缘中点至骶骨岬前缘中点的距离，平均为 11 cm。对产科更重要的是产科径（obstetric diameter），是指耻骨联合上缘稍下方（约 0.5 cm）处至骶骨岬前缘中点的距离，这是骨盆入口最小的径线，较真结合径少 0.5 ~ 1.0 cm。

2）入口横径：入口横径为入口平面最长的径线，指两侧髂耻线间的最大距离，正常平均值约为

13 cm。

3) 入口斜径：入口斜径左右各有一条。左骶髂关节至右髂耻隆突间的距离为左斜径。右骶髂关节至左髂耻隆突间的距离为右斜径。正常平均值约为 12.75 cm。枕前位时应以斜径入盆。

（2）骨盆最宽平面：骨盆最宽平面是骨盆腔最宽敞的部分，为一假想的平面，由耻骨联合后面中点至第 2、3 骶椎结合部的平面。其前后径和横径平均约 12.5 cm。横径处于两侧髋臼中心之间，两条斜径在闭孔和坐骨切迹之间，故其长度不甚确定。

（3）中骨盆平面：中骨盆平面是骨盆的最窄平面，由耻骨联合下缘经两侧坐骨棘至骶骨下端，其特点为前后径长而横径短。

1) 前后径：指由耻骨联合下缘中点经坐骨棘连线中点至骶骨下端的距离。正常平均为 11.5～12 cm。

2) 横径：又称坐骨棘间径，指两侧坐骨棘间的距离。正常平均为 10.5 cm。

3) 后矢状径：指由坐骨棘连线中点至骶骨下端的距离。正常约 5 cm。

4) 骨盆出口平面：骨盆出口平面不是一个真正的平面，而是由两个不在一个水平上的两个三角区，即尿生殖三角和肛门三角组成。坐骨结节间径为两个三角共同的底。尿生殖三角的顶为耻骨联合下缘，两侧为耻骨弓。肛门三角的顶为骶尾关节，两侧为骶结节韧带。

a. 出口前后径：指由耻骨联合下缘至骶尾关节间的距离。正常平均约 11.5 cm。

b. 出口横径：又称坐骨结节间径，指两侧坐骨结节内缘间的距离。正常平均约 9 cm。

c. 前矢状径：指坐骨结节连线中点至耻骨联合下缘中点间的距离。正常平均约为 6 cm。

d. 后矢状径：指坐骨结节连线中点至骶尾关节间的距离。正常平均约 7.5 cm。出口后矢状径比较重要，如出口横径较小，但出口横径与后矢状径之和大于 15 cm，正常大小的胎头仍可通过直肠三角经阴道娩出。

2. 骨盆轴（pelvic axis） 骨盆轴是指连接骨盆各假想平面中点的曲线。此曲线上段向上、向后，中段向下，下段向下、向前。

3. 产轴 产轴是胎头在娩出过程实际经过的路线。产轴并不是一条连续的曲线，而是由互不相关的两条直线组成。产轴的上部轴线为骨盆入口前后径和横径交叉点，由此向下与骶骨平行降至骶尾关节处。其下部轴线为骨盆出口前矢状径与出口横径中点的连线在坐骨棘以下的部分。

4. 骨盆倾斜度（inclination of pelvis） 妇女在直立位时骨盆入口平面与地平面形成的角度称骨盆倾斜度。一般非妊娠期平均为 51.2°（50°～55°），妊娠晚期可增大 3°～5°，骶骨岬与耻骨联合上缘水平面的高度差为 9.5～10 cm。正常条件下，骨盆倾斜度在 60°～70° 不影响分娩。但如大于 70° 时，则骶骨常向前、向上，而耻骨弓向后，向下移位，结果骨盆入口的有效前后径缩短，阻碍胎头的衔接、下降和内旋转等。此外，产妇在分娩时采用不同的体位也对骨盆的倾斜度产生影响。

5. 骨盆类型 骨盆类型有时可对分娩过程产生重要影响。根据骨盆 X 线摄影的骨盆入口形态，可将骨盆分为女性型、男性型、类人猿型和扁平型四种。在骨盆入口横径处画线，将骨盆入口分为前后两个部分，后部决定骨盆的形状，前部则表现变异。然而，在临床上常见的是混合型的，即骨盆的前部与后部属不同类型。

（1）女性型骨盆（gynecoid pelvis）：此类型属正常骨盆形态，在我国占 52%～58.9%。女性型骨盆入口呈圆形或椭圆形，后半部边缘为圆形，前半部也是圆形但较宽。入口的后矢状径较前矢状径略短。骨盆的侧壁直下，坐骨棘不突出，骶骨的弧度适当，坐骨切迹较宽成圆形，故中骨盆宽大。耻骨弓约为 90°。坐骨结节间径较长，可达 10 cm，出口的后矢状径也较长。

（2）男性型骨盆（android pelvis）：此型骨盆少见，在我国约占 1%～3.7%。男性型骨盆的后半部近于楔形，前半部也呈窄三角形，入口的前矢状径较后矢状径长。骨盆的两侧壁内聚，坐骨棘突出，故中骨盆狭窄。两侧坐骨切迹狭窄呈高弓形，骶骨平直并向前倾，因而出口的后矢状径也短。耻骨弓呈锐角。整个骨盆呈漏斗状。在分娩过程中，胎头常以枕横位或后不均倾式入盆，在中骨盆易造成持续性枕横位，加之出口狭窄，故难产的机会多。

（3）类人猿型骨盆（anthropoid pelvis）：在我国此类型骨盆占 14.2%～18%，类人猿型骨盆的特点是入口呈卵圆形，但前半部狭窄，入口的前后径比横径长。骨盆的两侧壁内收，坐骨切迹较大，坐骨棘突出，骶骨平直并向后倾，故出口的后半部较大。骶骨长可有六节而使骨盆腔变深。耻骨弓小于 90°。中骨盆和出口都表现为前后径长而横径短。由于骨盆的后部较大，故一般可经阴道分娩。

（4）扁平型骨盆（platypelloid pelvis）：在我国此型骨盆约占 23.2%～29%。此型骨盆入口横径的位置与正常女性型骨盆相同，但入口前后径相对较短而横径相对较长。骨盆入口的后半部与正常相同，但前半部的角度较大。两侧髂耻线均较弯曲。骶骨短并向后弯曲，故骨盆腔较浅。坐骨切迹宽而坐骨棘平，故中骨盆较大。耻骨弓大于 90°。出口横径较长，但前后径较短。此类骨盆因入口前后径较短，故常发生胎头衔接困难，而多采不均倾式入盆。一旦胎头入盆，由于中骨盆和出口大，多可自阴道分娩。

（二）软产道

软产道由子宫下段、子宫颈、阴道和骨盆底软组织组成。

1. 子宫下段的形成　子宫下段由子宫峡部发展形成。未妊娠子宫的峡部长约 1 cm，妊娠后子宫峡部逐渐伸展，妊娠 12 周时已成为子宫腔的一部分，随着妊娠的进展，子宫腔逐渐增大，子宫下段也被拉长、扩展，即形成子宫下段。此时子宫下段仍保持很大的张力，维持子宫腔的闭锁状态，使妊娠得以继续。临产后子宫体部和子宫下段肌肉收缩形式的不同。子宫体部因缩复作用肌肉越来越厚，而子宫下段由于长滞现象被牵拉扩张，变得越来越薄，长可达 7～10cm，并将子宫腔向上、向外牵拉，最后子宫颈被展平，与子宫腔融合成一圆筒状的结构。由于子宫上、下段肌壁厚薄不同，在子宫内面两者的交界处形成环状的隆起，称生理缩复环。

2. 子宫颈　分娩过程中初产妇与经产妇子宫颈变化的形式不完全相同。初产妇先有子宫颈缩短、消失，然后扩张。经产妇则子宫颈的缩短、消失和扩张同时进行。子宫颈受子宫体收缩的牵拉和前羊水囊楔形下压的作用，使子宫颈向上、向外扩展，逐渐与子宫下段连成一体，成为子宫下段的一部分。临产前子宫颈长约 2 cm，初产妇的子宫颈外口闭合，而经产妇较松可容一指。随着产程进展，子宫口逐渐开大，至宫口开全时直径约 10 cm。

3. 阴道　阴道为一肌肉膜性管道，壁薄而极富伸展性。分娩时，由于先露部下降使之扩张成为产道的一部分，供胎儿通过。初产妇的阴道较紧，扩张较慢，而经产妇的阴道较松，扩张较快。

4. 盆底与会阴　在分娩过程中，随着先露部的下降，前羊水囊和胎儿的先露部将阴道逐渐撑开。破膜后先露部直接进入盆腔达盆底，使软产道的下段成为一个向前弯曲的管道，其前壁短，后壁长，阴道外口开向前方。同时阴道皱襞展平，肛提肌向下、向内伸展，肌束分开，肌纤维拉长，会阴体也由厚 5 cm 被压成为约 2～4 mm 薄的组织。

三、胎儿

胎儿的大小、胎位和有无畸形是影响分娩过程的重要因素。应该指出的是，胎儿的大小是与骨盆的大小相对而言的。胎头是胎儿最大、可塑性最小，最难通过骨盆的部分。但过于肥胖的巨大儿，也可能由于皮下脂肪过多而造成难产。

（一）胎儿的大小

1. 胎头的径线

（1）双顶径（biparietal diameter）：指两侧顶骨隆突间的距离，正常足月胎儿的平均值为 9.3 cm。

（2）枕额径（occipitofrontal diameter）：也称前后径，指由鼻根至枕骨隆突间的距离，正常足月胎儿的平均值为 11.3 cm。

（3）枕下前囟径（suboccipitobregmatic diameter）：指前囟中央至枕骨隆突下方的距离，正常足月胎儿的平均值为 9.5 cm。枕下前囟径是胎头的最小径线。

（4）枕颏径（occipito mental diameter）：指颏骨下方中央至后囟顶部之间的距离，正常足月胎儿的平均值为 13.3cm。枕颏径是胎头的最大径线。

2. 胎头变形　胎头颅骨由顶骨、额骨、颞骨和枕骨组成。在胎儿期各骨尚未愈合在一起，其间留有缝隙称颅缝（suture）。额骨与顶骨之间的颅缝称冠状缝（coronal suture），两侧顶骨之间的颅缝称矢状缝（sagittal suture），顶骨与枕骨之间的颅缝称人字缝（lambdoidal suture）。矢状缝与冠状缝的交汇处空隙较大，称大囟门（前囟门，anterior fontanelle）。矢状缝与人字缝交汇处空隙较小，称小囟门（后囟门，posterior fontanel）。各颅缝之间和囟门均有软组织遮盖，故骨板有一定的活动余地，因而胎头进入真骨盆后有一定的可塑性。在分娩过程中，可通过颅骨骨板的轻度移位、重叠使胎头变形，缩小胎头的径线，以适应产道，有利于胎头的娩出。过熟儿颅骨较硬，胎头不易变形，是不利的因素。臀位时后出胎头使胎头没有变形的机会，也是造成胎头娩出困难的因素之一。不同胎位其胎头变形的部位和形状也不一样。

3. 胎儿体重　胎儿过大不仅因胎头较大易发生头盆不称，而且可由于软组织和皮下脂肪多，双肩径也较大而发生肩难产。因此，在产前用超声波测量胎儿大小，对估计能否经阴道分娩有重要参考价值。单用胎头和骨盆径线评价头盆关系是不精确的，可以用头围和腹围的周径与骨盆入口和中骨盆周径的关系来评价胎盆关系（fetal-pelvic relationship）。如果头围和腹围的周径大于骨盆入口和（或）中骨盆的周径，则可确定为头盆不称，或腹盆不称，或两者都有。

（二）胎位

产道是一个弯曲的管道。当胎体的纵轴与骨盆轴一致时容易通过，绝大多数有经阴道分娩的可能。横产式时，胎体的纵轴与骨盆轴垂直，故足月活胎不可能顺利通过产道，只有将胎体转为纵产式时方可经阴道娩出。

胎儿以头的周径最大，肩次之，臀最小。故如胎头可以顺利通过产道，则肩和臀的娩出一般应无大障碍。正常妊娠时以头位为最多，在分娩过程中，胎头以最小的径线（枕下前囟径）通过骨盆各平面。如果胎头俯屈不良成额先露时，则需以较大的枕额径通过骨盆各平面，所以相对困难。如果胎头呈仰伸状态，即面先露，则胎头需以其最大的径线（枕颏径）通过产道，此时只有颏前位，而且骨盆较大、产力较强时才有可能经阴道分娩。颏后位经阴道分娩的可能性较小。纵产式的另一种情况是臀先露，由于臀先娩出，软产道扩张不充分，后出胎头时颅骨变形的机会也很少，故较头位困难，新生儿发生产伤和死亡的危险性较大，但大多数是可以经阴道分娩的。

复合产式是一种罕见的情况。由于上肢与头（或臀）同时入盆，因而使先露部的径线加大，而且不利于胎头在阴道内的回转动作，故经阴道分娩比较困难，对母儿的危险性也增大。

（三）胎儿畸形

畸形胎儿的某一部分发育的异常，可以增加胎儿的径线，造成儿-盆不称而致难产。如脑积水、巨大的畸胎瘤和联体双胎等。

四、精神因素

由于分娩的高风险性及结局的不确定性，多数产妇会产生不同程度的焦虑、紧张、恐惧等情绪。虽然精神因素对产程的影响早为人们所认识，但长期以来却缺乏科学的研究。在分娩过程中精神心理状态可以明显的影响产力，并进而影响产程的进展，甚至导致产妇放弃自然分娩。

一般来说，产妇对分娩的安全性有顾虑，并对医护人员有很大的依赖性。疼痛的质和量受焦虑、恐惧等情绪的巨大影响，持续性焦虑和恐惧可明显增加疼痛感。对于初产妇，心理因素在自然分娩过程中的作用更为关键。研究发现，大部分初产妇由于没有分娩经验，易对分娩感到紧张、恐惧和焦虑不安。最终将导致母体和胎儿内环境紊乱。初产年龄较大，文化程度较高的产妇心理不良反应的比例较高。国内曾有多项研究提示，年龄较大、较高学历、初产妇，以及有流产史的孕妇，更易在产程中发生焦虑与抑郁症状，并由此增加难产概率。提示在产前宣教中应加强这部分孕妇的心理干预。

自1996年国际卫生组织倡导母爱分娩行动以来，国内已有很多地方采用陪伴分娩方式。实践经验证明，在分娩过程中，由有经验的人陪伴，对产妇进行舒适的抚摸和热情的支持，可以消除产妇的恐惧和焦虑，使分娩过程在充满热情、关怀和鼓励的气氛中进行。世界卫生组织提出，2015年每位产妇都有权享受分娩镇痛。分娩镇痛是指用各种方法来消除或缓解分娩时的疼痛。减轻产痛，不仅可以缩短产程、增加顺产率,而且还使手术产率降低、产后出血减少。这表明了精神心理因素对正常分娩的重要性。在分娩过程中,持续地给产妇生理上、心理上、感情上的支持,使产妇感到舒适、安全、充满信心。产妇在全身放松的情况下,与医务人员配合,愉快地度过分娩过程。

第九章 异常分娩

第一节 产力异常

产力包括子宫收缩力、腹壁肌和膈肌收缩力以及肛提肌收缩力,其中以子宫收缩力为主,贯穿分娩的全过程。子宫收缩的节律性、对称性及极性不正常或强度、频率有改变,称子宫收缩力异常,简称产力异常(abnormal uterine action)。

一、子宫收缩乏力

引起子宫收缩乏力的常见原因有头盆不称或胎位异常、子宫局部因素、精神因素、内分泌失调、药物影响等;根据发生时间可分为原发性和继发性;临床上根据子宫收缩乏力的性质又分为协调性和不协调性两种。

(一)诊断

①协调性子宫收缩乏力(低张性子宫收缩乏力):子宫收缩具有正常的节律性、对称性和极性,但收缩力弱,宫腔压力低(<15 mmHg),持续时间短,间歇期长且不规律,多属于继发性宫缩乏力。

②不协调性子宫收缩乏力(高张性子宫收缩乏力):子宫收缩的极性倒置,节律不协调,宫腔内压力达20 mmHg,宫缩时子宫下段收缩力强,间歇期子宫壁不能完全松弛,收缩不协调,属无效宫缩。此种收缩乏力多为原发性宫缩乏力,需与假临产鉴别。鉴别方法为肌内注射哌替啶100 mg,休息后宫缩停止者为假临产,不能使宫缩停止者为原发性宫缩乏力。这种不协调性子宫收缩乏力可使产妇体力消耗,继而出现水电解质平衡失调,胎儿-胎盘循环障碍而出现胎儿窘迫。③产程曲线异常(图9-1)。

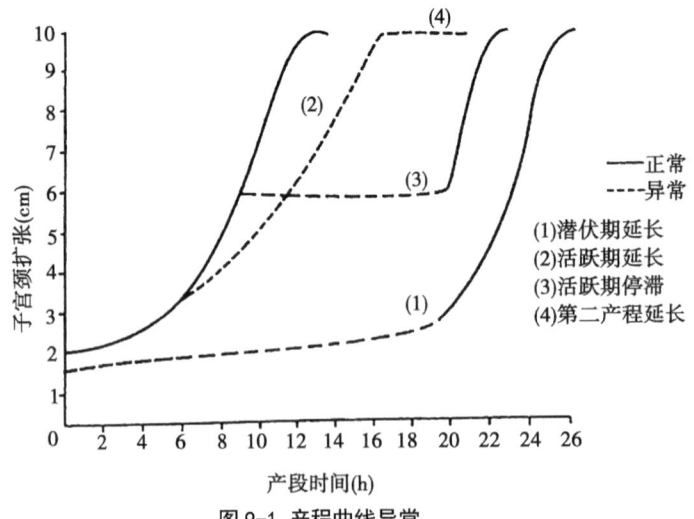

图9-1 产程曲线异常

潜伏期延长:初产妇潜伏期正常约需8小时,最大时限16小时,超过16小时称为潜伏期延长。
活跃期延长:初产妇活跃期正常约需4小时,最大时限8小时,超过8小时称为活跃期延长。
活跃期停滞:进入活跃期后,宫颈口不再扩张达2小时以上。

第二产程延长：第二产程初产妇超过 2 小时，经产妇超过 1 小时尚未分娩。
第二产程停滞：第二产程达 1 小时胎头下降无进展。
胎头下降延缓：活跃晚期至宫口扩张 9～10 cm，胎头下降速度每小时少于 1 cm。
胎头下降停滞：活跃晚期胎头停留在原处不下降达 1 小时以上。
滞产：总产程超过 24 小时。

（二）治疗原则

不论原发还是继发子宫收缩乏力，首先应寻找原因，阴道检查了解宫颈扩张、胎先露下降、头盆比例等情况。若发现有头盆不称，估计不能阴道分娩者，应及时行剖宫产；若无头盆不称或胎位异常，估计能阴道分娩者应采取措施加强宫缩，继续试产。

不协调性子宫收缩乏力者，应调节子宫收缩，使之恢复正常节律性及极性。在未恢复协调性宫缩之前，禁用催产素加强宫缩。

（三）治疗

1. 协调性子宫收缩乏力

（1）第一产程。

1）一般处理：消除精神紧张，多休息，多进食，补充营养和水分，及时排空膀胱等。

2）加强子宫收缩：经一般处理无效，确诊为协调性子宫收缩乏力，可选用下列方法加强宫缩：①人工破膜：宫颈扩张 3 cm 或以上，无头盆不称，无脐带先露，胎头已衔接者，可行人工破膜；②缩宫素静脉滴注：适用于协调性宫缩乏力，宫口扩张 3 cm，胎心良好，胎位正常，头盆相称者。将缩宫素 2.5U 加入 5% 葡萄糖溶液 500 mL 内，从 4～5 滴 /min 开始，根据宫缩调整。应有专人观察产程进展，监测宫缩、胎心等情况；③地西泮静脉推注：该药有松弛宫颈平滑肌、软化宫颈、促宫口扩张作用。适于宫口扩张缓慢或宫颈水肿时。常用剂量为 10 mg 静注，与缩宫素联合应用效果更好。

经上述处理，若产程仍无进展或出现胎儿窘迫，应及时行剖宫产。

（2）第二产程：若无头盆不称，出现宫缩乏力时，应使用缩宫素加强宫缩；若胎头双顶径已过坐骨棘平面，应等待自然分娩或会阴侧切助产；若胎头未衔接或伴胎儿窘迫，应行剖宫产术。

（3）第三产程：为预防产后出血，应使用宫缩剂加强宫缩。

2. 不协调性子宫收缩乏力　可给予强镇静剂哌替啶 100 mg 肌内注射或地西泮 10 mg 静注，使产妇充分休息，醒后多数恢复为协调性子宫收缩；若经以上处理无效或出现胎儿窘迫、头盆不称情况，应及时剖宫产；若已变为协调性子宫收缩乏力则按加强宫缩处理。

二、子宫收缩过强

（一）协调性子宫收缩过强

1. 诊断　子宫收缩的节律性、对称性和极性均正常，仅子宫收缩力过强、过频，宫腔内压力 > 50 mmHg。若产道无阻力，宫口迅速开全，分娩在短期内结束，宫口扩张速度 > 5 cm/h（初产妇）或 10 cm/h（经产妇），总产程不足 3 小时称为急产。由于产程过快，产妇易发生软产道裂伤和产后出血；胎儿易发生宫内窘迫；新生儿容易出现颅内出血。

2. 治疗　有急产史者需提前住院待产，提前做好接产及抢救新生儿窒息准备；产后及时检查、缝合软产道裂伤；新生儿肌内注射维生素 K_1 预防颅内出血。

（二）不协调性子宫收缩过强

1. 强直性子宫收缩

（1）诊断：大部分由外界因素造成，如临产后不适当使用缩宫素、胎盘早剥等。产妇表现为烦躁不安、持续性腹痛、拒按；胎位触不清，胎心听不清；甚至出现病理性缩复环、血尿等先兆子宫破裂征象。

（2）治疗：一经确诊，应给予宫缩抑制剂，如 25% 硫酸镁 20 mL 加入 25% 葡萄糖 20 mL 静脉缓慢注射；若处理无效或为梗阻性难产、重型胎盘早剥，应马上行剖宫产术。

2. 子宫痉挛性狭窄环（constriction ring） 子宫壁局部肌肉呈痉挛性不协调性收缩所形成的环状狭窄，持续不放松，称为子宫痉挛性狭窄环。多在子宫上下段交界处，也可在胎体某一狭窄部，以胎颈、胎腰处常见。与产妇精神紧张、过度疲劳和粗暴的产科操作有关。

（1）诊断：持续性腹痛、烦躁不安，宫颈扩张缓慢，胎先露部下降停滞，阴道检查有时可触及狭窄环。此环和病理性缩复环不同，特点是不随宫缩而上升。

（2）治疗：积极寻找原因，及时纠正。如停止阴道内操作、停用缩宫素。如无胎儿宫内窘迫，可给予镇静剂或宫缩抑制剂，待宫缩恢复正常时等待阴道自然分娩或助产。若经处理无好转，或伴胎儿窘迫征象，应立即行剖宫产术。

第二节 产道异常

产道包括骨产道及软产道，是胎儿经阴道娩出的通道，临床以骨产道异常多见。

一、骨产道异常

骨盆径线过短或形态异常，致使骨盆腔小于胎先露部可以通过的限度，阻碍胎先露下降，影响产程顺利进展，称为狭窄骨盆。狭窄骨盆对产妇易发生继发性宫缩乏力、生殖道瘘、产褥感染、先兆子宫破裂及子宫破裂；对胎儿及新生儿易出现胎儿窘迫、胎死宫内、颅内出血、新生儿产伤、新生儿感染。根据狭窄部位的不同，分为以下几种。

（一）骨盆入口平面狭窄

我国妇女常见为单纯性扁平骨盆和佝偻病性扁平骨盆，由于骨盆入口平面狭窄，胎头矢状缝只能衔接于骨盆入口横径上。胎头侧屈使两顶骨先后依次入盆，呈倾势不均嵌入骨盆入口。若前顶骨先嵌入，矢状缝偏后，称前不匀称；若后顶骨先嵌入，矢状缝偏前，称后不匀称；只有胎头双顶骨均通过骨盆入口平面时，才能经阴道分娩。

1. 扁平骨盆 骨盆入口呈横椭圆形，骶岬向下突出，使骨盆入口前后径缩短而横径正常。

2. 佝偻病性扁平骨盆 幼年时患佝偻病，骨骼软化使骨盆变形，骶岬被压向前，骨盆入口前后径缩短，使骨盆入口呈横的肾形，骶骨下段后移变直向后，尾骨呈钩状突向骨盆入口平面。

（二）中骨盆及骨盆出口平面狭窄

我国妇女以漏斗骨盆、横径狭窄骨盆多见。

1. 漏斗骨盆 骨盆入口各径线正常，两侧骨盆壁向内倾斜，如漏斗状。特点是中骨盆及骨盆出口平面均明显狭窄，坐骨棘间径、坐骨结节间径缩短，耻骨弓＜80°，坐骨结节间径与出口后矢状径之和常＜15 cm。

2. 横径狭窄骨盆 骶耻外径值正常，但髂棘间径及髂嵴间径均缩短，使骨盆入口、中骨盆及骨盆出口横径均缩短，前后径稍长，坐骨切迹宽。当胎头下降至中骨盆或骨盆出口时，常不能顺利地转成枕前位，形成持续性枕横位或枕后位。

（三）骨盆三个平面狭窄

均小骨盆指骨盆外形属女性骨盆，但骨盆入口、中骨盆及骨盆出口平面均狭窄，每个平面径线均小于正常值 2 cm 或更多。多见于身材矮小、体型匀称的妇女。

（四）畸形骨盆

骨盆失去正常形态称为畸形骨盆，如骨软化症骨盆、偏斜骨盆。

（五）骨盆狭窄诊断

1. 病史采集要点 询问孕妇幼年发育情况，有无佝偻病、脊髓灰质炎、脊柱和髋关节结核以及外伤史。有无难产史及其发生原因，新生儿有无产伤等。

2. 体格检查要点

（1）一般检查：身高小于 145 cm、身体粗壮、颈短；步态呈 "X" 或 "O" 跛形；腹部形态呈尖腹、悬垂腹；米氏（Michaelis）菱形窝不对称等骨盆异常发生率增高。

（2）腹部检查：注意腹部形态、宫高、腹围、胎位是否正常，骨盆入口狭窄往往因头盆不称，胎头不易入盆导致胎位异常，如臀先露、肩先露。中骨盆狭窄影响已入盆的胎头内旋转，导致持续性枕横位、枕后位等。

3. 超声显像检查 可观察胎先露与骨盆的关系，还可测量胎头双顶径、胸径、腹径、股骨长度，预测胎儿体重，对判断能否顺利通过骨产道有意义。

4. 估计头盆关系 检查跨耻征可了解胎头衔接与否，具体方法：孕妇排空膀胱、仰卧，检查者将手放在耻骨联合上方，将浮动的胎头向骨盆腔方向压。若胎头低于耻骨联合前表面，则跨耻征阴性；若胎头平耻骨联合前表面，则跨耻征可疑阳性；若胎头高于耻骨联合前表面，则跨耻征阳性。出现跨耻征阳性的孕妇，应让其两腿曲起半卧位，再次检查胎头跨耻征，若转为阴性，则不是头盆不称，而是骨盆倾斜度异常。

5. 骨盆测量

（1）骨盆外测量：可间接反映真骨盆的大小。骶耻外径 < 18 cm 为扁平骨盆；坐骨结节间径 < 8 cm，为漏斗骨盆；各径线 < 正常值 2 cm 或以上为均小骨盆；两侧斜径及同侧直径相差 > 1 cm 为偏斜骨盆。

（2）骨盆内测量：骨盆外测量异常者应作骨盆内测量。若对角径 < 11.5 cm，骶岬突出为扁平骨盆；若坐骨棘间径 < 10 cm，坐骨切迹宽度 < 2 横指，则为中骨盆平面狭窄；若坐骨结节间径与出口后矢状径之和 < 15 cm，则为骨盆出口平面狭窄。

（六）治疗

明确狭窄骨盆的类别和程度，了解胎位、胎儿大小、胎心、宫缩强度、宫颈扩张程度、破膜与否，结合年龄、产次、既往分娩史综合判断，决定分娩方式。

1. 骨盆入口平面狭窄的处理

（1）明显头盆不称（绝对性骨盆狭窄）：足月活胎不能经阴道分娩，临产后行剖宫产术结束分娩。

（2）轻度头盆不称（相对性骨盆狭窄）：严密监护下可试产 2～4 小时，产程进展不顺利或伴胎儿窘迫，应及时行剖宫产术结束分娩。

2. 中骨盆平面狭窄的处理 胎头在中骨盆完成俯屈及内旋转动作，若中骨盆平面狭窄胎头俯屈及内旋转受阻，易发生持续性枕横位或枕后位。临床表现为活跃期或第二产程延长及停滞、继发宫缩乏力。若宫口已开全、双顶径达坐骨棘水平以下、无明显头盆不称，可徒手回转胎头等待自然分娩或助产；若明显头盆不称或出现胎儿窘迫征象，短时间又不能阴道分娩者，应马上行剖宫产术。

3. 骨盆出口平面狭窄的处理 临产前对胎儿大小、头盆关系做充分估计，决定能否经阴道分娩。出口横径与后矢状径相加 > 15 cm，多数可经阴道分娩。如需助产时，应做较大的会阴切开，以免会阴严重撕裂；坐骨结节间径与出口后矢状径之和 < 15 cm，足月活胎不易经阴道分娩，应作剖宫产术。

4. 骨盆三个平面狭窄的处理 均小骨盆若胎儿估计不大，胎位正常，头盆相称，宫缩好，可以试产。若胎儿较大，有头盆不称应尽早行剖宫产术。

5. 畸形骨盆的处理 根据畸形骨盆种类、狭窄程度、胎儿大小等综合分析，若畸形严重、明显头盆不称，宜及时行剖宫产术。

二、软产道异常

软产道包括子宫下段、宫颈、阴道及骨盆底软组织构成的弯曲管道。软产道异常所致的难产少见，易被忽视。

诊断及治疗如下。

1. 外阴异常 外阴肿瘤可致难产，外阴脓肿在阴道分娩时切开引流。

（1）外阴水肿：严重贫血、重度子痫前期、慢性肾炎、心脏病等孕妇，在有全身水肿的同时，常有外阴严重水肿。分娩时阻碍胎先露下降，易造成组织损伤和愈合不良。产前要做综合处理，会阴部可用

50%硫酸镁湿敷；产时需作预防性的会阴切开；产后加强局部护理。

（2）外阴瘢痕：外伤或炎症后瘢痕挛缩，导致外阴及阴道口狭小，影响胎先露下降。若瘢痕范围小，分娩时可作会阴切开；若瘢痕范围大，难以扩张者，应行剖宫产术。

（3）外阴静脉曲张：轻者可阴道分娩，严重的可行剖宫产分娩。

2. 阴道异常

（1）阴道横膈：横膈多位于阴道上、中段，局部较坚韧，产时阻碍胎先露下降。分娩时，若横膈低且薄，可直视下自小孔处作X形切开，胎儿娩出后再切除剩余的膈，残端用肠线连续或扣锁缝合；若横膈高且厚，则须剖宫产术分娩。

（2）阴道纵隔：阴道纵隔若伴有双子宫、双宫颈，位于一侧子宫内的胎儿，通过该侧阴道分娩时，纵隔被推向对侧，分娩多无影响；阴道纵隔发生于单宫颈时，若纵隔薄，胎先露下降时自行断裂，分娩无阻碍；若纵隔厚阻碍胎先露下降时，须在纵隔中间剪开，分娩结束后再切除剩余的隔，残端用肠线连续或扣锁缝合。

（3）阴道狭窄：药物腐蚀、手术感染导致阴道瘢痕挛缩形成阴道狭窄者。若狭窄位置低、程度轻，可作较大的会阴切开后经阴道分娩；若狭窄位置高、范围广，应行剖宫产术。

（4）阴道尖锐湿疣：妊娠期尖锐湿疣生长迅速，宜早期治疗。若病变范围广、体积大，可阻碍胎先露下降，且容易发生出血和感染。为预防新生儿患喉乳头状瘤宜行剖宫产术。

（5）阴道囊肿或肿瘤：阴道壁囊肿较大时，可阻碍胎先露下降，产时可先行囊肿穿刺抽出囊液，待产后再择期处理原有病变；若阴道壁肿瘤阻碍胎先露下降，又不能经阴道切除者，应行剖宫产术。

3. 宫颈异常

（1）宫颈外口黏合：临床较少见，多在分娩受阻时发现。若宫口为一小薄孔状，可用手指轻轻分离黏合处，宫口即可迅速开大；若黏合处厚且韧，需作宫颈切开术或选择剖宫产。

（2）宫颈水肿：多见于胎位或骨盆异常，宫口未开全过早用腹压，使宫颈前唇受压水肿。轻者可抬高产妇臀部或宫颈两侧注入0.5%利多卡因5～10 mL，待宫口近开全时，用手将宫颈前唇上推越过胎头，即可经阴道分娩；若经以上处理无效或水肿严重，可行剖宫产术。

（3）宫颈坚韧：多见于高龄初产妇，宫颈弹性差或精神过度紧张使宫颈挛缩，临产后宫颈不易扩张。此时可静脉推注地西泮10 mg或宫颈两侧注入0.5%利多卡因5～10 mL，若无效应行剖宫产术。

（4）宫颈瘢痕：多见于宫颈锥切术后、宫颈裂伤修补术后感染等，导致宫颈瘢痕形成。临产后虽宫缩很强，但宫口不扩张，此时不宜试产过久，应行剖宫产术。

（5）子宫颈癌：因宫颈变硬而脆、弹性差，临产后不易扩张，若经阴道分娩有发生裂伤大出血及扩散等风险。故不宜阴道分娩，而应行剖宫产术，术后行放疗。如为早期浸润癌，可先行剖宫产术，随即行广泛性子宫切除及盆腔淋巴结清扫术。

（6）宫颈肌瘤：位于子宫下段或宫颈的较大肌瘤，因阻碍胎先露下降需行剖宫产术；若肌瘤不阻塞产道可经阴道分娩，肌瘤待产后再作处理。

第三节 胎位异常

分娩时枕前位（正常胎位）约占90%，胎位异常仅占10%左右，其中胎头位置异常占6%～7%，是造成难产的常见因素之一。

一、持续性枕后位、枕横位

在分娩过程中，胎头以枕后位或枕横位衔接，在下降过程中，胎头枕部因强有力的宫缩绝大多数向前转135°或90°，转为枕前位而自然分娩。仅有5%～10%胎头枕骨持续不能转向前方，直至分娩后期仍然立于母体骨盆的后方或侧方，致使分娩发生困难者，称为持续性枕后位（persistent occiput posterior position）或持续性枕横位（persistent occiput transverse position）（图9-2）。发生原因与骨盆异常、胎头俯屈不良、子宫收缩乏力、头盆不称等有关。

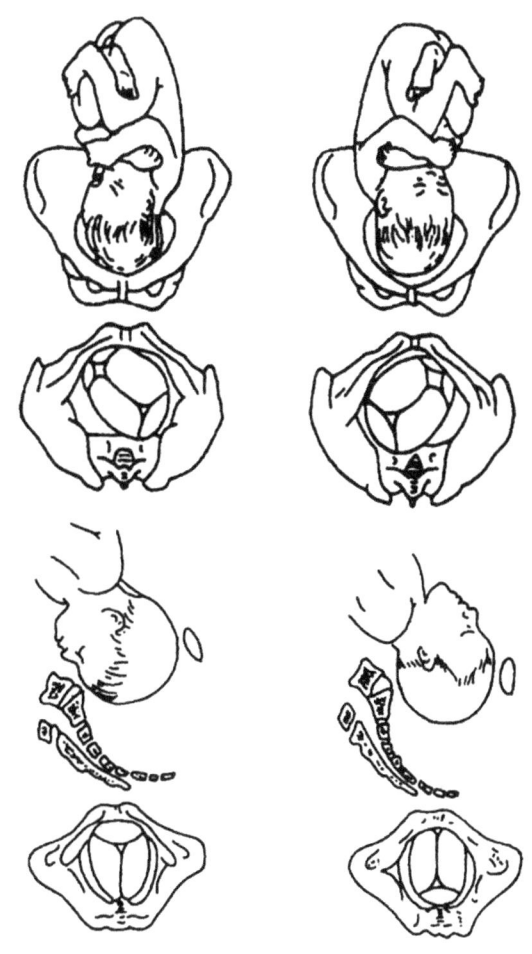

图 9-2 持续性枕后位、枕横位

（一）诊断

1. 临床表现 临产后胎头衔接较晚，因胎先露部不能紧贴子宫下段及宫颈，常出现协调性子宫收缩乏力及宫颈扩张缓慢。枕后位时，因枕部压迫直肠，产妇自觉肛门坠胀及排便感，过早使用腹压导致宫颈前唇水肿和产妇疲劳，影响产程进展。持续性枕后位或持续性枕横位常出现活跃期延缓或第二产程延长。

2. 腹部检查 胎背偏向母体后方或侧方，对侧可明显触及胎儿肢体，胎心在脐下一侧偏外方。

3. 肛门检查或阴道检查 若为枕后位，检查时感到盆腔后部空虚，矢状缝位于骨盆斜径上；若为枕横位，则矢状缝位于骨盆横径上；根据前囟、后囟的方向和位置可判断胎方位。当胎头水肿、颅骨重叠、囟门触不清时，需行阴道检查胎儿耳郭和耳屏位置及方向确定胎位。如耳郭朝向骨盆后方则为枕后位；耳郭朝向骨盆侧方则为枕横位。阴道检查是确诊胎位异常必要的手段，其确定胎方位的准确率达80%～90%。

4. 超声显像检查 根据胎头颜面及枕部位置，能准确探清胎头位置以明确诊断。

（二）治疗

持续性枕后位或持续性枕横位如无头盆不称时可以试产，但要密切观察胎头下降、宫口开张及胎心变化。

1. 第一产程

（1）潜伏期：保证产妇足够的营养和休息，如精神紧张、休息不好可肌内注射哌替啶 100 mg 或地西泮 10 mg，对纠正不协调宫缩有良好效果。嘱产妇向胎腹方向侧卧，有利于胎头枕部转向前方。若宫缩欠佳，宜尽早静滴缩宫素。

（2）活跃期：宫口开大3～4cm产程停滞，排除头盆不称可行人工破膜，使胎头下降压迫宫颈，一起增强宫缩、促进胎头内旋转作用。若宫缩乏力，可静滴缩宫素。经以上处理产程有进展则继续试产；若进展不理想（每小时宫口开大＜1cm）或无进展时，应行剖宫产术。在试产中如出现胎儿宫内窘迫征象也应行剖宫产分娩。

2. 第二产程　产程进展缓慢，初产妇宫口开全近2小时、经产妇已近1小时，应行阴道检查了解骨盆及胎头情况。若胎头双顶径已达坐骨棘水平或更低时，可徒手转胎头至枕前位，从阴道自然分娩或阴道助产；如转枕前位困难可转为正枕后位，以产钳助产，此时需作较大的会阴切口，以免发生严重裂伤；若胎头位置较高，疑有头盆不称，需行剖宫产术，禁止使用中位产钳。

3. 第三产程　为防止发生产后出血，胎儿娩出后应立即静注或肌内注射宫缩剂。有软产道裂伤者，应及时修补。凡行手术助产及有软产道裂伤者，产后应给予抗生素预防感染。新生儿应按高危儿处理。

二、胎头高直位

胎头呈不屈不仰姿势衔接于骨盆入口，其矢状缝与骨盆入口前后径一致，称高直位（sincipital presentation）。胎头枕骨靠近耻骨联合者为胎头高直前位；靠近骶岬者为胎头高直后位（图9-3）。头盆不称是发生胎头高直位的最常见原因。

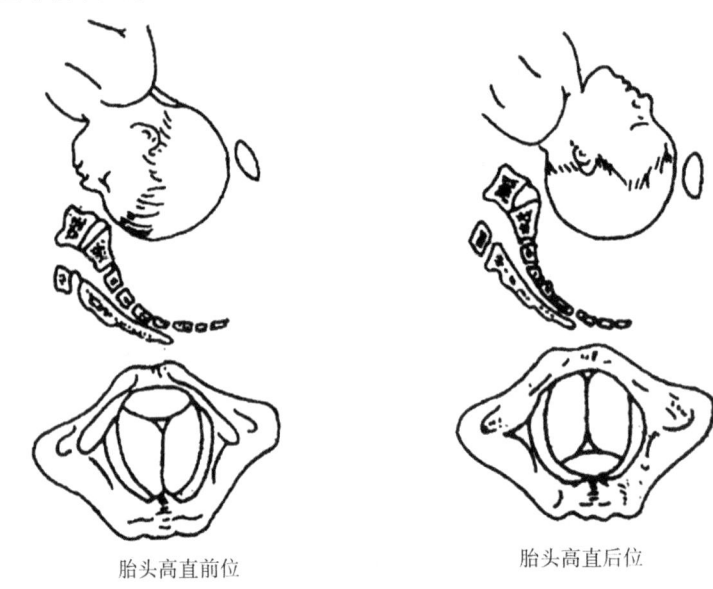

胎头高直前位　　　　　　　胎头高直后位

图9-3　胎头高直位

（一）诊断

1. 临床表现　由于临产后胎头不俯屈，进入骨盆入口的胎头径线增大，使胎头迟迟不能衔接，导致宫口开张及先露下降缓慢，产程延长。表现为活跃期延缓或停滞，胎头下降受阻。高直前位胎头入盆困难，一旦入盆后，产程进展顺利。高直后位胎头不能入盆，先露难以下降，即使宫口能开全，先露部仍停留在坐骨棘水平或以上。

2. 腹部检查　胎头高直前位时，胎背靠近腹前壁，不易触及胎儿肢体，胎心位置稍高，在近腹中线听得最清楚。胎头高直后位时，胎儿肢体靠近腹前壁，有时在耻骨联合上方可触及胎儿下颏。

3. 阴道检查　因胎头位置高，肛查不易查清，应做阴道检查。如发现胎头矢状缝与骨盆入口前后径一致，后囟在耻骨联合后，前囟在骶骨前，即为胎头高直前位；反之为胎头高直后位。前者产瘤在枕骨正中，后者产瘤在两顶骨之间。

4. 超声显像检查　可探清胎头双顶径与骨盆入口横径一致，胎头矢状缝与骨盆入口前后径一致。

（二）治疗

胎头高直前位时，若骨盆正常、胎儿不大、产力强，应给予充分试产机会。加强宫缩促使胎头俯屈,胎头转为枕前位后可经阴道自然分娩或阴道助产,若试产失败再行剖宫产术结束分娩。胎头高直后位因很难经阴道分娩,一经确诊应行剖宫产术。

三、前不均倾位

胎头以枕横位入盆时,胎头侧屈,以前顶骨先下降,矢状缝靠近骶岬为前不均倾位(anterior asynclitism)(图9-4)。发生前不均倾位的原因尚不清楚,可能与头盆不称、扁平骨盆及腹壁松弛有关。

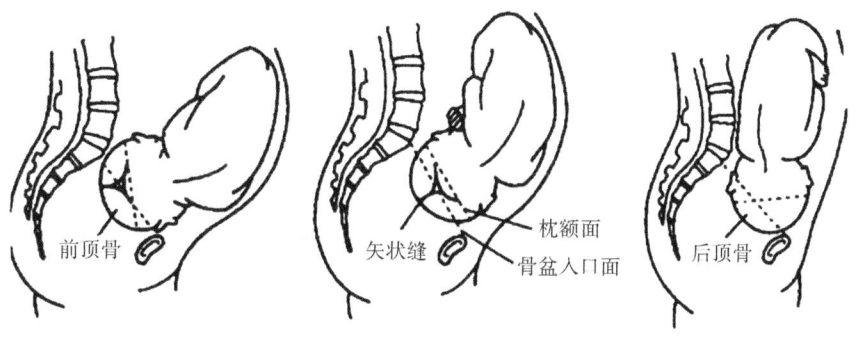

图9-4 前不均倾位

(一)诊断

1. **临床表现** 常发生胎膜早破,胎头迟迟不衔接,因后顶骨被阻于骶岬之上,胎头难以衔接和下降,导致继发性宫缩乏力、活跃期停滞或产程延长,甚至出现血尿、宫颈水肿或先兆子宫破裂。由于胎头受压过久可出现产瘤和胎儿宫内窘迫。

2. **腹部检查** 临产早期,在耻骨联合上方可扪到胎头前顶部。随着产程进展,胎头继续侧屈使胎头与胎肩折叠于骨盆入口处,因胎头折叠于胎肩之后使胎肩高于耻骨联合平面,于耻骨联合上方只能触到一侧胎肩而触不到胎头,易误认为胎头已入盆。

3. **阴道检查** 胎头矢状缝在骨盆入口横径上,向后移靠近骶岬。前顶骨紧嵌于耻骨联合后方,产瘤大部分位于前顶骨,因后顶骨的大部分尚在骶岬之上,致使盆腔后半部空虚。

(二)治疗

一旦确诊为前不匀称,应尽快以剖宫产结束分娩。手术切开子宫下段时,应用力将胎肩往子宫方向推送,使胎头侧屈得到纠正,防止前臂脱出。极个别情况因胎儿小、骨盆宽大、宫缩强者,可通过前顶骨降至耻骨联合后,经侧屈后顶骨能滑过而入盆。

四、面先露

胎头枕部与背部接触,胎头呈极度仰伸姿势通过产道,以面部为先露时称为面先露(face presentation)。

面先露以颏骨为指示点,有颏左前、颏左横、颏左后、颏右前、颏右横、颏右后六种胎方位。其中以颏左前、颏右后多见,且经产妇多于初产妇。发病原因与骨盆狭窄、头盆不称、腹壁松弛、胎儿畸形等有关。

(一)诊断

1. **临床表现** 胎头迟迟不能入盆,先露部不能紧贴子宫下段及宫颈,常引起继发性宫缩乏力,导致产程延长。可表现为潜伏期延长、活跃期延长或停滞。颏后位导致梗阻性难产,可出现子宫破裂征象。由于胎头受压过久,可引起胎儿宫内窘迫。

2. **腹部检查** 因胎头极度仰伸入盆受阻,胎体伸直,宫底位置较高。颏前位时,胎头轮廓不清;在孕妇腹前壁容易扪及胎儿肢体,胎心在胎儿肢体侧的下腹部听得清楚。颏后位时,于耻骨联合上方可触及胎儿枕骨隆突与胎背之间有明显凹沟,胎心较遥远而弱。

3. **肛门检查或阴道检查** 可触到高低不平、软硬不均的颜面部,若宫口开大时可触及胎儿口、鼻、颧骨及眼眶，并依据颏部所在位置确定其胎位。阴道检查确定面先露时须与臀先露、无脑儿相鉴别。

4. 超声显像检查 可以明确面先露并能探清胎位。

(二) 治疗

颏前位时，若无头盆不称，产力良好，有可能自然分娩；若出现继发性宫缩乏力，第二产程延长，可用产钳助产，但会阴切开要足够大。若有头盆不称或出现胎儿窘迫征象，应行剖宫产术。持续性颏后位时，难以经阴道分娩，应行剖宫产术结束分娩。若胎儿畸形，无论颏前位或颏后位，均应在宫口开全后行穿颅术结束分娩。颏横位若能转成颏前位，可以经阴道分娩；持续性颏横位应行剖宫产结束分娩。由于头、面部受压过久，新生儿可出现颅内出血、颜面部肿胀，需加强护理，保持仰伸姿势数日之久。

五、臀位

臀位（breech presentation）是最常见的异常胎位，占妊娠足月分娩总数的3%～4%，经产妇多见。臀位易并发胎膜早破、脐带脱垂、分娩时后出胎头困难，导致围生儿死亡率较高，是枕先露的3～8倍。臀先露以骶骨为指示点，分骶左前、骶左横、骶左后、骶右前、骶右横、骶右后六种胎方位。根据两下肢所取的姿势又分为：

单臀先露或腿直臀先露：胎儿双髋关节屈曲，双膝关节伸直，以臀部为先露，最多见。

完全臀先露或混合臀先露：胎儿双髋及膝关节均屈曲，以臀部和双足为先露，较多见。

不完全臀先露：以一足或双足、一膝或双膝或一足一膝为先露，较少见。

臀先露对产妇易引起胎膜早破或继发性宫缩乏力，使产后出血与产褥感染的机会增多，若宫口未开全而强行牵拉，容易造成宫颈撕裂甚至延及子宫下段；对胎儿易致脐带脱垂、胎儿窘迫或死产；新生儿窒息、臂丛神经损伤及颅内出血发生率增加。

(一) 诊断

1. 临床表现 腹部检查在孕妇肋下触及圆而硬的胎头；因宫缩乏力致宫颈扩张缓慢，产程延长。
2. 腹部检查 子宫呈横椭圆形，宫底部可触及圆而硬、有浮球感的胎头，耻骨联合上方可触到圆而软，形状不规则的胎臀，胎心在脐左（右）上方最清楚。
3. 肛门及阴道检查 可触及胎臀或胎足，应与颜面部、胎手相鉴别。注意有无脐带脱垂。
4. 超声显像检查 能准确探清臀先露类型以及胎儿大小、胎头姿势等。

(二) 治疗

1. 妊娠期 妊娠30周前，多能自行转为头先露；30周后仍为臀先露应予矫正。常用方法有胸膝卧位、激光照射或艾灸至阴穴，外倒转术慎用。
2. 分娩期 剖宫产指征：狭窄骨盆、软产道异常、胎儿体重大于3 500 g、胎儿窘迫、胎膜早破、脐带脱垂、妊娠并发症、高龄初产、有难产史、不完全臀先露等。决定经阴道分娩的处理如下。

（1）第一产程：产妇侧卧，少做肛查，不灌肠。一旦破膜，立即听胎心，了解有无脐带脱垂，监测胎心。当宫口开大4～5cm时，使用"堵"外阴方法，待宫口及阴道充分扩张后才让胎臀娩出。在"堵"的过程中，每隔10～15分钟听胎心一次，并注意宫口是否开全。宫口已开全再堵易引起胎儿窘迫或子宫破裂。宫口近开全时，要做好接产和抢救新生儿窒息的准备。

（2）第二产程：初产妇做会阴侧切术。分娩方式有3种：①自然分娩：胎儿自然娩出，不作任何牵拉，极少见。②臀助产术：当胎臀自然娩出至脐部后，胎肩及后出胎头由接产者协助娩出。脐部娩出后，一般应在2～3分钟娩出胎头，最长不能超过8分钟。③臀牵引术：胎儿全部由接产者牵拉娩出，此种手术对胎儿损伤大（图9-5）。

（3）第三产程：使用缩宫素，防止产后出血。有软产道损伤者，应及时检查并缝合，予抗生素预防感染。

第九章 异常分娩

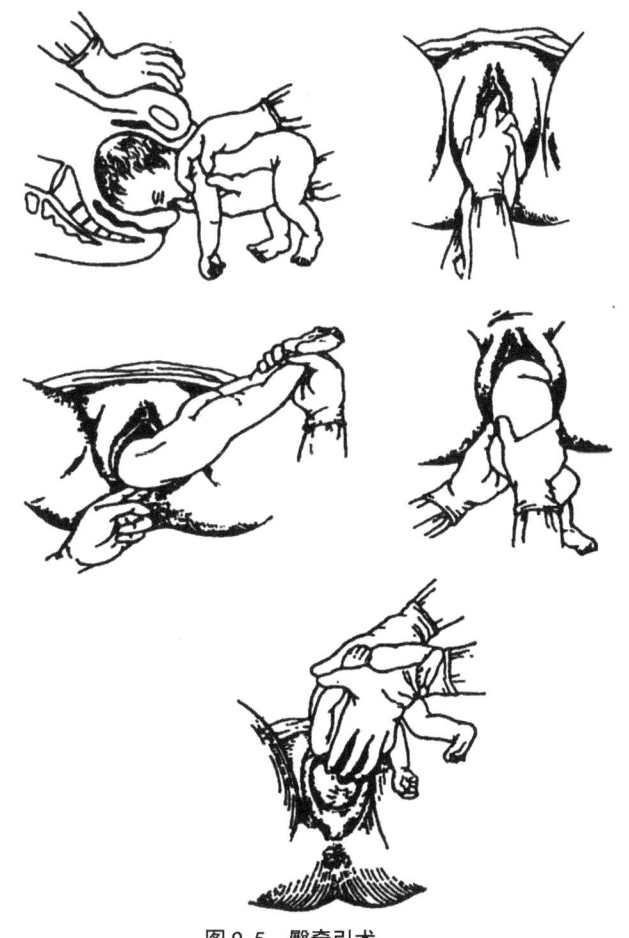

图 9-5 臀牵引术

六、肩先露

胎体横卧于骨盆入口之上，先露部为肩，称为肩先露（shoulder presentation）（图 9-6）。这是对母儿最不利的胎位。除死胎或早产儿胎体可折叠娩出外，足月活胎不能经阴道娩出。若处理不当，易造成子宫破裂，甚至危及母儿生命。

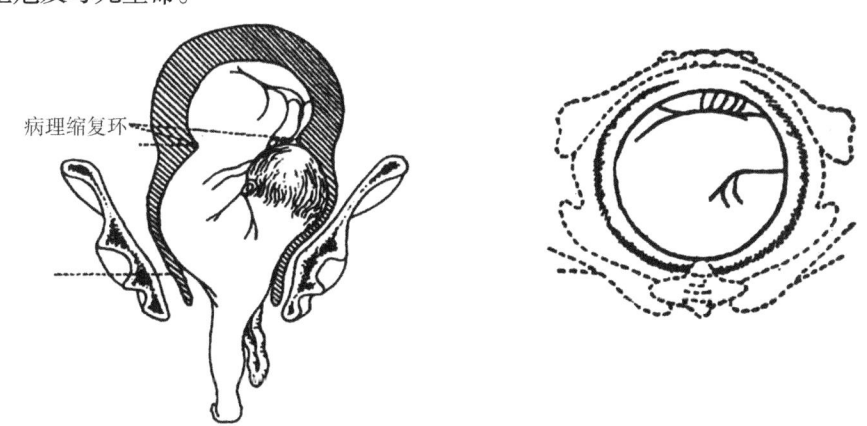

图 9-6 肩先露

（一）诊断

1. 临床表现　易发生宫缩乏力、胎膜早破。破膜后容易发生脐带脱垂和胎儿上肢脱出，导致胎儿窘迫甚至死亡。随着子宫收缩增强，子宫上段越来越厚，下段被动扩张越来越薄，上下段肌壁厚薄相差悬殊，形成环状凹陷，出现病理性缩复环，是子宫破裂的先兆，若不及时处理，将发生子宫破裂。

2. 腹部检查　子宫呈横椭圆形，耻联上方较空虚，在母体一侧触及胎头。胎心在脐周两侧最清楚。

3. 肛门或阴道检查　胎膜未破、先露高浮者，肛查不易触及先露部；若胎膜已破、宫口已开张，阴道检查可触及胎肩锁骨、腋窝或肋骨，腋窝尖指向胎肩及胎头位置，据此决定胎头在母体左侧或右侧。若胎手已脱出阴道口外，可用握手法鉴别是胎儿左手或右手。

4. 超声显像检查　能清楚地确定肩先露及具体胎方位。

（二）治疗

1. 妊娠期　妊娠后期发现肩先露应予及时矫正，常用方法有胸膝卧位、激光照射或艾灸至阴穴。上述方法无效可试行外倒转术，转成头位后，包腹固定胎头。

2. 分娩期　①足月活胎，应于临产前行剖宫产术；②经产妇，足月活胎，宫口开大 5 cm 以上，胎膜已破羊水未流尽，可全麻下行内倒转术，待宫口开全助产；③出现先兆子宫破裂或子宫破裂征象，无论胎儿死活均应立即剖宫产术；④胎儿已死，无先兆子宫破裂征象，若宫口近开全，可全麻下行断头术或碎胎术。术后常规检查子宫下段、宫颈及阴道有无裂伤，若有裂伤应及时缝合，注意产后出血及感染。

七、复合先露

胎先露部（胎头或胎臀）伴有肢体同时进入骨盆入口，称为复合先露（compound presentation）。临床以一手或一前臂随胎头脱出常见。发生原因与胎先露部不能完全填充骨盆入口，先露部周围有空隙有关。

（一）诊断

产程进展缓慢，阴道检查发现胎先露旁有肢体而确诊。

（二）治疗

首先应检查有无头盆不称。如无头盆不称，可让产妇向肢体脱出的对侧侧卧，有利于肢体自然回缩。若脱出肢体与胎头已入盆，可待宫口近开全或开全后上推肢体，使胎头下降后自然分娩或产钳助产。如有头盆不称或伴有胎儿窘迫征象，应尽快行剖宫产术。

第十章　病理妊娠

第一节　妊娠剧吐

半数以上的孕妇自停经 6 周左右开始出现倦怠、择食、食欲下降、恶心、呕吐等早孕反应的症状，持续 2~3 个月左右自行缓解，一般对营养状况和生活影响不大。研究报道症状持续至妊娠 14 周缓解者达 50%，至妊娠 22 周缓解者达到 90%。妊娠期出现的这种恶心和呕吐也称为晨吐（morning sickness），但其实可出现于一日之中的任意时间，研究报道仅 1.8% 的孕妇表现为晨吐，而 80% 的孕妇一日之中有持续的恶心症状。

妊娠剧吐（hyperemesis gravidarum）是指妊娠早期孕妇反应严重，恶心呕吐频繁，不能进食，以致影响身体健康，甚至威胁生命的一种病理状态。发病率为 0.3%~10%，常持续至妊娠 20 周之后。导致机体营养状况紊乱，主要表现为电解质平衡失调、体重减轻超过 5%、酮症以及尿酮体阳性，严重时出现肝、肾损害及视网膜出血；维生素 B1 缺乏可诱发妊娠期韦尼克脑病（Wernicke encephalopathy），出现神经精神症状，病情危重时出现意识模糊、谵妄或昏迷、眼肌麻痹等；若病变累及红核及其联系的纤维，则可出现震颤、强直及共济失调，病死率极高。

一、诊断

若孕妇出现持续而严重的恶心和呕吐，需要首先确定为早期妊娠，并排除多胎妊娠、葡萄胎及甲状腺功能亢进；出现妊娠剧吐的营养状况紊乱征象时，需排除阑尾炎、肾盂肾炎、肝炎、胆囊炎、胰腺炎、消化性溃疡病、脑肿瘤等疾病。

检测到尿酮体阳性即可诊断妊娠剧吐，进一步进行血尿常规、血生化和肝肾功能检查，可发现血细胞比容升高，尿比重升高，低血钠、低血钾、低氯性碱中毒，肝酶 AST、ALT 升高至正常值的 1~2 倍或以上等实验室指标的异常。部分妊娠剧吐的患者会出现暂时性甲状腺功能亢进的生化改变——游离 T_3、T_4 升高、TSH 降低，但通常至 18 周缓解，无须治疗，也不影响妊娠结局。出现神经精神症状时要警惕韦尼克脑病。

二、治疗措施

对于妊娠剧吐患者最重要的是摄入足够的液体以防止脱水，因为脱水会加重恶心症状。不耐受口服液体的患者，必须入院进行静脉补液和止吐治疗。尿酮体超过 ++ 的患者，亦应住院治疗。最初几天禁食，精确记录出入液体量。

（一）心理治疗

对早孕期呕吐的患者，注意患者的精神状态，给予精神安慰和鼓励，可能会对其他治疗手段起辅助作用。

（二）饮食治疗和生活方式调整

合理指导饮食，建议患者少量多次饮水或其他液体，如放掉气体的柠檬水、稀释的果汁、淡茶及清汤等；少量多次进，避免一次大量进食；避免空腹，在两餐之间少量加一些清淡的点心；晨起呕吐者在起床前进食一些饼干可能有效；咸味的食物可能有帮助，如炸薯条或者咸味饼干；避免油腻、辛辣的食物或其气味；睡觉前进食一些含碳水化合物的干燥的易于消化的低脂食物及含蛋白质的点心；进餐时不同时饮用液体。

生活方式方面的建议包括：充分利用一日之中感觉良好的时间，在感觉最好或饥饿时合理进食；如果不耐受热的食物的气味，可以待食物冷却后进餐；出现恶心症状时避免突然活动；避免应激事件等措施。

（三）补液及药物治疗

1. 静脉补液　静脉补液以纠正脱水、酸碱平衡及电解质紊乱是妊娠剧吐的初治方案。每天应给予足量液体和热量，可给予生理盐水及10%葡萄糖液静滴，总液体输入量不低于3 000 mL，并需要对患者脱水的严重程度进行评估后决定具体输液总量。每天输入最少9 g氯化钠、氯化钾6 g，保证尿量每天不低于1 000 mL。静脉补液时应避免过快补足平衡钠盐液体，尤其是存在低钠血症的患者。经研究已证实静脉补液过快可能导致严重并发症——中央脑桥脱髓鞘病变，严重者可导致死亡。

2. 补充维生素　传统补液方案中常在氯化钠、氯化钾液体组中加入维生素B_6静滴。维生素B_6的治疗量一般为30～75 mg/天，最高可达100 mg/天。待症状减轻后可由静脉改为口服。维生素B_6口服10～25 mg，一日3次，是FDA批准的妊娠期A类用药。重症患者给予维生素B_1肌内注射，预防韦尼克脑病的发生。

3. 止吐药物　初始可采取静脉或直肠途径给药，待症状开始缓解可改为口服给药。尤其当患者出现脱水、酮症或电解质紊乱时可选用止吐药物。参考FDA妊娠期药物分级，尽量选择已证实相对安全而有效的药物。

常用止吐药物的用药方案包括：苯吡拉明口服，一日2次，早晨12.5 mg加维生素$B_6$10 mg、晚上25 mg。甲氧氯普胺（胃复安）口服，一日3～4次，10 mg/次。

4. 激素治疗　一般治疗2～3天后，病情迅速好转，呕吐减轻或停止，尿酮体转阴，可少量进流质，逐渐增加食量。如重症患者症状无明显改善可应用糖皮质激素。可选用氢化可的松200～300 mg入液静滴3天后，剂量每隔2～3天减半至停药。也可选用泼尼松、泼尼松龙，方案：①泼尼松口服，5～10 mg/次，一日3次；或20 mg/次，一日2次，均在3天后逐渐减量至停药；②泼尼松龙口服，16 mg/次，一日3次，连续3日后每隔3天剂量减半，持续2周左右停药。

5. 生姜治疗　可尝试生姜疗法作为辅助手段，350 mg口服，一日3次或250 mg，一日4次。或补充含有生姜的点心。

6. 全胃肠外营养治疗　需要进行TPN治疗时，应与胃肠外科医师协作。TPN方案需要个体化，根据每例患者对热量、流质、三大营养物质及微量营养物等的增长的需要进行制定。推荐流质摄入量30 mL/（kg·d）以上。TPN液体中的葡萄糖为主要功能物质，为防止高血糖症的发生，应监测血糖浓度在3.89～6.66 mmol/L之间。注意预防导管相关性血栓栓塞症、导管闭塞、气栓及感染等TPN并发症的发生。

（四）中医治疗

中医对孕妇呕吐严重，甚至不能进食者称为"妊娠呕吐"或妊娠恶阻，认为怀孕后阴血聚以养胎，冲脉之气上逆，胃气下降，升降失调所致。治法以调气和胃，降逆止呕为主，佐以安胎和血。

处方：陈皮、竹茹各9 g，枳壳6 g，麦冬9 g，川贝、生姜各3 g（调气和胃，降逆止呕），砂仁、厚朴各9 g，白术15 g，杜仲12 g（理气健脾安胎），柴胡3 g，黄芩6 g（清解少阳），当归3 g，川芎9 g（养血和血）。水煎服，少量多次。

用针灸治疗妊娠呕吐者，穴位：中脘、内关、建里、幽门、足三里、三阴交。每日1次，3～5天后隔日1次。

经治疗多数孕妇症状改善后可下床活动，但不宜过早出院，否则常可复发，等恢复日常活动量后始可出院。

（五）终止妊娠

经以上治疗 5～7 天后病情仍不能改善，仍持续频繁呕吐，特别是体温增高达 38℃ 以上，心率持续超过 120 次/分钟，或出现黄疸、谵妄或昏迷、视网膜出血、多发性神经炎时应考虑终止妊娠。妊娠剧吐的预后一般较好，但必须采取积极治疗方能阻止病情的发展。目前已很少有发展到极严重阶段而需终止妊娠者。

第二节 流产

我国对流产（abortion）的定义是妊娠于 28 周前终止，胎儿体重少于 1 000 g 者；美国流产的定义是 20 周前终止妊娠，胎儿体重少于 500 g 者。流产根据发生的时间可分为早期流产和晚期流产，两者以妊娠 12 周为界。又根据流产方式的不同，分为自然流产（spontaneous abortion/miscarriage）和人工流产（induced abortion），前者指胎儿尚无独立生存能力，也未使用人工方法，因某种原因胚胎或胎儿自动脱离母体排出；后者指因某种原因使用人工方法中止妊娠。本节只介绍自然流产。

流产的原因很多，胚胎染色体异常是最常见的原因，占早期流产的 50%～60%。母体全身性疾病和生殖器官异常也可引起流产，如严重的心脏病、糖尿病、甲状腺功能低下、抗磷脂综合征、黄体功能不全、宫颈功能不全等，外伤和妊娠期腹部手术操作也可以诱发流产。环境因素如有毒化学物质、化疗药物、放射线、高温等也可致流产。部分自然流产病例利用目前已有的知识和技术尚无法查找出致病因素，称为原因不明性自然流产。

一、临床类型

流产的临床类型实际上是流产发展的不同阶段。流产大多有一定的发展过程，虽然有的阶段临床表现不明显，且不一定按顺序发展。但一般有下列几种过程，即先兆流产、难免流产、不完全流产和完全流产。此外，流产尚有几种特殊情况。

（一）先兆流产（threatened abortion）

有停经及早孕反应，出现阴道流血，量少于既往月经量，色红，无痛或轻微下腹痛，伴下坠感及腰酸痛。妇科检查宫颈口未开，子宫大小与停经月份相符。妊娠试验阳性，超声检查见到胎心搏动。但经保胎处理后，可能继续妊娠至足月。

（二）难免流产（inevitable abortion）

流产已不可避免，多由先兆流产发展而来，腹痛加重，阴道流血增多，超过正常月经量，且有血块排出，胎膜已破。妇科检查宫颈口已开，子宫与停经月份相符或略小，可能在宫颈内口触及胚胎组织。流产势必发生，妊娠已不能继续。

（三）不完全流产（incomplete abortion）

妊娠物已部分排出体外，尚有部分残留子宫腔内，影响子宫收缩，阴道流血不止，可因流血过多而致休克。妇科检查宫颈口已开，有多量血液自宫腔内流出，有时见妊娠组织堵塞子宫颈口。一般子宫小于停经月份，但如果宫腔内积血子宫可增大。

（四）完全流产（complete abortion）

妊娠物已全部排出，阴道流血减少，逐渐停止，腹痛消失。妇科检查宫颈口关闭，子宫接近正常大小。

（五）稽留流产或过期流产（missed abortion）

胚胎或胎儿已死亡滞留在宫腔内尚未自然排出者。可分为两种类型，一种是沉默流产（silent miscarriage），超声提示宫内妊娠，胚芽 > 6mm，而无胎心搏动；另一种是无胚性妊娠（abembryonic pregnancy），超声提示妊娠囊 > 20 mm 而无胎芽。早期妊娠时表现正常，胎儿死亡后子宫不继续增长，甚至缩小。胎儿死亡时间过久可导致严重的凝血功能障碍。此时早孕反应消失，妇科检查子宫颈口未开，子宫不再增大反而缩小，子宫大小与孕龄可差 2 个月以上。

（六）流产感染（septic abortion）

流产过程中，若阴道流血时间过长、有组织残留子宫腔内或非法堕胎等，有可能引起宫腔内感染，严重时感染可扩展到盆腔、腹腔甚至全身，并发盆腔炎、腹膜炎、败血症及感染性休克等。

（七）反复流产（recurrent abortion）

也称为复发性自然流产或反复性自然流产（recurrent spontaneous abortion），指连续自然流产2次以上。习惯性流产（habitual abortion）指连续发生3次或3次以上自然流产者，且流产往往发生于同一月份，而流产的过程可经历前述的临床类型。近年来国际上用反复流产取代习惯性流产。

二、诊断

根据停经史、阴道流血、腹痛情况、有无组织从阴道排出等症状，妇科检查子宫颈口是否已开，有无组织堵塞，子宫大小是否与停经月份相符，有无压痛，双附件有无包块，一般可初步做出诊断，确切诊断还需要辅助检查。

（一）B超

目前的超声仪器图像分辨率清晰，对早期各类流产进行超声检查，符合率高，非常有助于流产的早期诊断和治疗。尤其是近年阴道探头检查早期妊娠及早期流产，比经腹检查更为优越。正常一般在孕5~6周可见妊娠囊，孕6~7周可见胎芽及胎心搏动，经阴道探头比经腹更早。

（二）激素测定

血 β-HCG 的定量测定可了解流产的预后，若 β-HCG 每48小时增加不超过66%，提示预后不良，可能发生不可避免流产。内分泌异常所致的流产，可根据不同情况测定激素，如果怀疑黄体功能不全，可测定黄体酮观察其动态变化。测定血中绒毛膜促性腺激素（HCG）和（或）黄体酮的水平可有助于判断先兆流产的预后。

（三）流产胚胎的检查

反复流产者一旦又发生流产，有必要对流产的胚胎作细胞遗传学、形态学及组织学检查，以寻找此次流产的原因及预测以后妊娠的结局。

（四）宫颈功能不全

妊娠期子宫颈管很短，甚至将近消失，内外口皆松弛，可容指，有时可触及膨出之羊膜囊或可见羊膜囊膨出。B超检查如下。

1. 宫颈缩短　宫颈长度正常在3 cm以上，2.5~3 cm属于临界，2.5 cm以下为过短，最极端可表现为宫颈管全长都扩张而无任何闭合的部分。
2. 宫颈管扩张　即宫颈内口、颈管及外口同时扩张呈筒柱状，可伴或不伴宫颈缩短。
3. 宫颈内口扩张　颈管缩短，羊膜囊楔形嵌入颈管。
4. 子宫下段展伸、延长并出现轮状收缩　此为先兆流产、早产影像。
5. 羊膜囊脱垂入颈管　即前羊膜囊可经扩张内口突入颈管内，甚至阴道内，此为即将流产、早产影像。

三、治疗措施

（一）先兆流产

临床上以保胎治疗为原则，约60%先兆流产经恰当治疗能够继续妊娠。对患者进行心理指导，减少患者不必要的思想紧张与顾虑，建议卧床休息，禁忌性生活。阴道检查操作注意轻柔。注意合理营养，可给予维生素E 100 mg/天口服。黄体功能不足的患者，可选用黄体酮20 mg肌内注射，1~2次/日；不耐受肌内注射者可选择地屈黄体酮，起始口服40 mg，随后每8小时口服10 mg，连续服用至症状消失后1周；或绒毛膜促性腺激素1 000~2 000U/天肌内注射。治疗两周，若症状不见缓解或反而加重，应在B超监护下了解胚胎发育情况，避免不必要的保胎。β-HCG测定持续不升或反而下降，表明流产不可避免，应终止妊娠。甲状腺功能低下者补充甲状腺素。晚期妊娠先兆流产可服用宫缩抑制剂，宫颈功能不全者于妊娠 14~16 周时行宫颈环扎术。

（二）难免流产

一旦确诊，原则上应尽早使胚胎及胎盘组织完全排出。符合下列条件的患者可以采用期待疗法，流产发生于妊娠 12 周前，无发热、血压和心率稳定、无过量流血以及难以忍受的腹痛者，一般观察治疗 7 天左右。期待治疗出现过量出血时需要转而手术治疗，也可以在确诊后立即采取药物或手术治疗。早期流产可选择米索前列醇经阴道或口服途径给药 400~800μg，或行负压吸宫术使胚胎排出；晚期流产吸宫或刮宫有困难者，可用缩宫素 10U 加于 5% 葡萄糖液 500mL 内静滴以促进子宫收缩，流血多时，子宫口开大，配合手术取出胚胎。当胎儿及胎盘排出后需检查是否完全，必要时进一步行刮宫术。

（三）不全流产

治疗原则是完全清除宫腔内胚胎组织。部分患者可采用期待疗法，条件与难免流产的患者选择相似。流血不多较为稳定的患者可应用药物治疗，米索前列醇经阴道或口服途径给药 400~800μg。如果流血多休克者，应在输血输液纠正休克的同时，及时行吸宫术或钳刮术，并给予铁剂、中药纠正贫血。出血时间较长者，给予抗生素预防感染。

（四）完全流产

如无感染征象，一般不需特殊处理。但胚胎组织是否完全排出，结合 B 超等辅助手段正确判断。

（五）稽留流产

处理前常规检查凝血功能，并做好输血准备。若凝血功能正常，可口服米非司酮 50μg，每 12 小时一次，共 3 次后，再给予米索前列醇 600μg 口服或经阴道给药使胚胎排出；子宫小于 12 孕周者，也可行刮宫术，子宫大于 12 孕周者，可静脉滴注缩宫素（5~10U 加入 5% 葡萄糖液内），也可用前列腺素或其他方法等进行引产。若凝血功能障碍，应尽早使用肝素、纤维蛋白原及输新鲜血等。待凝血功能好转后，再行刮宫术或引产。

（六）感染性流产

积极控制感染，若阴道流血不多，应用广谱抗生素 2~3 日，待感染控制后再行刮宫。若阴道流血量多，静脉滴注广谱抗生素和输血的同时，用卵圆钳将宫腔内残留组织夹出，使出血减少，切不可用刮匙全面搔刮宫腔，以免造成感染扩散。术后继续应用抗生素，待感染控制后再彻底刮宫。若已并发感染性休克，应积极纠正休克。若感染严重或腹、盆腔有脓肿形成时，应行手术引流，出现败血症时可考虑全子宫切除术。

（七）反复流产的治疗

治疗原则是针对病因进行治疗。

1. **染色体异常的治疗** 对夫妇一方或双方为染色体异常携带者所引起的反复流产尚无有效的治疗方法，只能尽量避免再怀孕染色体异常胎儿。通常采取遗传咨询，估计染色体异常胎儿复发风险概率。如复发风险高，最好采用供者精子（男方为携带者）或卵子（女方为携带者）作体外受精、胚胎移植。如复发风险低，可令其妊娠，怀孕后作绒毛活检、羊膜腔穿刺等产前诊断，如发现染色体异常胎儿则终止妊娠。

2. **内分泌治疗** 黄体功能不全的治疗主要包括促进卵泡发育，使黄体功能健全及补充黄体酮（黄体酮）分泌不足两方面。①孕激素：黄体功能不全者补充孕激素，能使子宫内膜呈正常的分泌期变化。用法为黄体酮 20mg，每日 1 次，从基础体温上升后第 3 天开始连用 10~12 周，有效率为 92%。妊娠后开始给予黄体酮对黄体功能不全所致的反复流产无明显治疗作用。② HCG：HCG 的用量及用法有多种，常用的为排卵期肌内注射 1 次，剂量为 5 000~10 000U，以利排卵及卵泡充分黄素化，然后每 2~4 天肌内注射 2 000~5 000U，连用 12 周。HCG 的治疗时间比较重要，在月经周期中，HCG 给予过早，可导致卵泡闭锁，而不是促进其黄素化。在黄体后期给予，则可降低黄体的黄体酮分泌量。由于 HCG 的半衰期长，停用 HCG 7 天后方可作妊娠试验，以免出现假阳性。该疗法也可治疗原因不明性反复流产。

3. 免疫治疗

（1）免疫疗法的适应证：无明确原因的反复流产者；血中无封闭性抗体者；夫妻间有两个或两个以上相同的 HLA 抗原，或有抗 D/DR 抗体存在者；无抗父系淋巴细胞毒抗体者；对男方的单向混合淋巴细胞无反应，而对无关第三者的抗原刺激有反应者；夫妻双方同意接受免疫治疗者。

（2）免疫治疗的方法。

1）免疫增强治疗：免疫原主要为丈夫淋巴细胞及第三者淋巴细胞，淋巴细胞作皮内注射，也可用浓缩白细胞或全血作静脉注射。免疫时间可在妊娠前、妊娠后和妊娠前后进行。从免疫反应抗体的产生均需要一定时间以及防止极早期流产的角度考虑，应以妊娠前进行为宜。但文献报道仅作妊娠后免疫的效果并不比妊娠前免疫的效果差，有效率分别为 80%～82% 和 80%～86%。目前，常用的方法是在怀孕之前免疫 2～4 次，每次间隔两周，妊娠后为了巩固免疫效果，于妊娠第 6 周前后再加强免疫 1～3 次。

2）被动免疫治疗：免疫球蛋白含有抗胎盘滋养层抗原的独特型抗体及抗独特型抗体，因而有益于自身抗独特型抗体产生不足的反复流产患者。目前使用方法尚不一致，一般在受孕前每月给予 500 mg/kg，孕 5 周时治疗 1 次，剂量为 500～600 mg/kg，然后每隔 2 周治疗 1 次，剂量 300～400 mg/kg，直到孕 22～24 周。

3）免疫抑制剂治疗：类固醇药物通过增加免疫球蛋白分解代谢及减少其生物合成而起免疫抑制作用，可抑制抗精子抗体及抗自身抗体的形成而达到治疗目的，另外尚有抗炎与影响抗原合成的作用，主要用于抗精子抗体、APA 及其他自身抗体阳性和自身免疫性疾病的反复流产患者。用法有：①低剂量维持法：泼尼松 5 mg，每天 1～3 次，用 3～12 个月，受孕率可达 21%；②大剂量冲击法：甲基氢化可的松 98 mg/天，共 7 天，受孕率可达 22%～30%，或泼尼松 60 mg/天，共 7 天，受孕率可达 45%。

4）其他疗法：APA 阳性的反复流产患者可采用下列方法治疗。①肝素治疗：肝素能降低母体过强的免疫反应性，吸收和灭活血清中混合淋巴细胞阻断物，并可抑制母体混合淋巴细胞反应。从孕前黄体期或孕后立即开始，低分子肝素 5 000U 皮下注射，每日 2 次，直至孕 36 周末；②小剂量阿司匹林加泼尼松治疗：用法为阿司匹林 75～80 mg/天加泼尼松 40～60 mg/天，服用至 APA 转为阴性或妊娠晚期；③避孕套疗法：对抗精子抗体阳性妇女，可使用 3～6 个月避孕套，防止新的抗精子抗体产生，并使原已存在的抗精子抗体滴度下降，成功妊娠率可达 56%。

4. 宫颈功能不全　宫颈环扎术，具体术式有多种，总的原则为在宫颈内口水平环扎子宫颈，使之关闭，以维持妊娠至足月。一般在孕 14～16 周期间进行，术前作 B 超检查，确定为活胎妊娠及排除先天畸形，术后卧床 24 小时，并给予宫缩抑制剂。

综上所述，流产后应注意休息，均衡营养，查找流产原因，针对原因进行处理，为下次妊娠做准备。染色体异常夫妇应于孕前进行遗传咨询，确定可否再次妊娠；进行夫妇血型鉴定及丈夫精液检查；积极治疗母体疾病，纠正内分泌紊乱；对女性生殖道畸形、肿瘤、宫腔粘连者，应及时手术治疗；如为宫颈内口松弛所致流产，应于孕前行宫颈内口修补术。对环境因素所致流产者应尽早脱离不良环境，避免接触有害物质。流产后应注意避孕，至少避孕半年，最好 2 年。

第三节　前置胎盘

一、概述

正常胎盘附着于子宫体部的前壁、后壁或侧壁，妊娠 28 周后，若胎盘附着于子宫下段，甚至胎盘下缘达到或覆盖宫颈内口处，称为前置胎盘（placenta previa）。前置胎盘是妊娠晚期出血的最常见的原因，其发生率国外报道为 0.5%，国内报道为 0.24%～1.57%。前置胎盘的病因目前尚不十分清楚，但经过国内外学者的大量研究，已初步确定与下列情况有关：子宫内膜病变或损伤，胎盘面积过大，胎盘异常及受精卵滋养层发育迟缓等。而导致这些情况的高危因素主要包括：既往自然流产或人工流产及引产史，既往有剖宫产史，孕妇高龄，多次分娩，吸烟，多胎及胎盘本身因素，受精卵发育迟缓等。根据胎盘边缘与子宫颈口的关系，前置胎盘可分为三种类型：①完全性前置胎盘或称中央性前置胎盘：子宫颈内口全部为胎盘组织所覆盖；②部分性前置胎盘：子宫颈内口部分为胎盘组织所覆盖；③边缘性前置胎盘：胎盘附着于子宫下段，边缘接近但不超过子宫颈内口。

二、诊断

（一）临床表现

前置胎盘的典型症状为妊娠晚期无痛性阴道流血，偶有发生于妊娠20周者。出血多无诱因，可反复发生。阴道出血发生时间的早晚，反复发作的次数，出血量的多少与前置胎盘的类型有很大关系。完全性前置胎盘往往初次出血的时间早，约在妊娠28周左右，反复出血次数频，量较多，有时1次大量出血即可使患者陷入休克状态；边缘性前置胎盘初次出血发生较晚，多在妊娠37～40周或临产后，量也较少；部分性前置胎盘初次出血时间和出血量介于两者之间。

（二）体征

由于反复出血，患者多呈贫血貌，且贫血程度与出血量成正比，腹部检查子宫大小与停经月份相符合，子宫软，胎位清楚，胎先露多高浮，臀位和横位的发生率高，除非母体严重休克，一般情况下胎心均正常。可出现规律或不规律宫缩，间歇期能够完全松弛。

（三）超声检查

B型超声断层图像可清楚看到子宫壁、胎头、宫颈和胎盘位置，并根据胎盘边缘与子宫颈内口的关系可以进一步明确前置胎盘的类型。胎盘定位准确率95%以上，并且可以重复检查，近年来国内外都已采用，基本取代了其他方法。

（四）产后检查胎盘及胎膜

对于产前出血患者，于产后应仔细检查娩出的胎盘，若前置部位的胎盘有黑紫色陈旧血块附着，或胎膜破口距胎盘边缘距离 < 7 cm 则为前置胎盘。但对剖宫产术分娩者，应在术中了解胎盘位置。

三、治疗措施

前置胎盘的治疗原则是控制出血、纠正贫血、预防感染，正确选择结束分娩的时间和方法。应根据出血量的多少、有无休克、孕周、胎儿存活与否、前置胎盘的类型、产妇的孕产次以及是否临产等而决定。

（一）期待疗法

妊娠36周前，胎儿体重小于2 500g，阴道出血量不多，孕妇全身情况好，胎儿存活者，可采取期待疗法。原则是以产妇安全为主，在母亲安全的前提下，尽量避免胎儿早产，以减少其死亡率。

（1）绝对卧床休息，适当给予镇静剂：如苯巴比妥（鲁米那）30 mg，或氯氮（利眠宁）10 mg，或地西泮 5 mg，口服每日 3 次。

（2）积极纠正贫血：口服铁剂，必要时输血。

（3）抑制宫缩，减少出血：这是期待疗法能否成功的关键步骤之一。首先，选择硫酸镁抑制宫缩：首次负荷量4 g，稀释于5%葡萄糖液100 mL快速静脉滴注，再用10 g稀释于5%葡萄糖液1 000 mL以1.5～2.0 g/小时速度静脉滴注。每日用量10～15 g。如出血量多时，需快速纠正血容量后再用硫酸镁，以免血管扩张加重有效血容量不足。其次，β_2肾上腺素能受体兴奋剂：①沙丁胺醇：首次剂量4.8mg，半小时后再服2.4mg，以后每8小时用药1次维持。②利托君（安宝）：100mg溶于5%葡萄糖液500mL中静脉滴注，以每分钟8滴开始，视子宫张力、宫缩、阴道出血量及母亲心率的情况进行调节，宫缩消失后维持24小时左右，至终止静脉滴注前30分钟给予口服片剂，首剂24小时每2小时一片（10 mg），以后改为一片68小时，维持至妊娠达35周。

（4）促进胎肺成熟：地塞米松 10 mg，肌内注射或静推，1次/日，连续三天。

（5）抗生素预防感染。

（6）加强胎儿监护：密切观察胎儿生长发育，定时 B 型超声检查，如发现胎儿宫内生长迟缓时，应给予必要的宫内治疗。孕妇需每天进行胎动计数，对胎儿作定期系统监护如 NST、胎儿生物物理评分、脐血流 S/D 比值等，特别在阴道出血前后要加强监护，发现异常及时处理。如大量出血、反复出血，或临产时，酌情终止妊娠。

（7）严密观察病情，避免局部刺激。期待治疗至 36 周，各项指标说明胎儿已成熟者，可适时终止妊娠。现代产科的期待治疗应避免不必要的拖延，特别是反复出血的患者。

（二）终止妊娠

前置胎盘产前出血的患者，若出血量多或伴有失血性休克，随时有可能危及母子生命，此时不论孕周大小，均应立即终止妊娠。胎龄达 36 周以上，胎儿成熟度检查提示胎儿肺成熟者，或胎龄未达 36 周但出现胎儿窘迫征象者应当终止妊娠。

1. 剖宫产术　剖宫产术可以迅速结束分娩，于短时间内娩出胎儿，可以缩短胎儿宫内缺氧的时间，增加胎儿成活机会，对母子较为安全。此种方式是处理前置胎盘的主要手段。完全性前置胎盘、部分性前置胎盘或者边缘性前置胎盘出血量较多而短时间内不能结束分娩，或者有胎位不正，胎儿窘迫等，均宜选择剖宫手术。

（1）术前应积极纠正休克，输液、输血补充血容量，做好抢救准备。

（2）术前 B 型超声胎盘定位，术中注意选择子宫切口位置，尽可能避开胎盘。

（3）防止产后出血：由于子宫下段的收缩力差，胎儿娩出后，胎盘未即娩出，须立即子宫肌壁注射宫缩剂增强子宫收缩，迅速作徒手剥离胎盘，同时按摩子宫，减少产后出血量。常用的宫缩剂有缩宫素、麦角新碱、前列腺素等。卡前列素（欣姆沛）是美国 90 年代末研制合成的前列腺素 $F_{2\alpha}$ 的（15S）-15 甲基衍生物的氨丁三醇盐溶液，对妊娠子宫平滑肌有强烈的收缩作用，子宫肌层注射给药或肌内注射给药，每次 0.25 mg，每 15 分钟可重复 1 次，总量为 2 mg。它能控制 86% 其他方法无效的出血，控制完全性前置胎盘出血的成功率为 89%。如以上方法均无效则可采用以下方法：可吸收线 8 字缝合开放的血窦止血，宫腔填塞，结扎子宫动脉上行支、双侧髂内动脉等。

2. 阴道分娩　阴道分娩是利用胎先露部压迫胎盘达到止血目的，此法仅适用于边缘性前置胎盘而胎儿为头位。在临产后发生出血，但血量不多，产妇一般情况好，产程进展顺利，估计在短时间内可以结束分娩者。决定阴道分娩后，行手术破膜，破膜后胎头下降，压迫胎盘，达到止血，并可促进子宫收缩，加速分娩，此方法对经产妇的效果较好。如破膜后胎先露下降不理想，仍有出血或产程进展不顺利应立即改行剖宫术。

第四节　胎盘早剥

一、概述

妊娠 20 周后或分娩期，正常位置的胎盘在胎儿娩出前，部分或全部从子宫壁剥离，称胎盘早剥（placental abruption）。国内胎盘早剥发生率约为妊娠的 0.46%～2.1%，国外约为 1%～2%。胎盘早剥是妊娠晚期的严重并发症，围产儿死亡率高。其并发症如子宫胎盘卒中、失血性休克、DIC、肾衰竭等严重威胁母亲的生命安全。

胎盘早剥的发病机制尚未完全阐明，高危因素包括血管病变如妊娠期高血压疾病、机械性因素如外伤、子宫静脉压突然升高蜕膜静脉床破裂出血以及绒毛膜羊膜炎等。胎盘早剥的主要病理变化是底蜕膜出血，形成血肿，使胎盘自附着处剥离。胎盘早剥发生内出血时，血液积聚于胎盘与子宫壁之间，由于胎盘后血肿的压力加大，使血液浸入子宫肌层，引起肌纤维分离，甚至断裂、变性，当血液侵及子宫肌层至浆膜层时，子宫表面呈现紫色瘀斑，尤以胎盘附着处为著，称子宫胎盘卒中。此时肌纤维受血液浸渍，收缩力减弱。有时血液还可渗入阔韧带及输卵管系膜。剥离处的坏死胎盘绒毛和子宫蜕膜组织释放出组织凝血活酶进入母体循环，激活凝血系统，导致 DIC。肺、肾等脏器的毛细血管内均可有微血栓形成，引起脏器损害。胎盘早剥是妊娠期发生凝血功能障碍的最常见原因，母儿死亡的发生率与胎盘剥离的程度相关。

二、诊断

（一）临床表现及分型

1. 轻型 外出血为主，胎盘剥离面不超过胎盘面积的1/3，多见于分娩期。有间歇性腰腹痛，或不规则阴道流血，或无任何症状体征。腹部检查子宫软，宫缩有间歇，子宫大小与孕周相符，胎位清楚，胎心率正常。产后查胎盘见胎盘母体面有凝血块及压迹。

2. 重型 内出血为主，胎盘早剥面积超过胎盘面积的1/3。主要症状为持续性腹痛和（或）腰痛，积血越多疼痛越剧烈，严重时出现休克征象。无或少量阴道流血，贫血程度与外出血量不符。腹部检查子宫处于高涨状态，有压痛，以胎盘附着处最著。随胎盘后血肿不断增大，子宫底升高，胎位不清。若胎盘剥离面超过胎盘的1/2或以上，子宫硬如板状，间歇期不放松，胎心多消失。

（二）辅助检查

1. B型超声检查 正常胎盘B型超声图像应紧贴子宫体部后壁、前壁或侧壁，若胎盘与子宫壁之间有血肿时，在胎盘后方出现液性低回声区，暗区常不止一个，并见胎盘增厚。若胎盘后血肿较大时，能见到胎盘胎儿面凸向羊膜腔，甚至能使子宫内的胎儿偏向对侧。若血液渗入羊水中，见羊水回声增强、增多，系羊水混浊所致。但当胎盘边缘已与子宫壁分离时，未形成胎盘后血肿，见不到上述图像。胎盘早剥的声像图常与胎盘后的静脉丛，血管扩张等相混淆，不容易判断，故B型超声诊断胎盘早剥有一定的局限性。重型胎盘早剥时常伴胎心、胎动消失。

2. 实验室检查 主要了解贫血程度与凝血功能。重型胎盘早剥患者应检查肾功能与二氧化碳结合力。若并发DIC时进行筛选试验（血小板计数、凝血酶原时间、纤维蛋白原测定）与纤溶确诊试验（凝血酶时间、优球蛋白溶解时间、血浆鱼精蛋白副凝试验）。

三、治疗措施

胎盘早剥的治疗应根据胎盘剥离的严重程度、有无胎心及胎儿的成熟度采取不同的处理措施。在保证孕妇安全的前提下，兼顾胎儿的成活率，而终止妊娠的时机及分娩方式的选择是治疗的关键。

（一）治疗原则

（1）小于34周，对怀疑胎盘早剥者，胎儿宫内情况良好，不影响母亲生命，未临产，可住院严密监测下采取期待治疗，期待的目的是增加早产儿孕龄，减少早产儿死亡率。

1）卧床休息，严密监护，观察母亲宫高、子宫张力、阴道出血情况，测定血红蛋白，监测凝血功能的变化等。

2）定期监测胎心、胎儿监护、B超等。

3）促胎肺成熟。

4）宫缩抑制剂：有临床症状的胎盘早剥患者，用宫缩抑制剂是禁忌的。美国妇产科医师协会认为只有在极早期合并轻度早剥的病例中，如果母体血流动力学恒定，用硫酸镁抑制宫缩、降低子宫张力可作为一种适当的措施。

（2）轻型胎盘早剥：已临产，宫口已开大，估计短时间内可迅速分娩者，可在严密监测母儿安危指标的情况下试行阴道分娩，但必须先行破膜，使羊水缓慢流出，并用腹带包裹腹部，缩小子宫容积，压迫胎盘，使之停止继续剥离。产程中发现异常，应及时改行剖宫产结束分娩。

（3）重型胎盘早剥：一旦确诊，必须立即终止妊娠。足月、近足月，估计胎儿成活者，发病急或病情重，未临产或估计短时间内不能经阴道分娩者，应立即采取剖宫产，保证孕妇安全，提高围产儿成活率；对于孕周小，估计不能成活或已发生胎死宫内，短时内不能阴道分娩，但孕妇病情危重，为抢救孕妇也应剖宫产；而对于妊娠足月、近足月，宫口开大，阴道流血不多，胎心异常者，估计短时内可经阴道分娩者，应尽量缩短产程，必要时阴道助产。

（二）标准治疗方案

1. **一般处理** 输液、备血、给氧、抢救休克等应急措施。严密观察病情变化，测血压、记尿量、完善各项辅助检查，根据病情补充血容量、输血等。

2. **及时终止妊娠** 终止妊娠的方法根据胎次、早剥的严重程度，胎儿宫内状况及宫口开大等情况而定。

（1）经阴道分娩：经产妇，一般情况较好，出血以显性为主，宫口已开大，估计短时间内能结束分娩者，可经阴道分娩。①先行破膜，使羊水缓慢流出，用腹带包裹腹部，起到压迫胎盘，使之不再继续剥离的作用。②必要时静脉滴注催产素，缩短产程。③产程中严密观察血压、脉搏、宫底高度、宫缩情况及胎心。有条件可行全程胎心监护。

（2）剖宫产：①重型胎盘早剥，特别是初产妇，不能在短时间内结束分娩者；②轻型胎盘早剥，出现胎儿窘迫征象，需抢救胎儿者；③重型胎盘早剥，产妇病情恶化，虽胎儿已死亡，但不能立即经阴道分娩者；④破膜后产程无进展者。

3. **防止产后出血** 胎盘早剥患者容易发生产后出血，故在分娩后应及时应用子宫收缩剂如催产素、麦角新碱、欣姆沛等，并按摩子宫。卡贝缩宫素，是一种人工合成的长效催产素类似物，静脉注射半衰期为40～50分钟，比缩宫素长10倍，用药后2分钟内即有子宫活性，具有起效迅速、效果持久、使用便捷的特点。卡贝缩宫素在治疗产后出血中的作用正受到国内外产科医师的关注。胎儿娩出后，静脉推注卡贝缩宫素100 μg，1分钟内推注完。单次肌内注射卡贝缩宫素比持续静脉滴注缩宫素能更有效地预防有产后出血危险因素的产妇发生产后出血。

子宫胎盘卒中的处理方法：①应用大量子宫收缩药，促进子宫收缩；②按摩子宫，促进子宫收缩；③热生理盐水热敷子宫。观察子宫局部血液循环恢复情况，若子宫收缩好，局部血液循环尚好，应该尽量保留子宫。

上述保守处理不能达到止血目的时应行血管结扎或行介入栓塞治疗，其中，经皮穿刺插管子宫动脉栓塞术不但能明确诊断，治疗产后大出血还有止血迅速、有效、并发症少的优点；若仍不能控制出血时或出血量多致进入休克时，须立即止血抢救生命则必须作子宫切除，如子宫大量出血且血液不凝固，按DIC处理。

4. **凝血功能障碍的处理**

（1）输新鲜血：及时、足量输入新鲜血液是补充血容量及凝血因子的有效措施。库存血若超过4小时，血小板功能即受破坏，效果差。为纠正血小板减少，有条件可输血小板浓缩液。

（2）输纤维蛋白原：若血纤维蛋白原低，同时伴有活动出血，且血不凝，经输入新鲜血等效果不佳时，可输纤维蛋白原3 g，将纤维蛋白原溶于注射用水100 mL中静脉滴注。通常给予3～6 g纤维蛋白原即可收到较好效果。每4 g纤维蛋白原可提高血纤维蛋白原1 g/L。

（3）输新鲜血浆：新鲜冰冻血浆疗效仅次于新鲜血，尽管缺少红细胞，但含有凝血因子，一般1 L新鲜冰冻血浆中含纤维蛋白原3 g，且可将Ⅴ、Ⅷ因子提高到最低有效水平。因此，在无法及时得到新鲜血时，可选用新鲜冰冻血浆作应急措施。

（4）肝素：肝素有较强的抗凝作用，适用于DIC高凝阶段。胎盘早剥患者DIC的处理主要是终止妊娠以中断凝血活酶继续进入血内。对于处于凝血障碍的活动性出血阶段，应用肝素可加重出血，故一般不主张应用肝素治疗。

（5）抗纤溶剂：6-氨基己酸等能抑制纤溶系统的活动，若仍有进行性血管内凝血时，用此类药物可加重血管内凝血，故不宜使用。若病因已去除，DIC处于纤溶亢进阶段，出血不止时则可应用，如6-氨基己酸4～6 g、氨甲环酸0.25～0.5 g或氨甲苯酸（对羧基苄胺）0.1～0.2 g溶于5%葡萄糖液100 mL内静脉滴注。

5. **预防肾衰竭** 在处理过程中，应随时注意尿量。若每小时尿量少于30 mL，应及时补充血容量；少于17 mL或无尿时，应考虑有肾衰竭的可能。可用20%甘露醇250 mL快速静脉滴注，或呋塞米（速尿）40 mg静脉推注，必要时可重复使用，一般多能于1～2日内恢复。经处理尿量在短期内不见增加，血尿素氮、肌酐、血钾等明显增高,二氧化碳结合力下降,提示肾衰竭情况严重,出现尿毒症,此时应进行透析疗法,以抢救产妇生命。

第十一章 分娩期并发症

第一节 羊水栓塞

一、概述

羊水栓塞（amniotic fluid embolism）又称产科栓塞，是指在分娩过程中羊水突然进入母体血液循环引起急性肺栓塞、过敏性休克、弥散性血管内凝血（DIC）、肾衰竭或猝死的严重分娩并发症。羊水栓塞的发病率为4/10万~6/10万。发生于足月妊娠时，产妇死亡率高达80%以上；也可发生于妊娠早、中期流产，病情较轻，死亡少见。羊水栓塞是由于污染羊水中的有形物质（胎儿毳毛、角化上皮、胎脂、胎粪）和促凝物质（具有凝血活酶的作用）进入母体血液循环引起。羊膜腔内压力增高（子宫收缩过强或强直性子宫收缩）、胎膜破裂（其中2/3为人工破膜，1/3为自然破膜）和宫颈或宫体损伤处有开放的静脉或血窦是导致羊水栓塞发生的基本条件。高龄初产妇和多产妇（较易发生子宫损伤）、自发或人为的过强宫缩、急产、胎膜早破、前置胎盘、胎盘早剥、子宫不完全破裂、剖宫产术、孕中期钳刮术、羊膜腔穿刺形成胎膜后血肿（分娩时此处胎膜撕裂）、巨大胎儿（易发生难产、滞产、胎儿宫内窒息致羊水混浊）、死胎不下（胎膜强度减弱而渗透性显著增加）等，均可诱发羊水栓塞。近年研究认为，羊水栓塞主要是过敏反应，是羊水进入母体循环后，引起母体对胎儿抗原产生的一系列过敏反应，故建议命名为"妊娠过敏反应综合征"。

二、诊断

羊水栓塞起病急骤、来势凶险是其特点。多发生于分娩过程中，尤其是胎儿娩出前后的短时间内。羊水栓塞的诊断应根据临床表现和辅助检查结果做出判断。

典型临床经过分为三阶段。

1. 呼吸循环衰竭和休克　在分娩过程中，尤其是刚破膜不久，产妇突感寒战，出现呛咳、气急、烦躁不安、恶心、呕吐，继而出现呼吸困难、发绀、抽搐、昏迷；脉搏细数、血压急剧下降；听诊心率加快、肺底部湿啰音。病情严重者，产妇仅在惊叫一声或打一个哈欠后，血压迅速下降，于数分钟内死亡。

2. DIC引起的出血　患者度过呼吸循环衰竭和休克，进入凝血功能障碍阶段，表现为难以控制的大量阴道流血、切口渗血、全身皮肤黏膜出血、血尿以及消化道大出血。产妇可死于出血性休克。

3. 急性肾衰竭　后期存活的患者出现少尿（或无尿）和尿毒症表现。主要为循环功能衰竭引起的肾缺血及DIC前期形成的血栓堵塞肾内小血管，引起缺血、缺氧，导致肾脏器质性损害。

羊水栓塞临床表现的三阶段通常按顺序出现，有时也可不完全出现，或出现的症状不典型，如钳刮术中发生羊水栓塞仅表现为一过性呼吸急促、胸闷后出现阴道大量流血。

因此，胎膜破裂后、胎儿娩出后或手术中产妇突然出现寒战、呛咳、气急、烦躁不安、尖叫、呼吸困难、发绀、抽搐、出血、不明原因休克等临床表现，应考虑为羊水栓塞。立即进行抢救。为确诊做如下检查。

1. 血涂片查找羊水有形物质　采集下腔静脉血，离心沉淀后，取上层羊水碎屑涂片、染色，显微镜下检查，找到鳞状上皮细胞、黏液、毳毛等，或做特殊脂肪染色，见到胎脂类脂肪球即可确定羊水栓塞之诊断。

2. 床旁胸部 X 线摄片　90% 以上的患者可出现肺部 X 线异常改变，胸片见双肺弥散性点片状浸润影，沿肺门周围分布，可伴有肺部不张、右侧心影扩大，伴上腔静脉及奇静脉增宽。

3. 床旁心电图或心脏彩色多普勒超声检查　提示有心房、右心室扩大，S-T 段下降。

4. 凝血检查　凝血功能障碍及有关纤溶活性增高的检查。

5. 肺动脉造影　是诊断肺动脉栓塞最正确、最可靠的方法，其阳性率达 85%～90%，并且可确定栓塞的部位及范围。X 线征象：肺动脉内充盈缺损或血管中断，局限性肺叶、肺段血管纹理减少可呈剪枝征象。肺动脉造影同时还可以测量肺动脉楔状压、肺动脉压及心输出量，以提示有无右心衰竭。

若患者死亡应行尸检。可见肺水肿、肺泡出血；心内血液查到羊水有形物质；肺小动脉或毛细血管有羊水有形成分栓塞；子宫或阔韧带血管内查到羊水有形物质。

三、治疗纵观

羊水进入母体血液循环后，通过阻塞肺小血管，引起变态反应并导致凝血机制异常，使机体发生一系列病理生理变化。因此，羊水栓塞患者主要死于呼吸循环衰竭，其次是难以控制的凝血功能障碍，因此应围绕以上两个关键问题展开积极而有效的治疗。

（一）纠正呼吸循环衰竭

羊水内有形物质，如胎儿毳毛、胎脂、胎粪、角化上皮细胞等直接形成栓子，经肺动脉进入肺循环，阻塞小血管并刺激血小板和肺间质细胞释放白三烯、$PGF_{2\alpha}$ 和 5-羟色胺使肺小血管痉挛；同时羊水有形物质激活凝血过程，使肺毛细血管内形成弥散性血栓，进一步阻塞肺小血管。肺小血管阻塞反射性引起迷走神经兴奋，引起支气管痉挛和支气管分泌物增加，使肺通气、换气量减少，肺小血管阻塞引起肺动脉压升高，导致急性右心衰竭，继而呼吸循环功能衰竭、休克、甚至死亡。因此，遇有呼吸困难或青紫者，立即正压给氧，改善肺泡毛细血管缺氧状态，预防肺水肿以减轻心肌负担。昏迷者，可行气管插管或气管切开，通过人工呼吸，保证氧气的有效供应。同时，应用盐酸罂粟碱、阿托品、氨茶碱等解痉药物，以减轻迷走神经反射引起的肺血管及支气管痉挛，缓解肺动脉高压。为保护心肌及预防心力衰竭，除用冠状动脉扩张剂外，应及早使用强心剂。

（二）抗过敏性休克

羊水有形物质成为致敏原作用于母体，引起 I 型变态反应，导致过敏性休克。多在羊水栓塞后立即出现血压骤降甚至消失，休克后方有心肺功能衰竭表现。故应及早使用大剂量抗过敏药物，解除痉挛，改进及稳定溶酶体，保护细胞。并可根据病情重复使用。纠正休克除补足血容量外，应用升压药物多巴胺和间羟胺，增加心肌收缩及心输出量，使血压上升，同时扩张血管，增加血流量，尤其是肾血流量，此为治疗低血容量休克伴有。肾功能不全、心排量降低患者的首选药物（血容量补足基础上使用）。抗休克的原则为维持动脉收缩压 > 90 mmHg，动脉血氧饱和度 > 90%，动脉血氧分压 > 60 mmHg，尿量 ≥ 25 mL/h，预防肺水肿和急性呼吸窘迫综合征（ARDS）。抗休克同时纠正酸中毒，有利于纠正休克及电解质紊乱。另外，尽快行中心静脉压测定，以了解血容量的情况，调整液体输入量，同时可抽血监测有关 DIC 的化验诊断指标，以及了解有无羊水有形成分。一般以颈内静脉下端穿刺插管较好。

（三）防治弥散性血管内凝血（DIC）

妊娠时母血呈高凝状态，羊水中含多量促凝物质，进入母血后易在血管内产生大量的微血栓，消耗大量凝血因子及纤维蛋白原，发生 DIC 时，由于大量凝血物质消耗和纤溶系统激活，产妇血液系统由高凝状态迅速转变为纤溶亢进，血液不凝固，极易发生严重产后出血及失血性休克。改善微循环的灌流量是防治 DIC 的先决条件。适当补充复方乳酸钠液、全血和中分子右旋糖酐液（低分子右旋糖酐虽然扩容疏通微循环效果好，但有诱发出血倾向），增加血容量，解除小动脉痉挛，降低血液黏稠度，促使凝聚的血小板、红细胞疏散。肝素是常用而有效的抗凝剂，但对已形成的微血栓无效。国内外一致主张，羊水栓塞患者尽快应用肝素，于症状发作后 10 分钟内应用效果最好。并经文献统计，羊水栓塞 DIC 及时应用肝素增高存活率。另外，在消耗性低凝血期补充凝血因子，如输新鲜血和新鲜冰冻血浆、纤维蛋白原（当 DIC 出血不止，纤维蛋白原下降至 1～1.25g/L 时）、血小板（血小板降至 50×10^9/L，出血明显加剧时）等，除补充血容量，还能补充 DIC 时消耗的多种凝血因子。并可在肝素化的基础上使用抗纤溶药物。

（四）防治急性肾衰竭

由于休克和 DIC，肾血液灌注量减少，肾脏微血管缺血，导致急性肾小管坏死，出现肾功能障碍和衰竭。羊水栓塞的患者经过积极抢救，度过肺动脉高压、右心衰竭、凝血功能障碍等危险期后，常会进入肾衰少尿期。如休克期后血压已上升、血容量已补足，尿量仍少于 400mL/d 或 30mL/h，应使用利尿剂。若用药后尿量仍不增加，表示肾功能不全或衰竭，应按肾衰治疗原则处理，及早行血液透析。羊水栓塞患者往往出现尿毒症，故在一开始抢救过程中就应随时记录尿量，为后阶段治疗提供依据，争取最后抢救成功。

羊水栓塞患者，原则上应先改善母体呼吸循环功能，纠正凝血功能障碍。待病情稳定后，立即终止妊娠。否则，病因不除，病情仍有恶化可能。另外，羊水栓塞患者，由于休克、出血、组织缺氧等，使患者机体免疫力迅速下降，同时存在一定感染因素，故应正确使用抗生素（对肾功能无影响的药物，如青霉素、头孢霉素类等），以预防肺部以及宫腔感染。

四、治疗方案

一旦出现羊水栓塞的临床表现，应立刻抢救。抗过敏、缓解肺动脉高压和改善低氧血症、抗休克、防止 DIC 和预防肾衰竭发生等。

（一）抗过敏，缓解肺动脉高压，改善低氧血症

1. 供氧　保持呼吸道通畅，立即行面罩给氧，或气管插管正压给氧，必要时行气管切开；保证供氧以改善肺泡毛细血管缺氧状况，预防及减轻肺水肿；改善心、脑、肾等重要脏器的缺氧状况。

2. 抗过敏　在改善缺氧同时，尽快给予大剂量肾上腺糖皮质激素抗过敏、解痉，稳定溶酶体，保护细胞。氢化可的松 100～200 mg 加于 5%～10% 葡萄糖液 50～110 mL 快速静脉滴注，再用 300～800 mg 加于 5% 葡萄糖液 250～500 mL 静脉滴注，日量可达 500～1 000 mg；或地塞米松 20 mg 加于 25% 葡萄糖液静脉推注后，再加 20 mg 于 5%～10% 葡萄糖液中静脉滴注。

3. 缓解肺动脉高压　解痉药物能改善肺血流灌注，预防右心衰竭所致的呼吸循环衰竭。①盐酸罂粟碱：为首选药物，30～90 mg 加于 10%～25% 葡萄糖液 20 mL 缓慢静脉推注，日量不超过 300 mg。可松弛平滑肌，扩张冠状动脉、肺和脑小动脉，降低小血管阻力，与阿托品同时应用效果更佳。②阿托品：1 mg 加于 10%～25% 葡萄糖液 10 mL，每 15～30 分钟静脉推注 1 次，直至面色潮红、症状缓解为止。阿托品能阻断迷走神经反射所致的肺血管和支气管痉挛。心率 >120 次/min 慎用。③氨茶碱：250 mg 加于 25% 葡萄糖液 20 mL 缓慢推注。可松弛支气管平滑肌，解除肺血管痉挛，降低静脉压，减轻右心负荷，兴奋心肌，增加心搏出量。一般应用在肺动脉高压、心力衰竭、心率快以及支气管痉挛时。必要时可每 24 小时重复使用 1～2 次。④酚妥拉明（phentolamine）：5～10 mg 加于 10% 葡萄糖液 100 mL 中，以 0.3 mg/min 速度静脉滴注。为 α-肾上腺素能抑制剂，能解除肺血管痉挛，降低肺动脉阻力，消除肺动脉高压。

（二）抗休克

1. 补充血容量　扩容常用低分子右旋糖酐-40 500 mL 静脉滴注，日量不超过 1 000 mL；并应补充新鲜血液和血浆。抢救过程中应测定中心静脉压（central venous pressure，CVP），了解心脏负荷状况、指导输液量及速度，并可抽取血液检查羊水有形成分。

2. 升压药物　多巴胺 10～20 mg 加于 10% 葡萄糖液 250 mL 静脉滴注；间羟胺 20～80 mg 加于 5% 葡萄糖液静脉滴注，根据血压调整速度，通常滴速为 20～30 滴/min。

3. 纠正酸中毒　应作血氧分析及血清电解质测定。发现有酸中毒时，用 5% 碳酸氢钠液 250mL 静

脉滴注，并及时纠正电解质紊乱。

4. 纠正心衰　常用毛花苷 C 0.2～0.4 mg 加于 10% 葡萄糖液 20 mL 静脉缓注；或毒毛花苷 K 0.125～0.25 mg 同法静脉缓注，必要时 4～6 小时重复用药。也可用辅酶 A、三磷腺苷（ATP）和细胞色素 C 等营养心肌药物。

（三）防止 DIC 发生

1. 肝素　羊水栓塞初期血液呈高凝状态时短期内使用。肝素 25～50 mg（1 mg=125U）加于 0.9% 氯化钠注射液或 5% 葡萄糖液 100 mL 静脉滴注 1 小时；4～6 小时后再将 50 mg 加于 5% 葡萄糖液 250 mL 缓慢滴注。用药过程中应将凝血时间控制在 20～25 分钟。肝素 24 小时总量可达 100～200 mg。肝素过量（凝血时间超过 30 分钟）有出血倾向（伤口渗血，产后出血，血肿或颅内出血）时，可用鱼精蛋白对抗，1 mg 鱼精蛋白对抗肝素 100U。

2. 补充凝血因子　应及时输新鲜血或血浆、纤维蛋白原等。

3. 抗纤溶药物　纤溶亢进时，用氨基己酸（4～6 g）、氨甲苯酸（0.1～0.3 g）、氨甲环酸（0.5～1.0 g）加于 0.9% 氯化钠注射液或 5% 葡萄糖液 100mL 静脉滴注，抑制纤溶激活酶，使纤溶酶原不被激活，从而抑制纤维蛋白的溶解。补充纤维蛋白原 2～4 g/次，使血纤维蛋白原浓度达 1.5 g/L 为好。

（四）预防肾衰竭发生

羊水栓塞发病第三阶段为肾衰竭阶段，注意尿量。当血容量补足后，若仍少尿应选用呋塞米 20～40 mg 静脉注射，或 20% 甘露醇 250 mL 快速静脉滴注（10 mL/min），依他尼酸钠 50～100 mg 静脉滴注，扩张肾小球动脉（有心衰时慎用）预防肾衰，并应检测血电解质。

（五）预防感染

应选用肾毒性小的广谱抗生素预防感染。

（六）产科处理

（1）若在第一产程发病，产妇血压脉搏控制平稳后，胎儿不能立即娩出，则应行剖宫产术终止妊娠去除病因。

（2）若在第二产程发病，则可及时产钳助产娩出胎儿。

（3）若产后出现大量子宫出血，经积极处理仍不能止血者，应在输新鲜血及应用止血药物前提下行子宫切除术。手术本身虽可加重休克，但切除子宫后，可减少胎盘剥离面开放的血窦出血，且可阻断羊水及其有形物质进入母体血液循环，控制病情继续恶化，对抢救与治疗患者来说均为有利措施。

（4）关于子宫收缩制剂的应用：羊水栓塞产妇处于休克状态下，肌肉松弛，对药物反应性差。无论缩宫素还是麦角新碱等宫缩制剂的使用都会收效甚微，而且还可能将子宫开放血窦中的羊水及其有形物质再次挤入母体血液循环，从而加重病情。因此，应针对患者具体情况及用药反应程度，权衡利弊，果断决定是否应用子宫收缩制剂。切勿因拖延观察时间而耽误有利的抢救时机。

第二节　子宫破裂

一、疾病概述

子宫破裂（rupture of uterus）是指在分娩期或妊娠晚期子宫体部或子宫下段发生破裂。若未及时诊治可导致胎儿及产妇死亡，是产科的严重并发症。国外报道其发生率为 0.005%～0.08%。梗阻性难产是引起子宫破裂最常见的原因。骨盆狭窄、头盆不称、软产道阻塞（发育畸形、瘢痕或肿瘤所致）、胎位异常（肩先露、额先露）、大胎儿、胎儿畸形（脑积水、连体儿）等，均可因胎先露下降受阻，为克服阻力子宫强烈收缩，使子宫下段过分伸展变薄发生子宫破裂。剖宫产或子宫肌瘤剔除术后的瘢痕子宫，于妊娠晚期或分娩期宫腔内压力增高可使瘢痕破裂，前次手术后伴感染及切口愈合不良者再次妊娠，发生子宫破裂的危险性更大。另外，子宫收缩药物使用不当，尤其用于高龄、多产、子宫畸形或发育不良、有多次刮宫及宫腔严重感染史等的孕妇，更易发生子宫破裂；宫颈口未开全时行产钳或臀牵引术，暴力可造成宫颈及子宫下段撕裂伤；有时毁胎术、穿颅术可因器械、胎儿骨片损伤子宫导致破裂；肩先露无麻醉下行内转胎位术或强行剥离植入性胎盘或严重粘连胎盘，均可引起子宫破裂。子宫破裂按发生原因，分为自然破裂及损伤性破裂；按其破裂部位，分为子宫体部破裂和子宫下段破裂；按其破裂程度，分为完全性破裂和不完全性破裂。

二、诊断

子宫破裂多发生于分娩期，通常是个渐进发展的过程，多数可分为先兆子宫破裂和子宫破裂两个阶段。

（一）先兆子宫破裂

常见于产程长、有梗阻性难产因素的产妇。表现为：①子宫呈强直性或痉挛性过强收缩，产妇烦躁不安，呼吸、心率加快，下腹剧痛难忍，出现少量阴道流血。②因胎先露部下降受阻，子宫收缩过强，子宫体部肌肉增厚变短，子宫下段肌肉变薄拉长，在两者间形成环状凹陷，称为病理缩复环（pathologic retraction ring）。可见该环逐渐上升达脐平或脐上，压痛明显。③膀胱受压充血，出现排尿困难及血尿。④因宫缩过强、过频，胎儿触诊不清，胎心率加快或减慢或听不清。子宫病理缩复环形成、下腹部压痛、胎心率异常和血尿，是先兆子宫破裂四大主要表现。

（二）子宫破裂

1. 不完全性子宫破裂　子宫肌层部分或全层破裂，但浆膜层完整，宫腔与腹腔不相通，胎儿及其附属物仍在宫腔内，称为不完全性子宫破裂。多见于子宫下段剖宫产切口瘢痕破裂，常缺乏先兆破裂症状，仅在不全破裂处有明显压痛、腹痛等症状，体征也不明显。若破裂口累及两侧子宫血管可导致急性大出血或形成阔韧带内血肿，查体可在子宫一侧扪及逐渐增大且有压痛的包块，多有胎心率异常。

2. 完全性子宫破裂　子宫肌壁全层破裂，宫腔与腹腔相通，称为完全性子宫破裂。继先兆子宫破裂症状后，产妇突感下腹撕裂样剧痛，子宫收缩骤然停止。腹痛稍缓和后，因羊水、血液进入腹腔，又出现全腹持续性疼痛，伴有面色苍白、呼吸急促、脉搏细数、血压下降等休克征象。破裂口出血流入腹腔出现内出血。全腹压痛、反跳痛，腹壁下可清楚扪及胎体，子宫位于侧方，胎心胎动消失。阴道检查：阴道有鲜血流出，胎先露部升高，开大的宫颈口缩小，部分产妇可扪及宫颈及子宫下段裂口。子宫体部瘢痕破裂多为完全性子宫破裂，多无先兆破裂典型症状。

根据以上典型子宫破裂病史、症状、体征，容易诊断。子宫切口瘢痕破裂，症状体征不明显，诊断有一定困难。根据前次剖宫产手术史、子宫下段压痛、胎心改变、阴道流血，检查胎先露部上升，宫颈口缩小，或触及子宫下段破口等均可确诊。B型超声检查能协助确定破口部位及胎儿与子宫的关系。

但也有例外，有些病例可以毫无症状及临床体征。某些患者子宫破裂则因胎儿填塞裂口，压迫致出血不多，则无临床症状，在开腹手术时才获得诊断。值得一提的是，还有一类毫无临床症状的妊娠期子宫破裂，多发生在剖宫产术后瘢痕子宫妊娠者，称为妊娠期子宫"静止"破裂。临床表现为"开窗式"，尤其当破口未波及血管时，无明显症状和体征。分娩者多在宫缩当时发生，可用超声波诊断。

另外，临床上，子宫破裂常需与以下疾病相鉴别。

1. 胎盘早剥　起病急、剧烈腹痛、胎心变化、内出血休克等表现，可与先兆子宫破裂混淆，但常有妊娠期高血压疾病史或外伤史，子宫呈板状硬，无病理缩复环，胎位不清；B型超声检查常有胎盘后血肿。

2. 难产并发腹腔感染　有产程长、多次阴道检查史，腹痛及腹膜炎体征，容易与子宫破裂混淆；阴道检查胎先露部无上升、宫颈口无回缩；查体及B型超声检查，发现胎儿位于宫腔内、子宫无缩小；患者常有体温升高和血白细胞计数增多。

三、治疗纵观

子宫破裂多发生于子宫曾经手术或有过损伤的产妇以及难产、高龄多产妇。治疗应根据破裂的不同原因，采取相应的抢救措施。

(一)瘢痕子宫破裂

以往行剖宫产术、子宫穿孔后子宫修补术、肌瘤剔除术切口接近或达到内膜层,留下薄弱部分,或曾发生过妊娠子宫破裂者,若原瘢痕愈合不良,伴随妊娠月份增加,子宫逐渐增大,尤其到妊娠晚期或分娩期,子宫张力更大,承受不了子宫内压力增加,瘢痕裂开,自发破裂。此时,应在积极抢救休克、预防感染同时,行裂口缝合术。如产妇已有活婴,应同时行双侧输卵管结扎术。子宫体部肌层较厚,对于曾行剖宫产术、子宫穿孔后修补术或妊娠子宫破裂者,术后子宫复旧时出现收缩,切口的对合和愈合均不如子宫下段创口,故子宫体部切口瘢痕比下段瘢痕容易发生破裂,前者发生率是后者的数倍。且子宫体部瘢痕破裂多为完全破裂而子宫下段瘢痕多为不完全破裂。但无论子宫体或子宫下段瘢痕裂开,处理原则都是一样的。也有报道妊娠晚期瘢痕子宫隐性破裂的病历,患者为瘢痕子宫,孕足月,无产兆,产前B超发现子宫下段异常,考虑有隐性子宫破裂的可能,及时行剖宫产手术,术中见子宫下段原切口瘢痕处有裂口,结果得到证实。产程中的先兆子宫破裂尚可被发现,但妊娠晚期的隐性子宫破裂不易被发现。Gibbs描述子宫破裂的情况有开窗、裂开、破裂3种。临床上极易被忽略的是,子宫瘢痕已逐渐裂开,但因出血少,子宫浆膜尚保持完整,胎儿仍能在宫内存活。这些产妇如果继续妊娠,甚至临产以至阴道试产,不可避免地造成子宫完全破裂,给母婴生命造成严重威胁。子宫隐性破裂的外因是妊娠晚期子宫腔张力逐渐增大,内因可能与以下几点有关:①上次手术切口愈合不良,至妊娠晚期下段形成时,原手术瘢痕限制了子宫下段的形成,造成子宫切口瘢痕裂开。②胎动、羊水流动,造成宫壁的压力不均匀。③妊娠晚期子宫自发性收缩,使手术瘢痕发生解剖学上的病理变化。由于瘢痕子宫隐性破裂诊断十分困难,应对瘢痕子宫妊娠晚期进行常规的B超检查,认真地探查子宫瘢痕处。若发现子宫下段厚薄不均,或手术瘢痕处出现缺陷,子宫下段局部失去原有的肌纤维结构,或羊膜囊自菲薄的子宫下段向母体腹部膀胱方向膨出,应考虑先兆子宫破裂的可能。因此,凡有剖宫产史的产妇均应于预产期前2~3周入院,详细了解上次手术、术中、术后情况,并行产前B超检查。结合此次B超检查报告,对伤口愈合情况进行综合判断,决定分娩方式及时间。子宫切口瘢痕愈合好坏是剖宫产后阴道试产的先决条件。

(二)无瘢痕子宫破裂

可分为自然破裂和损伤性破裂。

1. 自然破裂　梗阻性难产为自然破裂最常见和最主要的原因,尤其好发于子宫肌壁有病理性改变,如畸形子宫肌层发育不良,或曾经多次分娩、多次刮宫、甚至子宫穿孔史,以及人工剥离胎盘史等。当出现头盆不称、胎位异常,如忽略性横位、骨盆狭窄、胎儿畸形如脑积水等情况时,胎儿先露下降受阻,造成梗阻性难产。为克服阻力,子宫体部肌层强烈收缩,宫体变厚、缩短;子宫下段肌层则被过度牵拉、变薄,伸展,受阻的胎儿先露将子宫下段薄弱处撑裂。裂口为纵行或斜纵行,多位于前壁右侧,亦可延伸至宫体部和宫颈口、阴道甚至撕裂膀胱。遇此情况,应考虑行子宫全切术,开腹探查时,除注意子宫破裂的部位外,还应仔细检查宫颈、阴道以及膀胱、输尿管,同时行邻近损伤脏器修补术。

2. 损伤性破裂　主要是由于分娩时手术创伤或分娩前子宫收缩剂使用不当引起。不适当和粗暴的实行各种阴道助产术,如臀牵引手术手法粗暴;忽略性横位行内倒转术、断头术、毁胎术等手术操作不慎;人工剥离胎盘;暴力或不妥当的人工加压子宫底助产,促使胎儿娩出同时,致使子宫破裂。宫口未开全时行臀牵引助产或产钳助产,以及困难产钳,均可造成宫颈裂伤,甚至延伸至子宫下段造成子宫破裂。根据损伤情况不同,针对性给予处理:破裂口较大,有感染可能或撕裂不整齐者,考虑行子宫次全切除术;损伤不仅在下段,且自下段延及宫颈口,应行子宫全切术;个别产程长,感染严重的病例,应尽量缩短手术时间,为抢救产妇生命,手术宜尽量简单、迅速,达到止血目的。是做次全子宫切除术,还是全子宫切除,或者仅行裂口缝合术加双侧输卵管结扎术,需视具体情况而定。同时术前、术后应用大剂量抗生素防治感染。

使用缩宫素引产或催产,适应证为胎位正常,头盆相称。若子宫收缩剂使用不当,如分娩前肌注缩宫素;无适应证,无监护条件下静脉滴注缩宫素;或前列腺素阴道栓剂、麦角制剂等用法用量不正确,均可引发强烈宫缩,导致子宫破裂。特别是高龄、多产和子宫本身存在薄弱点者,更容易发生子宫破裂。由于孕妇个体对缩宫素敏感程度不同,有的即便按照原则使用缩宫素,也可能出现强直性宫缩。

因此，应采取稀释后静脉滴注缩宫素，同时专人负责观察产程进展情况，随时调整滴速，使产生近乎生理性的有效宫缩。

一旦出现异常宫缩，如宫缩过强、过频、持续时间过长或宫缩强度基线过高等，应立即停止使用缩宫素，或紧急使用宫缩抑制剂舒张子宫。据报道，海索那林（hexoprenaline）等 β 肾上腺素受体激动剂能有效地抑制宫缩，但有显著的不良反应，包括心动过速、心悸、高血压等。

阿托西班（atosiban）是新开发的宫缩抑制剂，能与缩宫素竞争性结合子宫平滑肌上缩宫素受体而无缩宫素活性，不良反应轻微。

此外，偶见植入性胎盘穿透子宫浆膜层造成子宫破裂。若子宫破裂已发生休克，尽可能就地抢救，以避免因搬运而加重休克与出血。如必须转院，也应在大量输液、抗休克、输血以及腹部包扎后再行转运。2006 年浙江省立同德医院曾报道一例孕中期、前置胎盘伴胎盘植入、导致子宫破裂、出血性休克、DIC、败血症抢救成功案例。其经验概括为：①救治及时，患者从入院到手术仅用了 20 分钟。②及时深静脉置管至关重要，使患者在最短时间内补充血容量，避免了重要脏器的缺血缺氧及再灌注损伤，进而避免了 MODS 的发生。③及时补充血容量及凝血因子，保证了有效血容量的维持，改善了组织细胞的缺血缺氧，并且随着自身凝血功能的代偿，DIC 渐渐得到控制。④相关科室密切配合，使患者得到全方位抢救。

四、治疗方案

（一）先兆子宫破裂

应立即抑制子宫收缩：肌注哌替啶 100 mg，或静脉全身麻醉。立即行剖宫产术。

（二）子宫破裂

在输液、输血、吸氧和抢救休克的同时，无论胎儿是否存活均应尽快手术治疗。

（1）子宫破口整齐、距破裂时间短、无明显感染者，或患者全身状况差不能承受大手术，可行破口修补术。子宫破口大、不整齐、有明显感染者，应行子宫次全切除术。破口大、撕伤超过宫颈者，应行子宫全切除术。

（2）手术前、后给予大量广谱抗生素控制感染。

（三）特殊子宫破裂

即妊娠期子宫"静止"破裂。

（1）疑有先兆子宫破裂时，应尽量避免震动，转送前注射吗啡，在腹部两侧放置沙袋，以减少张力，同时有医护人员护送。

（2）在家中或基层发生子宫破裂，应在检查无小肠滑入宫腔内后，谨慎用纱布行宫腔填塞。若技术条件和经验受限，在填塞纱布时，一定要注意不宜盲目实施，可考虑用腹部加压沙袋包裹腹带，适当应用吗啡，边纠正休克边转送。

严重休克者应尽可能就地抢救，若必须转院，应输血、输液、包扎腹部后方可转送。发生 DIC 患者，应按 DIC 的抢救措施处理。

（四）预防

究其子宫破裂的潜在根源，基本上都包含有人为因素存在，如瘢痕子宫破裂的手术史，损伤性子宫破裂的手术创伤或分娩前子宫收缩剂使用不当，自然破裂中的多次分娩、刮宫、甚至子宫穿孔史，人工剥离胎盘史等，极少数患者因子宫先天发育不良而引发。因此，规范手术操作和治疗，减少子宫破裂发生隐患。同时，严密观察产程，及时发现和处理可能发生的危险，提高产科质量，绝大多数子宫破裂可以避免发生。

1. 做好计划生育工作　避免多次人工流产，节制生育、减少多产。
2. 做好围生期保健工作　认真做好产前检查，有瘢痕子宫、产道异常等高危因素者，应提前 1～2 周入院待产。

3. 提高产科诊治质量

（1）正确处理产程：严密观察产程进展，警惕并尽早发现先兆子宫破裂征象并及时处理。

（2）严格掌握缩宫剂应用指征：诊为头盆不称、胎儿过大、胎位异常或曾行子宫手术者产前均禁用；应用缩宫素引产时，应有专人守护或监护，按规定稀释为小剂量静脉缓慢滴注，严防发生过强宫缩；应用前列腺素制剂引产应慎重。

（3）正确掌握产科手术助产的指征及操作常规：阴道助产术后应仔细检查宫颈及宫腔，及时发现损伤给予修补。

（4）正确掌握剖宫产指征：包括第1次剖宫产时，必须严格掌握手术适应证。因瘢痕子宫破裂占子宫破裂的比例越来越高，术式尽可能采取子宫下段横切口式。有过剖宫产史的产妇试产时间不应超过12小时，并加强产程监护，及时发现先兆子宫破裂征象转行剖宫产术结束分娩。对前次剖宫产指征为骨盆狭窄、术式为子宫体部切口、术式为子宫下段切口有切口撕裂、术后感染愈合不良者、已有两次剖宫产史者均应行剖宫产终止妊娠。

第三节　脐带脱垂

一、概述

胎膜未破时脐带位于胎先露部前方或一侧，称为脐带先露（presentation of umbilical cord）或隐性脐带脱垂。胎膜破裂脐带脱出于宫颈口外，降至阴道内甚至露于外阴部，称为脐带脱垂（prolapse of umbilical cord）。多发生在胎先露部尚未衔接时，如头盆不称、胎头入盆困难，或臀先露、肩先露、枕后位及复合先露等胎位异常时，因胎先露与骨盆之间有空隙脐带易于滑脱。另外，胎儿过小，羊水过多，脐带过长，脐带附着异常以及低置胎盘等均是脐带脱垂的好发因素。脐带是连接母体与胎儿之间的桥梁，一端连于胎儿腹壁脐轮，另一端与胎盘胎儿面相连。它由两条脐动脉和一条位于脐带中央的宫腔较大脐静脉组成，血管周围为华通胶，是胎儿与母体进行气体交换、营养物质和代谢产物交换的重要通道。一旦发生脐带脱垂，不但增加剖宫产率，更主要对胎儿影响极大：发生在胎先露部尚未衔接、胎膜未破时的脐带先露，因宫缩时胎先露部下降，一过性压迫脐带导致胎心率异常，久之，可引起胎儿宫内缺氧；胎先露部已衔接、胎膜已破者，脐带受压于胎先露部与骨盆之间，快速引起胎儿缺氧，甚至胎心完全消失，其中，以头先露最严重，肩先露最轻。若脐带血液循环阻断超过7~8分钟，则胎死宫内。

（一）胎心听诊监测

临产后听胎心，耻骨联合上有明显的杂音，脐带杂音是提示脐带血流受阻的最早标志，但非唯一体征。胎膜未破，于胎动、宫缩后胎心率突然变慢，改变体位、上推胎先露部及抬高臀部后迅速恢复者，应考虑有脐带先露的可能。无论自然破膜或人工破膜后，胎心突然减慢，可能发生了脐带脱垂。在第二产程时胎先露下降幅度最大，也是引发脐带受压的危险期，更应密切观察胎心变化，一旦出现胎心快慢节律不均或宫缩后胎心持续减速等异常，均应及时考虑脐带因素致胎儿窘迫的潜在危险存在。而此时胎心听诊仍是最简单实用、及时有效、可靠且经济的一种监测手段。

（二）胎心电子监测

胎心电子监测是近十多年来临床应用最多的监测脐带因素致胎儿窘迫的方法，以其能够实时反映脐带受压时胎心的瞬时变化为特征，且反应灵敏。在持续监护过程中，如果频繁出现胎心变异减速，且胎心率基线变异小，但减速持续时间短暂且恢复快，氧气吸入无明显改善，改变体位后有好转，提示脐带受压，可能有隐性脐带脱垂；若破膜后突然出现重度减速（胎心常低于70次/min），考虑脐带脱垂发生，胎心宫缩监护（CST或OCT）监测，宫缩时脐带受压引起的典型可变减速（VD）波形特点：先是脐静脉受压使胎儿血容量减少，通过压力感受器调节使胎心在减速前可有一短暂加速，随后当脐动脉受压，通过压力及化学感受器双重调节产生胎心减速；当脐带压力缓解时，又是脐静脉梗阻解除滞后于脐动脉，产生一个恢复胎心基线率前的又一次胎心加速；重度VD胎心减速最低可≤70次/min，持续≥60秒。其他不典型的 VD 可表现为减速与宫缩无固定联系，变异波形不定可表现为 W 型、K 型、U 型等，可发生延长减速（超过 60~90 秒，但 <15 分钟的减速）或心动过缓（>15 分钟的减速）。合并晚期减速，多提示胎儿预后危急。但使脐带受压的因素很多，应动态监测并密切结合临床，综合判断。

（三）阴道检查

适用于产程中胎心突然减慢或不规则及肛门指诊可疑脐带脱垂时，及时改行阴道检查若触及前羊水囊内或宫颈外口处有搏动条索状物即可确诊。但无搏动时也不能完全排除脐带血肿、囊肿脱垂甚至脐带脱垂后完全受压、血流中断或已胎死宫内的可能，需进一步结合胎心等其他临床检查诊断，包括产后脐带检查。

（四）超声检查

B 超诊断对脐带异常很有意义，彩色多普勒或阴道探头检查更为清楚。脐带先露者，脐带位于胎头与宫颈内口之间的羊水暗区内，B 超容易诊断，且部分病例经产科采取干预措施脐带位置可恢复正常。而隐性脐带脱垂者因脐带周围无足够的羊水衬托，B 超诊断相对困难，且须与脐带绕颈鉴别。前者脐带回声位于胎儿耳部及以上水平，呈团状多条索样回声；后者则可于胎儿颈项部见到脐带横断面，呈圆形低回声，中间可见"="样强回声，转动探头可见到脐带长轴断面，仔细观察，可以鉴别。而显性脐带脱垂则多为破水后脐带娩出于宫颈或阴道外，超声诊断意义不大。

二、治疗纵观

脐带是维系胎儿生命的重要通道。胎儿心脏每一次搏动将含氧较低、二氧化碳较高的血液经脐动脉输向胎盘，经过绒毛的毛细血管，与绒毛间隙的母血根据血氧及二氧化碳的浓度梯度差进行氧及二氧化碳的交换，交换后，将含氧较高、二氧化碳较低的血经脐静脉回输给胎儿；当然，此中还兼有输送胎儿所赖以生存的各种营养成分和经代谢之后需要排出的产物。因此，一旦脐带脱垂，血运受阻，将造成胎儿的急性缺氧，以致死亡。故解除脐带受压，恢复血液循环是处理脐带脱垂的关键。因脐带受压血流量减少，反射性刺激迷走神经，使胎心率减慢，终至胎儿死亡。为改善脐血流量，可以采取头低臀高位，检查者用手指经宫颈将胎先露上推，并将脱出的脐带轻轻托于阴道内，以消除脐带受压，同时应用宫缩抑制剂。有人曾用地西泮 10 mg 静脉推注，国外也有学者用 500~700 mL 生理盐水灌注膀胱，使充盈的膀胱向上推移胎头，减少对脐带的压迫，同时持续给氧，将已脱出阴道外的脐带轻柔送入阴道内，避免脐带受外界冷空气刺激，引起脐血管痉挛及迷走神经兴奋所致的循环障碍，再用 37℃左右生理盐水浸泡的温湿棉垫放入阴道下 1/3 处，以防脐带再度脱出。经上述处理后要根据胎儿情况、宫口开大的程度及胎先露高低确定分娩方式：①宫口已开全，胎儿存活且先露较低者，应立即行阴道助产结束分娩。②不具备阴道分娩条件者，应立即在局麻下就地（待产室或产房）行剖宫手术。③如果胎儿小、不足月或胎心音消失，估计不能存活时，可等待宫口开全后自然分娩或酌情行毁胎术。也有臀位，脐带脱垂，因先露较低，宫口开大约 8 cm，而行宫颈口扩张并加用 2% 丁卡因棉球浸润宫颈，5 分钟后宫口开全，行会阴侧切＋臀牵引术结束分娩而抢救成功的案例。目前不主张脐带还纳术，是因为脐带有一条较粗的静脉及两条旋绕在其外侧的动脉，因脐动脉是由内环层平滑肌、内纵层平滑肌、大盘旋平滑肌及小盘旋平滑肌组成，其中内纵层平滑肌对不同浓度的肾上腺素、去甲肾上腺素、乙酰胆碱等物质的反应不敏感，但对机械刺激可发生明显收缩，甚至使血管完全关闭。

脐带脱垂发生率为 0.4%~10%，大部分由于胎位异常造成，其中臀位高于头位发生率，足先露高于单臀和混合臀位。86.43% 的脐带脱垂发生于第一产程活跃期及第二产程。因此，如发现胎心突然变化，耻骨联合上方听到脐带杂音，即行阴道检查。产程中除脐带脱垂高危因素外，若不能排除隐性脐带脱垂或脐带先露者，绝对不能人工破膜；胎膜已破，先露未入盆，绝对卧床休息，抬高床尾，不能下蹲小便。而且，产程中严密监护胎心音，一旦发生胎心音改变，寻找原因要快、稳、准，争取产房就地立即剖宫产挽救胎儿生命。同时，加强医护人员责任心，不断提高业务技术水平，力争做到有发生立即抢救，有抢救就成功。脐带隐性脱垂致脐带受压超过 30 分钟，将发展成脑瘫，对新生儿危害极大。在隐性脐带脱垂中首要征象为胎儿窘迫，脐带隐性脱垂的处理，关键在于早期发现，及时处理。一旦考虑到本病，除给氧、静推三联等外，必须立即停用催产素，改变体位或上推先露部，以缓解对脐带的压迫，使用得当可立即见效。胎心极慢，上述效果不显时，尚可用哌甲酯 20 mg 加入 5% 葡萄糖 500 mL 静滴。如估计阴道助产能立即娩出者，可不必等待胎心好转。宫口开全、先露较低，可负压吸引助产。如胎心不好，短期内不能经阴道分娩，应尽快行剖宫产术。剖宫产时一般可取平卧位，如平卧后胎心再度减慢，可恢复改善时的体位姿势手术。足位隐性脐带脱垂一旦临产宜尽快行剖宫产术。脐带隐性脱垂的重要诱因是产科操作。破膜前应充分注意是否存在脱垂原因，可降低其发生率。有资料显示，胎先露在坐骨棘 0.5 cm 以上者几乎为坐骨棘 0.5 cm 以下的 3 倍（23/8），LOA 位的发生率（0.77%）约为 ROA 位（0.46%）的 1.7 倍。提示先露在坐骨棘 0.5 cm 以上、LOA 位为高危因素，此外前羊水囊较充盈者，无论是自然破膜还是人工破膜均易导致脐带隐性脱垂。故先露在坐骨棘上 0.5 cm 以上、前羊水较充盈、尤为 LOA 位者，破膜时应慎重，宜使羊水缓慢流出，避免发生脐带隐性脱垂。

在一些边远落后地区，无条件手术时或产妇和家属不同意剖宫产时，可行改良脐带还纳术。改良脐带还纳术的制作：①采用 18 号 1 次性塑料导尿管取代传统脐带还纳术中的肛管，把导尿管剪至子宫探针的长度，可将导尿管侧孔适当扩大到足以通过粗棉绳。②子宫探针。③粗棉绳取代传统脐带还纳术中棉纱条。操作方法：取胸膝卧位或骨盆臀高位，脐带脱垂处取高位，用粗棉线在脐带脱垂的远端套系成一个约 5 cm 直径的棉线环，探针穿入尿管至侧孔处，把棉线环套入探针后，将探针顶在导尿管顶端。稍推开先露，在一手食指和中指的引导下，将导尿管送入宫腔，至宫口无脐带，并保证脐带不受胎先露挤压，争取在宫缩间歇时完成。待胎心恢复，取出探针，其余部分暂保留于宫腔，助手下推宫底，促使先露下降堵塞宫口，以免脐带再度脱垂，当经阴道或剖宫产娩出胎儿后取出导尿管。此法较以往脐带还纳术成功率高，可将脐带送到有效深度，将变形的塑料导尿管及棉线保留于宫腔，既不妨碍先露下降，又不会因肛管过粗留置后造成空隙过大而引起脐带再度脱垂，同时又可避免取导尿管造成脐带再次脱垂和不必要的操作导致延误抢救时机。操作中应注意以下几点：①采取适当的体位，以避免脐带在操作中受压。②可将脱出阴道内的脐带稍向外拉，使脱出脐带的远端近阴道口处，以方便操作，可缩短操作时间。③操作时可在多普勒或 B 超监护下进行。④一旦还纳成功，应尽早剖宫产。

三、治疗方案

根据 Llsta 等的统计，与产科干预有关的脐带脱垂情况有所增加，可达 40% 左右。产科的干预包括：①人工破膜，尤其是先露高浮的情况下。②水囊等引产。③外倒转术。④促宫颈成熟。⑤旋转胎头。⑥羊水灌注。⑦胎儿头皮电吸的应用等。

虽脐带脱垂很大部分与产科的干预措施有关，但正确的产科干预措施并不增加脐带脱垂的发生率。故采取有效的预防措施及积极的处理是必要的。

（1）孕妇有高危因素如对胎位异常，先露高浮的孕妇提前 1～2 周入院，注意数胎动，嘱破膜后立即平卧；减少不必要的肛查与阴道检查；如多胎妊娠、臀位可适当放宽剖宫产指征。

（2）产程中加强监护，全程的胎心监护对有高危因素或经产科干预的孕妇是很有效的监测手段，它可以及时发现胎心异常、及时做阴道检查。胎心监护的变减速是一个信号，可缩短诊断的时间。

（3）掌握人工破膜指征及方法：破膜前尽可能摒除脐带先露的存在，在宫缩间隙期行高位、小孔破膜。

（4）B 超发现隐性脐带脱垂，胎儿已成熟可行剖宫产。

（5）对有症状者酌情给以吸氧、静脉注射三联（50% 葡萄糖、维生素 C、尼可刹米）、5% 碳酸氢钠、阿托品、哌甲酯，提高胎儿缺氧的耐受能力。

（6）产程中隐性脐带脱垂而胎心尚存者：宫口开全、先露不高，可行阴道助产；臀位行臀牵引术；宫口开大 8 cm 以下且估计胎儿娩出后能存活者则尽快行剖宫产术。

（7）显性脐带脱垂，胎心尚存宫口开全、先露不高者，可行阴道助产；臀位行臀牵引术；宫口未开全的孕妇，取头低臀高位或胸膝卧位，由助手用手经阴道上推先露；吸氧；膀胱内注入 500～750 mL

等渗盐水；脱出阴道的脐带轻轻还纳入阴道，避免冷刺激。局麻下行剖宫产。关于脐带脱垂时对胎儿情况的判断，除了手摸脐带搏动、听诊器或超声多普勒听胎心，有条件者还可用B超检查显示胎心率。有报道2例患者用前述方法已听不到胎心，而B超诊断胎心50~80次/min，剖宫产后胎儿存活。故胎心到底是多少次以上应该行剖宫产抢救胎儿，尚没有定论。应根据胎心率、胎儿的成熟度、孕妇的切盼程度以及产科的抢救能力来综合考虑。

（8）预防产后出血及感染：产后及时按摩子宫，促使其收缩，常规宫体注射缩宫素20U；检查胎盘是否完整、有无宫腔残留，软产道有无损伤及有无异常出血等情况，及时对症处理；分娩后保持会阴部清洁，聚维酮碘（碘伏）每天2次，常规擦洗外阴，有会阴侧切口者，应嘱其取健侧卧位，并应用抗生素，防止恶露污染伤口引起感染。

（9）胎儿存活，宫口未开全又无剖宫产条件，可行脐带还纳术：术者手托脐带进入阴道，手指将先露向上推，助手腹部向上推胎体并要求产妇张口深呼吸、吸氧气同时，还纳脐带从近端开始单方向旋转，争取在宫缩间歇时迅速完成，脐带处于先露之上越高效果越好，待宫缩后将手慢慢退出，直至先露部固定，但还纳术有一定的困难，常边送边滑脱。另外，因脐带受刺激，脐血管收缩加重胎儿缺氧情况，常在还纳的过程中胎儿脐带搏动停止。可试行改良脐带还纳术。同时加强围生期保健，做好定期的产前检查，增强孕产妇自我保健意识，提高整个社会人群卫生保健素质，也是预防脐带脱垂、降低围产儿病死率的关键。

参考文献

[1] 郎景和. 妇产科学新进展. 北京：中华医学电子音像出版社，2017.

[2] 冯晓玲，韩凤娟. 妇科疾病辨治思路与方法. 北京：科学出版社，2018.

[3] 朱晶萍. 实用妇产科疾病诊疗常规. 西安：西安交通大学出版社，2014.

[4] 薛敏. 实用妇产科内分泌诊疗手册. 北京：人民卫生出版社，2015.

[5] 张玉泉，王华. 妇产科学. 北京：科学出版社，2016.

[6] 杨冬梓. 生殖内分泌疾病检查项目选择及应用. 北京：人民卫生出版社，2016.

[7] 张为远. 中华围产医学. 北京：人民卫生出版社，2012.

[8] 杨慧霞，狄文. 妇产科学. 北京：人民卫生出版社，2016.

[9] 冯力民，廖亲平. 妇产科疾病学. 北京：高等教育出版社，2014.

[10] 张艳玲. 现代妇产科疾病治疗学. 西安：西安交通大学出版社，2014.

[11] 曹泽毅. 中华妇产科学. 北京：人民卫生出版社，2010.

[12] 向阳，宋鸿钊. 滋养细胞肿瘤学. 北京：人民卫生出版社，2012.

[13] 刘琦. 妇科肿瘤诊疗新进展. 北京：人民军医出版社，2015.

[14] 乐杰. 妇产科学，第7版. 北京：人民卫生出版社，2008.

[15] 张建平，王翌华. 子宫破裂的诊断和治疗. 中国实用妇科与产科杂志，2011，27（2）：120.

[16] 丰有吉，沈铿. 妇产科学，第2版. 北京：人民卫生出版社，2010.

[17] 孔玲芳，张素莉，刘军敏，李季滨. 妇产科疾病诊疗程序. 北京：科学出版社，2015.

[18] 黎梅，周惠珍. 妇产科疾病防治. 北京：人民卫生出版社，2015.

[19] 张为远. 中国剖宫产现状与思考. 实用妇产科杂志，2011，27（3）：161.

[20] 李颖川，黄亚绢. 产科危重症监护及处理. 北京：科学出版社，2014.

[21] 冯琼，廖灿. 妇产科疾病诊疗流程. 北京：人民军医出版社，2014.

[22] 曹泽毅，乔杰. 妇产科学，第2版. 北京：人民卫生出版社，2014.

策划编辑：阮林要
封面设计：卓弘文化

临床妇产科疾病诊断与综合治疗

LINCHUANG FUCHANKE JIBING ZHENDUAN YU ZONGHE ZHILIAO

ISBN 978-7-5649-3827-7

定价：74.00元